肿瘤放射治疗物理质控手册

主　编　金献测　谢聪颖
副主编　任江平　陆中杰
编　者（按姓氏汉语拼音排序）

卜路懿（浙江大学医学院附属第一医院）　任江平（宁波市第一医院）

陈明伟（上海卓亚医疗科技有限公司）　商海焦（RaySearch（Shanghai）Medical Device Co.,Ltd）

陈　姗（医科达(上海)医疗器械有限公司）

傅益谋（温州医科大学附属第二医院）　万福莺（上海东方肝胆医院）

葛　迦（浙江大学医学院附属第一医院）　王　武（温州医科大学附属第一医院）

龚长飞（温州医科大学附属第一医院）　谢聪颖（温州医科大学附属第一医院）

韩　策（温州医科大学附属第一医院）　杨继明（宁波市第一医院）

靳　富（重庆市肿瘤医院）　杨　军（郑州大学附属第三医院）

金献测（温州医科大学附属第一医院）　杨　昕（浙江大学医学院附属第一医院）

李宏伟（郑州市第三人民医院）　姚升宇（上海市第一人民医院）

陆中杰（浙江大学医学院附属第一医院）　赵映薇（上海市黄浦区中心医院）

罗焕丽（重庆市肿瘤医院）　郑小敏（温州医科大学附属第一医院）

宁丽华（浙江大学医学院附属第一医院）　周永强（温州医科大学附属第一医院）

科学出版社

北　京

内 容 简 介

本书对肿瘤放射治疗的历史和物理师的定位进行了简单回顾和描述，对放射治疗质控涉及的加速器机器质控和患者剂量验证的质控以图文方式进行了详细描述，希望以直观、明了的方式对年青物理师和即将加入医学物理领域的青年学生进行指导，帮助他们掌握和熟练操作基础的临床物理工作。本书还尝试对物理操作人员相关技术操作规范做出一些界定，希望能帮助年青物理师认识自身的作用和职责，更好地开展相关临床工作，以此为推动我国医学物理师制度的建立贡献自己的力量。

本书适合刚入行的基层临床青年物理师，也可为放疗医师了解放疗物理提供参考。

图书在版编目（CIP）数据

肿瘤放射治疗物理质控手册 / 金献测，谢聪颖主编 . —北京：科学出版社，2018.6
ISBN 978-7-03-044120-1

Ⅰ. ①肿… Ⅱ. ①金… ②谢… Ⅲ. ①肿瘤 - 放射治疗学 - 手册 Ⅳ. ① R730.55-62

中国版本图书馆 CIP 数据核字（2018）第 034471 号

责任编辑：王锞韫　胡治国 / 责任校对：郭瑞芝
责任印制：徐晓晨 / 封面设计：王　融

科 学 出 版 社 出版
北京东黄城根北街 16 号
邮政编码：100717
http://www.sciencep.com

北京建宏印刷有限公司 印刷
科学出版社发行　各地新华书店经销
*
2018 年 6 月第 一 版　开本：787 × 1092　1/16
2019 年 10 月第四次印刷　印张：13 1/2
字数：380 000
定价：228.00 元
（如有印装质量问题，我社负责调换）

前　言

　　物理师是放射治疗安全实施保障的关键环节之一。现代放射治疗中，迫切需要物理师参与治疗方案的设计，监控放疗质量并维护设备运转。20世纪90年代以来，随着三维、四维放疗技术的出现，我们对医疗质量与患者安全提出了更高的要求。如果物理师不能很好地了解并掌握相关技术的操作规范，则可能无益于改善治疗效果并产生危及患者安全的严重后果。

　　目前，我国医学物理师供需缺口巨大，且未建立完善的医学物理师准入制度，尚缺乏专门针对从事医学物理人员的明确要求和具体规范。作为浙江省肿瘤诊治质控放疗专家组成员，检查中时常会发现基层医院的物理师缺乏专业教育和系统培训。很多物理师从业前没有医学和物理学教育背景，从业后也只是到上级医院短暂进修，回到单位也没有经验丰富的物理师指导，独立作业具有较大风险。

　　为了改善这种现象，本书对放疗质控的基础流程用图文的方式进行了详细解读，并试图对物理操作人员相关技术操作规范作出明确界定，希望能对推动我国医学物理师制度的建立贡献自己的力量。也希望本书能够对年青的物理治疗师和即将进入医学物理领域的青年学生有一定的借鉴意义，并帮助他们认识到自身的作用和职责，以便更好地开展相关临床工作。

　　为了保证相关知识的实时性及实用性，本书邀请了数位经验丰富的临床专家参与编写。在此，谨向参与此书编写工作的各位专家及全体编审人员表示衷心的感谢。

　　鉴于作者水平有限、研究问题的复杂性及各种主客观条件和因素限制，本书还存在着一些不尽完善之处，敬请广大读者和学界同仁给予批评指正。

金献测

2018年3月

目　　录

第一章　放射治疗简史

第一节　放射医学发展简史

一、引　言

癌症是全球主要公共卫生问题之一，约占全部死亡人口的1/4。目前，癌症已超过心脏疾病成为85岁以下人口死亡的首要原因[1]。关于老龄化人口的癌症治疗方式正日益受到关注，对发展中国家显得尤为迫切。在电离粒子束出现之前，医学上对于良、恶性肿瘤的治疗鲜有有效的治疗手段，治疗技术发展有一个较长的空窗期。自1895年伦琴发现X射线后，单独放射治疗及放射治疗结合手术和药物治疗的方式已经成为抗击癌症的主要手段[2]。

总体上看，放射医学的发展经历了四个时代。探索时代：从伦琴发现X射线到20世纪20年代末；中低能（千伏）时代：从20世纪20年代末到第二次世界大战结束；高能（兆伏）时代：20世纪50年代开始出现了高能直线加速器；最后一个时代便是以此为基础，一直沿用至今，其代表技术则是以高能直线加速器为基础的调强放射治疗技术（IMRT）。时代的划分并不是泾渭分明的，而仅仅是为了方便人们认识肿瘤放射治疗和离子束治疗复杂的发展史。

事实上，每个时代进步的根本动力都源于患者的需求，是患者获得更有效的疾病控制手段和提高生活质量的需要。正是这些需要引发了医生、物理学家和生物学家的热忱。他们在各自所处的时代以其独有的研究方式来更好地理解和操作他们所拥有的工具，并以最优的方式为患者谋取最大的治疗效益。尽管他们的行业各不相同，但却有着"更好的治疗患者"的共同目标。虽然他们之间并没有形成正式的共同体，但共同的目标指引他们不分彼此、团结合作。放射治疗的发展正是这种团队协作的成果之一。放射治疗的最终目标是通过技术创新改善癌症患者的临床疗效，而这些创新是基于许多随机临床实验并综合形成的循证医学。

二、探索时代

在探索时代的这30～35年里，研究人员见证了原子、亚原子和电磁粒子的问世，以此建立了放射治疗的基础并努力学习如何利用它们进行放射治疗。19世纪后期是放射治疗的黄金时期，期间有三个诺贝尔奖授予了与电离辐射有关的发现[3]。1895年12月伦琴发现了X射线[4]，1896年6月贝克勒尔（Becquerel）发现了自然放射性[5]，1898年居里分离出了镭[6]，这三个基本发现为放射治疗的两种主要技术（远程放射治疗和近距离放射治疗）奠定了基础。远程放射治疗使用的较长源皮距（SSD），后来被称为外照射治疗（EBRT）；近距离放射治疗是一个基于短的SSD（最初用镭，后来使用50 kV的X射线照射）[7]。

基础研究到临床应用的快速转化在这个时代也是非常成功的。诸如Becquerel和居里夫妇在1901年报道的镭射线的生理效应等[8]，发现激发了放射性可以用来治疗疾病的猜想[9]。事实上，X射线在1896年1月已被用来治疗乳腺癌[10]。第一批癌症患者在1896年，即伦琴发现X射线6个月后分别在法国、美国和瑞典接受了胃癌和基底细胞癌的放射治疗[11-13]。从1904年出现关于放射治疗介绍的文章到20世纪第一个10年，涌现出大量有关利用X射线和镭（居里治疗）的报告[14,15]，辐射危害问题也即刻为人们所发现[16]，人们开始考虑优化治疗效率并促进辐射防护的发展。

回顾性研究发现，缺乏对新射线生物效应和机理的足够了解导致了较高的癌症发病率和治疗死亡率[17]。这样的结果促使临床医生开始思考更好的射线传递模式，而放射生物学家则加深了射线对细胞影响的相关研究，物理学家则不断研究新发现射线的性质。随着物理研究发现了后来被用于腔内和组织内治疗的放射性同位素，人类对原子结构有了更深入的理解。Coolidge 开发了一个允许医生将更加高能的 X 射线（180 ～ 200kV）传递至更深部肿瘤的实用 X 射线球管（在这之前，X 射线主要用于治疗浅表肿瘤）[18]，同时高压变压器也随之被发明。物理学家和工程师们也开发了一些新技术来更好地测量 X 射线辐射剂量。

带电粒子被用于放射治疗始于 Ernest Rutherford，他首先发现一种元素可以转变成另一种元素，并将放射性解释为原子的自我衰变，他的研究为原子结构的确定提供了帮助并激励世人对原子结构进行探索。如今在 Rutherford 个人网站的网页上可以查阅到有关他所有工作的完整参考书目[19]，当然读者也可从中查阅到及一些发现的相关出版物。

1896 年，Rutherford 开始利用 X 线在空气中启动电传导，在 Becquerel 发现天然放射性之后，他对天然放射核素的射线进行了反复的研究。1898 年，他发现来自放射性原子的两种不同类型的放射线，并将其命名为 α 射线和 β 射线，后者后来被证明为电子。他的研究显示一些重原子可衰变为较轻的原子，并于 1907 年证明了 α 粒子实际上是一个失去了电子的氦原子。他和 Geiger 发明了一种可用于检测放射性原子释放出单一粒子的方法。Rutherford 对 α 粒子是否会被金属反射进行了研究，并发现一些 α 射线可直接被很薄的金膜反向散射；质量大但很小的原子核将 α 粒子反射回去。1911 年，Rutherford 提出了原子核模型。标准的原子模型就是由他的学生 Niels Bohr 将电子以稳定状态放在原子核周围的原子 Rutherford-Bohr 模型修改后形成的。Rutherford 散射至今仍在基础和应用研究中得到广泛使用。

在 Wilhelm Wien 1898 年发现了一个和氢原子质量相等的带正电的粒子后，Rutherford 于 1919 年证明氮在 α 粒子轰击下释放了氢核；一年之后，他确认氢核与 Wien 所发现的带电的实体相同并命名为质子。

X 射线、γ 射线、原子结构、电子、质子和中子的发现标志着放射治疗进入第一个发展时代。了解新发现射线的特点以及射线对细胞组织的影响，需要接连不断的物理和生物实验，尤其在 Rutherford 工作之后，更多的放射性元素被不断发现和研究。

新发现的放射线在还未被人类完全了解其特性和效果前，就开始应用于临床治疗，以至于产生了许多错误，给患者带来了伤害。当今时代，随着对放射线的深入了解，人类史上开始发展出两种不同类型的放射医学分支，即放射诊断和放射治疗。据此医生诊断出了许多疾病，并成功地治疗了一些恶性肿瘤。

三、千伏时代

千伏时代大约从 20 世纪 20 年代末到 1950 年。在此之前，由于缺乏可以从外部穿透人体深度的射线，所以大部分放射治疗是基于镭的腔内和间质照射来解决患者的需求。其实这个时代只是一个过渡时期，超高压（500kV ～ 2MV）放疗所需的物理技术正在发展中[20]。在 20 世纪 20 年代，物理学和工程技术的进步增加了人们对亚原子粒子的理解，提高了人们对亚原子粒子能量化及相关技术的关注。

第一个超高压 X 射线球管由 Coolidge 制造[21]，这个 X 射线球管是直线加速器的基础，它由 Wideroe 在 1927 年发明，并发表在 1928 年德国的一本杂志上。Lawrence 在只懂一点德语的情况下利用 Wideroe 的方程式和图纸，提出了回旋加速器的概念[22]。粒子加速器在 20 世纪 20 年代末开始被设计出。在发明直线加速器后，Van de Graaff 在 1929 年、Cockcroft 和 Walton 在 1932 年分别发明了一种利用电势差进行加速的设备[23-25]。同样基于电势差原理的回旋加速器于 1930 年由 Lawrence 和 Livingston 发明[26]。在 Berkeley 加利福尼亚大学的 Lawrence 实验室里，加速的粒子被用来轰击各种元素的原子，在某些情况下形成了新的元素。Lawrence 的兄弟 John 医生和 Robert Stone 一起开创了中子辐射用于医学治疗的时代[27]。

在 Kerst 发明了电子回旋加速器后，电子束治疗在 1940 年成为一个实用的治疗选择[28,29]。第一台电子回旋加速器可以产生 2 MeV 的电子，后期的设备可以产生高达 300 MeV 的电子。应用于医学领域的离子研究在第二次世界大战期间被大大延缓，但高能物理研究尤其是在原子弹方面得到了快速发展。一些从事原子弹研究的专家，尤其是 Robert R. Wilson 成为发展粒子束器的奠基人。

大约在 1944 ～ 1945 年，由美国 McMillan 发明的同步回旋加速器成为另一个重大进步（稍早于苏联 Veksler）[30]。这个发明的核心思想就是电相位稳定性，它不需要建立更大的回旋加速器，通过相位稳定性就可以获得高能电子。之后，相位稳定性成为所有高能质子和电子加速器的基础，尤其是在医学领域的应用。同步回旋加速器更容易改变加速的能量，因此能够穿透深部组织达到最佳的放射治疗。在 1952 年，第一台质子同步加速器在布鲁克海文国家实验室（Brookhaven National Laboratory）开始运行[22]。

到 1913 年，为治疗癌症所生产的镭管或针以及柯立芝管已经被设计成可用于常规放疗[3]。从物理的角度来说，从那时起放射治疗的目标就是尽可能地给靶区体积（肿瘤体积（GTV）或亚临床病灶）近 100% 的剂量，而给危及器官（OAR）近为零的剂量。在此期间取得的主要成就是在 1932 年，成功研制第一个具有准确剂量单位（伦琴，$1R=2.58\times10^{-4}C/kg$）的电离室，从此人类具有了测量辐射剂量的能力[31]。

在那个时候用外照射治疗癌症是轶事，且仅限于小的表皮肿瘤（皮肤和声带）[32]或本身对放射敏感的癌症（霍奇金淋巴瘤和精原细胞瘤）[6]以及近距离放射治疗"易接近"的肿瘤（移动舌头、肛门或子宫癌）等[33]。在 50 ～ 200kV 能量内，主要由于伴随的不可避免的皮肤毒性，所以很难对深层次肿瘤输送足够的剂量[34]。在 1920 年，当第一次不需要行永久气管切开术就有可能治愈早期喉癌时，放射治疗为肿瘤治疗带来了一场革命[35]。

这个时代发现的一些基本定律仍然是今天放疗实践的基础。首先，Bergonié 和 Tribondeau 在 1906 年证明了细胞和组织间的放射敏感性有本质上的差异[36]。其次，发现了分次治疗模式可以在癌细胞与正常细胞之间产生有益的疗效差异[37]。在 1934 年，Coutard 提出了每次 200R 的分次放疗方案，每周 5 次，后转化为当代标准的每分次 2Gy 方案，最近还发现这个分次方案可很好地与 α/β 模型进行匹配，用来描述该方案的生物效应[38]。再次，1928 年成立了解决放射防护问题的国际放射防护委员会（ICRP）[39]和 1928 年发明了检测放射性的 Geiger Müller 管[40]。

四、兆伏时代

兆伏时代大概是 1950 ～ 1985 年，如上所述，兆伏时代在某些方面仍在发展中。面对治疗深部肿瘤的持续需要，最大的进展就是研发了外照射远距离钴治疗机和兆伏级电子直线加速器。艾琳和弗雷德里克·约里奥-居里在 1934 年发现人工放射性物质并获得诺贝尔奖[41]，此后琼斯和坎宁安又因为他们的工作获得了诺贝尔奖[42]。钴 60 的剂量率比镭高，钴治疗机能够产生相当于 1.3 MV 的 X 射线光束，因此钴 60 作为另一个高能 γ 射线被用于外照射治疗。第一个远程钴装置于 1948 年在加拿大汉密尔顿完成安装，在接下来的十年中全世界有超过 1000 台机器出售给医院，这些机器普遍被使用了 20 ～ 30 年[43]。1.3 MeV 光子束能量首次使得皮肤得到保护，并可使高达 45 ～ 60Gy 的剂量能够输送到深层肿瘤，且不超过 OAR 的耐受剂量。使用钴 60 大野外照射放疗也被认为是一种肿瘤治疗革命，可以使人类治愈先前认为无法治愈的癌症——霍奇金淋巴瘤。这种强大而有效的技术的弱点在于管理放射源废物资源时有辐射暴露的风险，导致其后来被直线加速器取代[44]。此外，出于放射防护安全考虑，镭逐渐被后装技术取而代之[45]。后装近距离放射疗法的技术包括两个步骤：放置空心管，然后装载放射性源，手动装载或者更好地用机械远程遥控装载。

雷达（速调管和磁控管）的研究带来了微波功率管技术。1948 年，第一台兆伏级直线加速器

（Linac）X 射线机得以建成[46]。Vickers 建造的第一个医用直线加速器于 1953 年在伦敦的哈默史密斯医院（Hammersmith Hospital）完成安装[47]。电子直线加速器早在 1950 年中期开始应用于临床[48]，但广泛应用发生在 20 世纪 60 年代和 70 年代。直线加速器具有更高的能量（早期 4 ~ 6MeV，后期 10 ~ 20MeV），能够增加穿透的深度，更好地保护皮肤，提高肿瘤的控制率，通过增加照射剂量，可两倍甚至三倍地提高疾病的控制率[49,50]。但是直线加速器有一个局限：由于 X 射线或 γ 射线（钴）在穿透组织时很难控制，它们会横向散射，越过肿瘤的边界，从入射口的对侧穿出，肿瘤周围的正常组织处于过度辐射。为了克服这一局限，放射肿瘤学家和医学物理学家研发了多野治疗计划，使不必要的辐射传输到大体积的正常组织，从而减少任何一个区域的高剂量。这一策略有助于减少可见的副作用，但也增加了正常组织的总照射剂量（体积积分剂量）。因为正常组织损伤引起的连续的急性并发症和后遗症不断出现，所以给予多数肿瘤足够的控制剂量仍难于实现。

在一些个体化治疗开展较好的放射肿瘤科，通过使用专用的 2D 模拟机及 2D 骨骼放射影像投影来更准确地定位肿瘤靶区。在同一时期，第一代计算机辅助的治疗计划系统（TPS）的引入，让计划计算更精确，并进一步提高了剂量分布的准确性[51]。在此期间，使用新的检测器使剂量测定精确度显著提高，剂量单位 rad 被 Gy（J/kg）代替[52]。同时还引入了质量保证—— 一种旨在控制治疗传输和减少偏离计划方案的方法，质量控制是在国家剂量实验室的帮助下来协调剂量分布的准确性[53]。从那时起，放射治疗成为风险管理和质量保证项目的典范。它在允许保守治疗的情况下，显著改善了肿瘤局部控制并且改善了患者的生存质量[54]。因此，放射肿瘤学家成为多学科肿瘤综合治疗组中的重要成员，放射治疗成为标准治疗方法。

国际辐射单位和测量委员会（ICRU）定义了 GTV、临床肿瘤靶区（CTV）、计划靶区（PTV）等概念[39]，这些仍然是目前治疗计划的基本参数[55]。ICRU 所定义的概念是一些最基本的、通用的语言，用于统一放射治疗的处方记录，最主要的是统一放射治疗报告。

逐渐地，放射医学发展成为一门学科。许多精心设计的临床研究证明了现代放射治疗的有效性。其中最早的一个临床研究由得克萨斯大学 M.D 安德森医院的 Gilbert Fletcher 完成，该研究清楚地显示兆伏治疗能够提高宫颈癌患者的生存率[56]。美国于 1966 年成立了放射治疗家协会（前身是 1958 年成立的美国放射科医生俱乐部），该协会成立的部分原因就是鼓励开展放射治疗领域的研究，如 Fletcher 所做的研究。随着时间的推移，放射治疗医生们开始强调自己是放射肿瘤学家，放射治疗家协会也在 1983 年发展为美国放射肿瘤学会（ASTRO）[57]。

从 20 世纪 70 年代开始，随机试验尤其是针对乳腺癌患者的随机试验取得了具有显著统计学意义的临床证据，这些证据影响了肿瘤治疗临床实践的变化[58]。例如，当时外科医生在治疗早期乳腺癌时，不愿意将根治性乳房切除手术改成微创手术[59,60]，直到一个随机临床试验的出现才改变这种治疗方式。这个随机临床试验结果显示，对于早期乳腺癌患者，保乳手术联合放射治疗与乳房切除术的总生存率相同[59,60]。在随机临床试验结果公布后的仅仅几个月中，保乳治疗方式已被全世界大多数国家所采用[61]。直肠癌的治疗也提供了一个很好的例子，相关性的随机试验优化了对放射治疗的使用，改变了直肠癌治疗的临床实践[62-71]。其他随机试验也表明，同步化疗和安全的放疗剂量提升正在改善临床疗效。目前直肠癌的局部控制率接近 95%，75% 的直肠癌患者进行保守手术治疗[72]。在其他类型肿瘤（如肛门癌和脉络膜黑色素瘤）的治疗中，放射治疗给患者带来的免于器官切除的好处也非常明显，因此无须随机试验来证明就改变了对这些肿瘤治疗的临床实践[73-75]。

第二节　现代放射治疗技术发展简史

尽管在许多方面高能电子加速器的发展相当成熟，但兆伏电压时代至今仍然在延续。近年来，光子放射治疗重点是以计算机控制为主的适形放疗技术和 IMRT 技术，其目的是传递更多有效剂量到靶区而减少正常组织的剂量，这也是在整个兆伏电压时代的发展目的。当多野的方式能效地减少正常组织剂量，人们就会想到这种适形的方式。适形方式最先由旋转弧形方式实现，旋转弧形方式在 20 世纪 70 年代和 80 年代非常流行。IMRT 可以使靶区得到适形的高剂量照射，但这种方法使用更多的照射野，因此射线经过更多的正常组织体积。并且 IMRT 方法仍由光子实现，他们在组织中吸收特性仍然保持不变。本节将简单回顾现代放射治疗技术的发展历史。

一、计算机辅助的三维适形放疗时代

1971 年 Hounsfield 发明了 CT 扫描，并在 20 世纪 80 年代投入临床应用[76]。随着计算机在放射治疗计划中的使用，放射治疗逐渐从 2D 转向 3D 计划[77]。受计算机算法[78]和新的 TPS[79]提供射野视窗图（BEV）驱动[80]，以及多叶准直器的引进，放射治疗技术革命快速发展，基于 CT 的模拟和计划计算可获得更好的放射剂量分布，可以通过 3D 剂量雕刻精确地将放射治疗剂量传输到靶区体积上并避开 OAR。随着正常组织临床耐受剂量和剂量效应相关性的数据积累，人们可以用剂量体积直方图来定义 OAR 的特异性耐受剂量[81]。更好的适形剂量分布对临床带来影响的一个很好的例子就是前列腺癌的治疗，更适形的剂量分布可以提高前列腺癌肿瘤靶区的剂量（图 1-1）[82,83]。与 2D 照射相比，3D 外照射为前列腺癌放疗患者提供了更好的直肠保护作用。随机临床试验也证明了肿瘤靶区剂量提高对这些患者的生化和临床结果的益处[84~87]。虽然光子的外照射是临床试验中最常见的技术，随机试验中也成功地研究了间质内近距离放射治疗[88,89]。这些技术的临床试验证实，与低剂量放疗（66～70 Gy）相比，高剂量放射治疗（78～80 Gy）显著提高了生化控制率和临床结果。

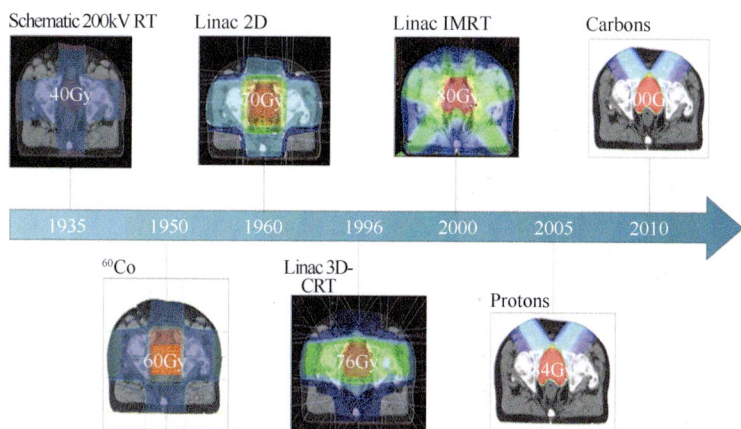

图 1-1　前列腺癌放射治疗 1935～2010

前列腺癌照射是过去几十年来放射治疗技术改进的一个很好的例子。通过增加射野能量和靶区精度，有可能将前列腺剂量提高而不超过正常组织的耐受剂量；允许从姑息照射转向治疗。3D-CRT 代表 3D 适形放疗；IMRT 代表调强放射治疗；RT 代表放疗

二、调强放射治疗

在适形的外照射基础上，在 21 世纪初，新的技术进一步出现。新技术包括可在分次治疗中进一步"调节"光子束强度和在 TPS 计划优化时可采用逆向剂量计算[90]。这些技术进步可以使得 CTV 与周围 OAR 的剂量分布适形度更好，该技术被称为 IMRT。IMRT 可在腮腺周围雕出凹状等剂量线，特别适用于治疗头颈部肿瘤患者。IMRT 可以对腮腺进行保护，防止患者出现严重的口干反应（常规 2D 放射治疗时常见的副反应），同时获得相同的局部疾病控制[91]。最近 PARSPORT 随机Ⅲ期试验证明了 IMRT 这一治疗方式的有效性[92]。此外，Zelefksy 等也证实了 IMRT 在前列腺肿瘤患者中的治疗优势，与 3D 适形放射治疗照射 70Gy 后观察到的不良反应相比，利用 IMRT 提高剂量到 81Gy 而不增加直肠毒性[87]。此外，随着 IMRT 技术的进一步发展，最近使用动态弧形

治疗技术可以有效减少 IMRT 的治疗时间[93]。其他衍生技术包括 tomo 技术，使用专用 CT 扫描单元可以很好地适用于大靶区肿瘤的放疗[94]。值得注意的是，这些技术使用的是传统剂量分割，但同时也能很好地适应同步剂量加量模式。这种同步加量方法，在同一次外照射期间，利用多叶准直器缩小照射野，可以给予 GTV 较高的剂量而不增加总治疗时间。

三、立体定向放射治疗

Leksell 设计的第一个立体定位装置用于治疗颅内良性或恶性病变[95]。这些设备称为伽马机，后来改称为伽马刀，伽马刀使用多个 ^{60}Co 源和多个非共面小野，利用立体定向框架将高剂量放射线以高精确度的方式输送到小靶区体积内，实现了单次大剂量分割照射。如今，这种立体定向放射治疗可以通过专用的机器实现[96]。虽然颅内肿瘤（包括脑转移）是利用这些立体定向放射系统治疗的主要适应证，但随着立体定向体部放疗（SBRT）技术的发展，立体定向放疗已经可以用于治疗颅外病变（如脊柱和转移肿瘤）。在早期肺肿瘤患者的治疗中，与手术相比，SBRT 得到了优异的临床结果[97]。据报道，可手术的早期肺癌患者在临床试验中被随机地分配到 SBRT 或手术组，可手术的 I 期非小细胞肺癌患者的立体定向消融放射治疗结果非常优异[98]。SBRT 也被广泛地用于寡转移患者的一种积极治疗方式，根据肿瘤转移的数量和大小，对于一些特定的转移患者，SBRT 可缓解患者的病情，保持其良好的生活质量[99]。SBRT 技术的进展逐渐将转移性疾病特别是肺和肝转移患者转变成慢性疾病，大量的病例可以使用很少的 SBRT 分次治疗得到控制，而没有或只有轻度的治疗毒性[100,101]。

四、4D 放射治疗

患者、器官和肿瘤运动的管理是放射治疗前沿技术的关注焦点。随着高度适形外照射的普遍使用，通过减少放射治疗过程中的几何不确定性可以减小肿瘤靶区（CTV）的体积。在放射治疗 5～7 周内，考虑到分次内、分次间患者摆位的不确定性和肿瘤移动（包括肺和肝脏随着呼吸的运动）以及肿瘤和患者轮廓形状、体积的变化，我们需要在治疗过程中引进图像引导放射治疗（IGRT）方法。IGRT 可以使用 kV X 射线或锥束 CT，以离线或在线的形式控制肿瘤或器官位置的变化[102,103]。IGRT 临床获益的正式评估正在进行中。自适应放射治疗（ART）是 IGRT 的一种形式，包括在放射治疗过程中的"重新计划"及当临床需要时的治疗技术优化，其目的是根据患者解剖部位变化以及器官和肿瘤形状变化来优化剂量分布。ART 已经在随机临床试验中被证明是有效的，因为它仅通过治疗过程中的一次或两次再计划就可以为患者提供剂量学优化。初步临床结果显示使用 ART 治疗的患者在 1 年以后的随访中证实器官的功能得到恢复同时保持对疾病的控制[104-106]。

放射治疗行业已经通过设计新的机器来解决目标移动的问题，包括立体定向设备，如 CyberKnife®，它有专门的软件来实现对移动目标的实时跟踪，以及 TrueBeam™，Vero™和 Novalis® 等设备，可以利用在线图像引导和各种运动跟踪方法[97]。软件和 TPS 算法正在不断升级，需要通过整合时间相关的变化来提高剂量传递的准确性。为实现这一目标，软件持续优化是技术创新的重要组成部分。

五、近距离放射治疗

近距离放射治疗使用引导装置（针、塑料管或其他施用器），将放射源放置在肿瘤体积（间质）内或靠近（plesio 或 endocavitary）肿瘤靶区[107,108]。利用距离平方反比原理的近距离放疗法在提供适形的剂量分布上有内在的优势，有利于增加肿瘤靶区的剂量[109]。经过一段时间低剂量率的 ^{192}Ir 手动后装后，现在高剂量率的、图像引导的遥控后装已经是常规的近距离放射治疗方法。使用 ^{125}I 或 ^{103}Pd 粒子的永久性植入也在治疗低危前列腺癌患者中发挥着主要作用，成为可替代根治性前列腺切除术的一种治疗方式。

使用 50 kV X 射线的 X 射线近距离放射治疗（XRB，以前称为接触 X 射线）在 20 世纪 70 年代被广泛用于治疗皮肤癌和可及的肿瘤[110,111]。XRB 43 使用 Philips® 管治疗小型 T1N0 直肠腺癌，该方法为在 2 分钟内给予肿瘤 30Gy 的剂量。Papillon 50 ™系统可以重复再现相似的剂量分布。有趣的是，XRB 也可以与 IntraBeam® 系统一起进行术中放疗使用，在局部切除小乳腺肿瘤后，将 20 Gy 的剂量输送到肿瘤床。一个入组了 2010 例患者的随机试验显示，术中 XRB4 年局部控制和美容效果与每 30 次 60Gy、6 周时间的外照射疗效相当[112,113]。利用电子束也可以使用类似的术中放射治疗方法[114]。这些阳性结果的随机试验促进了术中放疗技术的发展，可用于术中安全地增加计划靶区剂量。

六、大分割和个体化放射治疗

外照射和近距离放射治疗的技术改进提高了放射治疗的准确性和适形度。几项临床试验证实 3 年或 5 年后的随访评估发现其严重的毒性作用都保持在 5% 以下，因此安全地提高肿瘤靶区剂量似乎有可能在提高肿瘤局部控制率的同时增加对器官的保护[115]。随着人们对肿瘤形状理解的准确性提高，同时伴随着治疗体积的减小，这些技术的改进，以及对 α/β 模型的生物学基础的进一步理解，最终为人们提供了一个可以缩短总治疗时间的机会——从传统的 6 ～ 7 周分次方案缩短到 3 周的治疗方案[116]，甚至进一步降低至 3 ～ 5 分次[117]，或用立体定向放射治疗进行单次治疗。这种低分割方案可以给患者更舒适的治疗，为社会提供更廉价的治疗方案，但同时需要通过持续的随机试验对这种低分割方案进行严谨的临床评估[118]。

目前有大量的技术和设备可以提供 X 射线、电子线和质子等治疗，这也使得每个患者接受个性化的放射线治疗变为可能。大约 20 年前，大多数放射疗法是使用相当简单的两野、三野或四野等中心技术[119]，而现在人们可以根据不同类型的肿瘤和患者采用个体化放射治疗技术。尽管有超过 50% 的患者仍在使用标准的三野或四野 3D 适形放射治疗，但已经有越来越多的患者接受可以跟踪移动靶区的 IMRT 治疗、立体定向放射治疗或 ART 治疗。

受照射的正常组织体积有越来越小的趋势，特别是用近距离放射时正常组织的受照体积可以非常小，但在一些治疗中还是会需要进行大面积照射，比如用全身放疗控制骨髓移植相关的免疫反应，或用全身电子线皮肤照射来消灭蕈样霉菌[120]。在许多临床诊治过程中，特定的放射治疗技术（如立体定向脑照射[121]或图像引导的近距离放射治疗等）[122]都需要专门的设备、员工和相应的培训。因此，放射治疗从业人员要求有较高的学术专业性和临床专业性似乎是不可避免的。

七、离子束时代

Robert R. Wilson 在 1946 年写了一篇具有里程碑意义的文章，他提出质子可以通过 Lawrence 实验室里类似的机器进行加速，加速后的质子可用于医疗以及科学研究[123]。他的这篇文章奠定了粒子束治疗的基础。访谈中 Wilson 提到他是受到了 Lawrence 和 Stone 在伯克利所做的医疗研究的启发。在战争结束后的几年里，高能加速器应运而生。Wilson 认为带电粒子中的质子在给定能量下射程最长，因此可能是医用辐射中最简单、最实用的射线。

质子束的第一次临床应用发生在 1954 年的伯克利[124]。此后，局限的探索性质子治疗持续了几年，直到伯克利的科学家们，特别是 Cornelius A. Tobias 开始研究与质子的生物特性类似的氦离子。Tobias 是一位核物理学家，在职业生涯的早期，他热衷于把物理学应用到生物学和医学中，他的主要兴趣是研究电离辐射对活的细胞的影响，像 Wilson 一样，他对离子束治疗优势的认识，比大多数放射肿瘤学家要早[125,126]。

此后，质子治疗（proton therapy，PT）开始蔓延到世界各地的物理实验室。1957 年，瑞典的

Uppsala 是第二个将物理研究使用的加速器应用于质子治疗的科学家。1961 年,麻省总医院(MGH)的医生们在神经外科医生 Raymond Kjellberg 的带领下开始开展质子神经放射治疗。1963 年,哈佛大学第一次使用质子治疗垂体腺瘤[127],接着在 1973 年采用分次质子治疗方式治疗其他恶性肿瘤[128,129]。在 Herman D. Suit. 的领导下,苏联于 1967 年开始开展质子治疗;随后,1969 年的莫斯科和 1975 年的圣彼得堡等其他医疗机构也开始进行质子治疗。日本千叶使用质子治疗的经验始于1979 年;另一个质子设备于 1983 年在筑波开始运行。瑞士核研究所(现在的保罗谢勒研究所)在1985 年开始使用质子治疗[130]。

Wilson 对质子应用于医学的兴趣从未减退。当他被选为国立加速器实验室(后来的费米实验室)第一任主任的时候,他就开始鼓励大家构思研发质子治疗设备。在 1972 年,当费米实验室的研究者们设计出了一个质子治疗设备时,芝加哥地区的医生们却提议要在实验室中建立中子治疗设备。Wilson 于 1978 年辞去了实验室主任职位,而费米实验室的其他人,包括 Miguel Awschalom、Donald Young 和 Philip Livdahl 等坚持认为应该继续研发专门为肿瘤患者设计的质子治疗设备。

世界上第一个基于医院使用的质子设备的研发始于 1970 年的美国洛玛琳达大学医学中心(LLUMC)。当时的一个可行性研究显示,计算机操作能力、数字成像技术(计算机断层扫描)和计算机辅助的治疗计划设计这三大主要辅助性技术的缺失是阻碍质子用于患者优化治疗的主要原因。计算机辅助的治疗计划设计可以让医生看见射线电离模式在患者解剖结构上的叠加,从而设计出高精度的治疗计划来实现对这些可控制的带电粒子束带来的治疗获益。在 20 世纪 80 年代早期,工业提供了足够的计算机技术和所需的成像技术。LLUMC 的研究人员在 20 世纪 60 年代末开始研发计算机辅助的放射治疗计划设计,并于 70 年代早期利用超声影像做成了第一台设备[131]。70 年代中期,利用 GE 公司的第一代 CT 扫描设备将计划设计设备转换为基于 CT 影像的治疗计划系统(图 1-2)。这个系统提供了电子密度数据,可以在靶区体积里准确放置布拉格峰[132]。MGH的 Michael Goitein 把这个计划系统扩展到具有三维计划的功能,从而为重带电粒子提供了优越的治疗计划[133,134]。这些计划系统的研发为质子放疗提供了必要的先决条件之一(还有其他的重带电粒子)[135]。到 1984 年,建立最优的、可用于临床治疗的离子束设备的所有先决条件已经到位,而费米实验室、MGH 和 LLUMC 放射医学科的员工们也清楚地意识到了这一点。

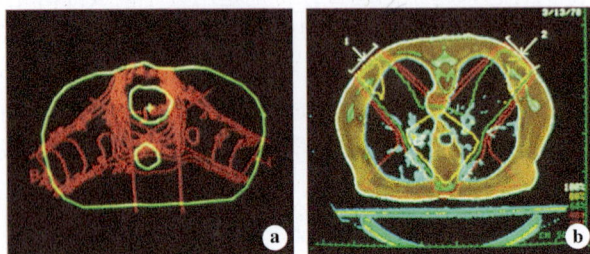

图 1-2　LLUMC 的治疗计划系统导出的结果

a 1973 年基于超声计划系统的治疗计划;b 1978 年基于 CT 图像计划系统的治疗计划

费米实验室的主任 Leon M. Lederman、副主任 Philip V. Livdahl 都同意费米实验室为研发这样一个临床设备提供概念设计支持,费米实验室也将继续研发这个工程设计,为 LLUMC 生产加速器、光束传导和光束传输系统并用于质子治疗临床试验(图 1-3)。1990 年是质子治疗的一个重要转折点,LLUMC 成立了世界上第一个基于医院的质子治疗中心。这距离从开始研究和筹建基于医院的质子设备已经过去了 20 年[136,137]。

LLUMC 选择质子作为治疗粒子,因为和重离子相比,质子的 LET(线性能量传递)相对较低,较低的 LET 可选择性地破坏在正常细胞中生长的浸润性癌细胞。这个现象多年来已经在世界范围内的光子(X 线)数据中得到了显示和记录。在这个时期,人们已经知道两种射线的 RBE(相对生物效应)是相似的。Loma Linda 研究人员意识到若要优化质子的临床应用、积累有意义的临床数据，质子设备必须要根据患者的需要进行设计，并要在有大量患者、有医学中心大量辅助医疗支持的医疗环境下运行。截至目前，已经有超过 15000 名患者在 LLUMC 接受了质子治疗。

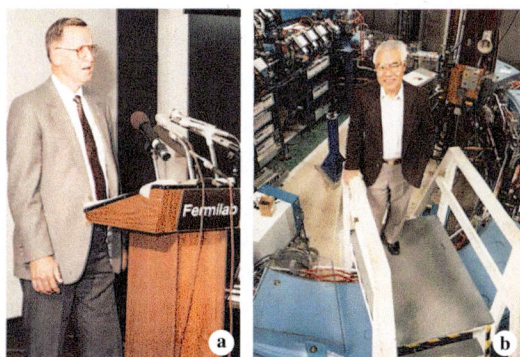

图 1-3　两位费米实验室人员创建了 LLUMC 的质子中心

a 拍摄于 1986 年的费米实验室副主任 Philip V. Livdahl；b Lee Teng 博士，质子加速器首席设计师

　　质子并不是唯一用于治疗的粒子。在 20 世纪 60 年代和 70 年代，一些物理学家和放射生物学家还热衷于负 π 介子，以及一些比氢核重的粒子的研究，也正是那个时候，人们意识到最常用的粒子还是质子。基于这些介子捕获现象的发现，Fowler 和 Perkins 提出可以将 π 介子用于临床治疗[138]，当时有观点认为 π 介子是可以满足临床需求的粒子[139]，有三个研究中心分别进行了试验：Los Alamos 国家实验室、瑞士 Paul Scherrer 研究所和加拿大的不列颠哥伦比亚的 TRIUMF 研究所。尽管有一些成功的结果被报道出来[140-142]，但总地来说，将 π 介子用于临床治疗的预期结果并没有实现。

　　Tobias 和他的同事于 1957 年在伯克利开始了氦离子治疗[143]，并获得了一些显著的成果[144-146]。1974 年，Joseph R. Castro 和他的同事们开始了重离子的临床研究[147,148]。Tobias 对这些粒子的分子和细胞放射生物特性进行阐述[149]。虽然重离子的优势在理论上比较有吸引力，但是在临床上却没能很好地理解和利用这些优势。为了增加对重粒子临床效果的了解，伯克利开展了相关研究。Castro 和他的同事也进行了一些临床试验，并探索了一些临床应用。值得注意的是他们发现了一些特殊的适应症，比如骨肉瘤、胆管癌等[150-153]。然而，由于治疗患者经验的相对有限，研发和传输重离子的成本合理性得不到认可，正如当初在 π 介子临床试验中所经历的那样[153]。在千叶的 Hirohiko Tsujii 和达姆施塔特的 Gerhard Kraft 领导下，关于重离子的临床研究转移到了日本和德国。

八、总　结

　　一个多世纪以来，放射治疗技术的不断进步已经迅速转化为更好的临床效果。技术创新的主要目的在于探索完善肿瘤最佳剂量与 OAR 最低可耐受剂量之间的比例关系。放射治疗在很长时间内将光束能量从 50 ～ 250 kV 增加到了 1.2 MeV（远距离钴外照射）和 6 ～ 20 MV（直线加速器）。借助于"计算机革命"的近期技术研究主要是调整放射治疗射束以三维适形的方式将其传递到复杂的靶区，并传送到患者器官及肿瘤组织中，未来，或说是现在最主要的技术发展是要将新的粒子，包括质子和大离子（12C 和 He），引入常规的放射治疗中。

　　在整个技术演变历史中，放射治疗在全球抗癌斗争中有三大优势。一是放射治疗是一种适用于大多数癌症患者的根治性治疗方法。在每 100 名癌症患者中，约 50 例会接受放射治疗[154]。在存活期较长的患者中，约 50% 是通过放射治疗与手术、药物等治疗相结合实现治愈的[154]。

　　二是放射治疗是一种保守治疗。其主要价值在于能够消除肿瘤活性的同时不切除器官或改变患者身体形态。不论是单独放疗或结合器官保护手术，它都可以保留眼睛、喉、乳腺、肛门直肠、膀胱和四肢等器官，保证患者有较高的生活质量。在人口老龄化时代，这样副作用少、治疗效果较好的保守疗法对老年和体弱的患者尤其有吸引力。

三是放射治疗是一种具有高成本效益比的方法。以法国为例，其6300万居民的医疗总费用每年为1500亿欧元，其中与癌症相关的总费用（每年35万个新增病例）每年为150亿欧元，而放射治疗每年能治疗约20万例患者（新发或复发病例），相关费用（包括投资、运行成本、工资、运输成本等）只需要10亿欧元，未及癌症治疗总预算的10%[155]。

总而言之放射治疗是一种持续性创新技术，为肿瘤患者带来了显著的治疗效益。回顾放射治疗一个多世纪的发展，每一个临床技术创新都会迅速转化为患者的医疗收益。1903年X射线的发现第一次实现了皮肤癌的非手术治愈[6]。20世纪20年代，更高能量的光束与柯立芝管实现了用非全喉切除术的方式来治疗喉（声带）癌[35]。20世纪50年代，使用钴治疗机来进行大面积放射治疗（中等剂量）使得霍奇金淋巴瘤的治愈成为可能[43]。当下，3D适形放射治疗和IMRT则更好地保护了头颈部肿瘤患者，避免了严重的口干症；更好的"剂量雕刻"技术控制了局部晚期的前列腺癌患者的病程；质子束治疗已经可以在保护患者视力的前提下治愈眼部的黑色素瘤，并在儿童癌症治疗中取得了鼓舞人心的成果[156]。与此同时，现代近距离放射治疗和^{12}C离子治疗也初步取得了令人振奋的阶段性成果，后续的临床研究将有很大的希望来证实这些成果。

放射治疗的发展就是为了尽可能地保护正常组织，减少副作用和并发症，这些副作用和并发症正是阻碍向肿瘤传输足够剂量以达到控制肿瘤的原因，即使在发展成熟的兆伏治疗时代也是如此。科学研究总是持续不断地开发新技术来克服这些对正常组织带来损害和限制的难题。自从Rontgen X射线发现以来，物理学的发展让我们不断地接近理想治疗模式，即只摧毁"坏"细胞而使"好"细胞生存下来。研究将继续进行，研究最原始也是一贯的动力就是尽最大的努力、尽最好的可能来满足患者的需求。

随机试验证明，随着时间的推移，放射治疗技术创新可以更好地保护患者。没有科学家、工程师、放射肿瘤学家、放射治疗物理师和参与科学、医学实践领域的所有人员的努力，以及与其他肿瘤学家的合作，不可能有这种持续的研究进步。这些科学家和肿瘤学家的专业知识、研究动力和持续进步造就了放射治疗这个伟大事业的巨大成功，为癌症患者带来了福音。

参 考 文 献

[1] Siegel R，Naishadham D，Jemal A .Cancer statisticsHi. CA：Cancer J Clin，2012，62（1）：10-29.

[2] Roentgen W C.On a new kind of ray（first report）. Munch Med Wochenschr，1959，101：1237-1239.

[3] Paterson J R. The Treatment of Malignant Disease By Radium And X-Rays, Being a Practice of Radiotherapy. London：Williams & Wilkins，1948.

[4] Röntgen W C. Ue ber eine neue Art von Strahlen；Vorläufige Mitteilung//：Sitzungsberichte der physikalisch-medicinischen Gesellschaft zu Würzburger，Sitzung 1895（30）：132-141.

[5] Becquerel J，Crowther J A. Discovery of radioactivity.Nature，1948，161（4094）：609.

[6]Curie E.Marie and Pierre Curie and the discovery of radium.Br J Radiol，1950，23（271）：409-412.

[7] Schäfer W，Witte E. Über eine neue Körperhöhlenröntgenröhre zur Bestrahulung von Uterustumoren. Strahlentherapie，1932，44：283.

[8] Becquerel A H，Curie P. Action physiologique des rayons de radium. Compt. Rend. Acad.Sci，1901，132：1289-1291.

[9] Lyon T G. The Roentgen rays as a cure for disease. Lancet，1896（1）：326.

[10] Grubbé E H. Priority in the therapeutic use of X-rays. Radiology，1933，21：156-162.

[11] Grubbé E H. Priority in the use of X-rays.Radiology，1933，21：156-162 .

[12] Despeignes V. Observation concernant un cas de cancer de L'estomac traité par les rayons Roentgen. Lyon. Med.，1896，82：428-430 .

[13] Dubois J B，Ash D. A Century of Progress and Achievement：1895-1995 //Bernier J. Brussels ESTRO Publication，1995.

[14] Beck C. Roentgen Ray Diagnosis and Therapy. London：Appleton，1904.

[15] Freund L. Elements of General Radiotherapy for Practitioners . New York：Rehman，1904.

[16] Mould，R F. A Century of X-rays and Radioactivity in Medicine. Bristol：IOP Publishing，1993.

[17] Kaplan H S.Basic principles in radiation oncology.Cancer，1977，39（2 Suppl）：689-693.

[18] Coolidge W D. A powerful Röntgen ray tube with a pure electron discharge. Phys Rev，1913，2：409-413.

[19] Campbell J. Web site on Lord Ernest Rutherford，including a comprehensive bibliography at http：//www.rutherford.org.nz/

bibliography.htm（accessed 4 March 2010）. Campbell is the author of a comprehensive biography：Rutherford Scientist Supreme. New Zealand：AAS，Christchurch，1999.

[20] Robison R F. The race for megavoltage. X-rays versus telegamma.Acta Oncol，1995，34（8）：1055-1074.

[21] Coolidge W D Cathode-ray and Roentgen-ray work in progress. Am J Roentgenol，1928，19：313-321.

[22] Courant E D Early milestones in the evolution of accelerators// Chao AW Reviews of Accelerator Science and Technology. vol. 1，ed. by Singapore：World Scientific，2008.

[23] van de Graaff R J. A 1500000 volt electrostatic generator. Phys. Rev.，1931，38：1919-1920.

[24] Cockcroft J D，Walton E T S. Experiments with high velocity positive ions. Proc R Soc Lond A. 1932，129：477-489.

[25] Cockcroft J D，Walton E T S. Experiments with high velocity positive ions. I. Further developments in the method of obtaining high velocity positive ions. Proc R Soc Lond A，1932，136：619-630.

[26] Lawrence E O，Livingston M S. The production of high speed light ions without the use of high voltages. Phys Rev，1932，40：19-35.

[27] Stone R S，Lawrence J H，Aebersold P D. A preliminary report on the use of fast neutrons in the treatment of malignant disease. Radiology，1940，37：322-327.

[28] Kerst D W. Acceleration of electrons by magnetic induction. Phys Rev，1940，58：841.

[29] Kerst D W. The acceleration of electrons by magnetic induction. Phys. Rev，1941，60：47-53.

[30] McMillan E M. The origin of the synchrotron. Phys Rev，1946，69：534.

[31] Thoraeus R A. A study of ionization method for measuring the intensity and absorption of roentgen rays and of the efficiency of different filters used in therapy. Acta Radiol，1932，15：1-86.

[32] Baclesse F.Comparative study of results obtained with conventional radiotherapy（200 kV）and cobalt therapy in the treatment of cancer of the larynx. Clin Radiol. 1967，18（3）：292-300.

[33] Pierquin B，Chassagne D，Gasiorowski M.Présentation technique et dosimétrique de curiepuncture par fils d'or-198. J Radiol.Electrol Med Nucl，1959，40：690-693 .

[34] Chaoul H. Short-distance roentgenotherapy（contact roentgenotherapy）. J. Radiol Electrol Arch Electr Medicale，1950，31（5/6）：290-298.

[35] Kramer R. Radiation therapy in early laryngeal cancer. J Mt Sinai Hosp N Y，1947，14（1）：24-28.

[36] Bergonié J，Tribondeau L. L'interpretation de quelques resultats de la radiotherapie et essai de fixation d'une technique rationnelle. C R Seances Acad Sci，1906，143：983-985 .

[37] Regaud C，Ferroux R. Discordance entre les effects des rayons X sur les testicules et la peau，implications pour le fractionnement de la dose. Compt Rend Soc Biol，1927，97：431-434.

[38] Coutard H. Principles of X-ray therapy of malignant disease. Lancet，1934，224：1-8.

[39] Taylor L S. History of the International Commission on Radiological Protection（ICRP）.Health Phys，1958，1：97-104 .

[40] Geiger H，Müller W. The electron counting tube（German）. Physikalische Zeitschrift，1928，29：839-841 .

[41] Curie I，Joliot F. A new type of radioactivity（French）. Compt Rend Acad Sci，1934，198：254-256.

[42] Johns H E，Bates L M，Watson T A.1000 Curie cobalt units for radiation therapy. I. The Saskatchewan cobalt 60 unit. Br J Radiol，1952，25（294）：296-302.

[43] Laugier A. The first century of radiotherapy in France（French）. Bull Acad Natl Med，1996，180：143-160 .

[44] Courageot E，Huet C，Clairand I，et al. Numerical dosimetric reconstruction of a radiological accident in South America in April 2009. Radiat Prot Dosimetry，2011，144（1-4）：540-542.

[45] Pierquin B，Dutreix A. For a new methodology in curietherapy：the system of Paris（endo-and plesioradiotherapy with non-radioactive preparation）. A preliminary note. Ann Radiol，1966，9（9）：757-760.

[46] Le Bourgeois J P，Chavaudra J，Eschwege F. Rádiotherapie Oncologique Paris，Hermann，1992.

[47] Fry D W，Harvie R B，Mullett L B，et al. A travelling wave linear accelerator for 4-MeV electrons. Nature 1948，162：859-861 .

[48] Karzmark C J，Pering N C.Electron linear accelerators for radiation therapy：history，principles，and contemporary developments. Phys Med Biol，1973，18（3）：321-354.

[49] Berry R J. Therapeutic uses of X-rays. Int J Radiat Biol，1985，15：873-895.

[50] Kaplan H S. Historic milestones in radiobiology and radiation therapy. Semin Oncol，1979，6（4）：479-489.

[51] Tiemann J. Practical irradiation planning using a "dedicated system"（German）. Strahlentherapie，1974，148（5）：463-467.

[52] Protocol for the dosimetry of X-rays and gamma ray beams with maximum energies between 0.6 and 50 MeV.Scientific Committee on Radiation Dosimetry（SCRAD）of the American Association of Physicists in Medicine. Phys Med Biol. 1971，16（3）：379-396.

[53] Horiot J C，van der Schueren E，Johansson K A，et al. The programme of quality assurance of the EORTC radiotherapy group. A historical overview. Radiother Oncol，1993，29（2）：81-84.

[54] Bernier J，Hall E J，Giaccia A. Radiation oncology：a century of achievements. Nat Rev Cancer，2004，4（9）：737-747.

[55] Purdy J A. Current ICRU definitions of volumes：limitations and future directions. Semin. Radiat Oncol，2004，14（1）：27-40.

[56] Fletcher G H. Supervoltage radiotherapy for cancer of the uterine cervix. Br J Radiol，1962，35：5-17.

[57] Astro Web site. http：//www.astro.org/AboutUs/SocietyHistory/index.aspx. Accessed 4 Mar 2010.

[58] Bonadonna G，BrusamoLion E，Valagussa P. et al. Combination chemotherapy as an adjuvant treatment inoperable breast cancer. N

Engl J Med, 1976, 294: 405-410.

[59] Veronesi U, Saccozzi R, del Vecchio M, et al. Comparing radical mastectomy with quadrantectomy, axillary dissection, and radiotherapy in patients with small cancers of the breast. N, Engl. J. Med., 1981, 305 (1): 6-11.

[60] Veronesi U, Cascinelli N, Mariani L, et al. Twenty year follow up of a randomized study comparing breast-conserving surgery with radical mastectomy for early breast cancer. N Engl J Med. 2002, 347 (16): 1227-1232.

[61] Gérard J P. Guérir Le Cancer Sans Mutiler. Lyon: Horvath, 1995.

[62] Krook J E, Moertel C G, Gunderson L L, et al. Effective surgical adjuvant therapy for high risk rectal carcinoma. N Engl J Med, 1991, 324 (11): 709-715.

[63] Påhlman L. Initial report from a Swedish multicentre study examining the role of preoperative irradiation in the treatment of patients with resectable rectal carcinoma.Br J Surg, 1993, 80 (10): 1333-1336.

[64] Marsh P J, James R D, Schofield P F.Adjuvant preoperative radiotherapy for locally advanced rectal carcinoma. Dis Colon Rectum, 1994, 37 (12): 1205-1214.

[65] Kapiteijn E, Marijnen C A, Nagtegaal I D, et al. Dutch Colorectal Cancer Group. Preoperative radiotherapy combined with total mesorectal excision for resectable rectal cancer. N Engl J Med, 2001, 345 (9): 638-646.

[66] Gerard J P, Chapet O, Nemoz C, et al. Improved sphincter preservation in low rectal cancer with high-dose preoperative radiotherapy: the Lyon R96-02 randomized trial. J Clin Oncol, 2004, 22 (12): 2404-2409.

[67] Sauer R, Becker H, Hohenberger W, et al. German Rectal Cancer Study Group.Preoperative versus postoperative chemoradiotherapy for rectal cancer. N. Engl J Med, 2004, 351 (17): 1731-1740.

[68] Gérard J P, Conroy T, Bonnetain F, et al. Preoperative radiotherapy with or without concurrent fluorouracil and leucovorin in T3–4 rectal cancers: results of FFCD 9203.J Clin Oncol, 2006, 24 (28): 4620-4625.

[69] Sebag-Montefiore D, Stephens R J, Steele R, et al. Preoperative radiotherapy versus selective postoperative chemoradiotherapy in patients with rectal cancer (MRC CR07 and NCIC-CTG C016): a multicentre, randomised trial. Lancet, 2009, 373 (9666): 811-820.

[70] Kunheris B, Gurram B, Madhavan R, Makuny D. Preoperative long-course chemoradiation for localized rectal cancer: a retrospective comparison of response and outcome between 5-fluorouracil/leucovorin versus capecitabine. Indian J Cancer. 2016, 53 (4): 518-523.

[71] Aschele C, Cionini L, Lonardi S, et al. Primary tumor response to preoperative chemoradiation with or without oxaliplatin in locally advanced rectal cancer: pathologic results of the STAR-01 randomized phase III trial. J Clin Oncol, 2011, 29 (20): 2773-2780.

[72] Gérard J P, Azria D, Gourgou-Bourgade S, et al. Comparison of two neoadjuvant chemoradiotherapy regimens for locally advanced rectal cancer: results of the phase III trial ACCORD 12/0405-Prodige 2.J Clin Oncol, 2010, 28 (10): 1638-1644.

[73] Cummings B J, Harwood A R, Keane T J, et al. Combined treatment of squamous cell carcinoma of the anal canal: radical radiation therapy with 5-fluorouracil and mitomycin-C, a preliminary report. Dis Colon Rectum, 1980, 23 (6): 389-391.

[74] Stallard H B. Radiotherapy for malignant melanoma of the choroid. Br J Ophthalmol, 1966 50 (3): 147-155.

[75] Caujolle J P, Mammar H, Chamorey E, et al. Proton beam radiotherapy for uveal melanomas at nice teaching hospital: 16 years experience. Int J Radiat Oncol Biol Phys, 2010, 78 (1): 98-103.

[76] Hounsfield G N. Nobel Award address.Computed medical imaging.Med Phys, 1980, 7 (4): 283-290.

[77] Dutreix A.The computer in radiotherapy. Rev Prat, 1972, 22 (8): 1359-1360.

[78] Mohan R. Field shaping for three-dimensional conformal radiation therapy and multileaf collimation. Semin Radiat Oncol, 1995, 5(2): 86-99.

[79] Dutreix A. Prescription, precision, and decision in treatment planning. Int J Radiat Oncol Biol Phys, 1987, 13 (9): 1291-1296.

[80] Oldham M, Neal A, Webb S.A comparison of conventional 'forward planning' with inverse planning for 3D conformal radiotherapy of the prostate. Radiother Oncol, 1995, 35 (3): 248-262.

[81] Emami B, Lyman J, Brown A, et al. Tolerance of normal tissue to therapeutic irradiation. Int. J. Radiat. Oncol.Biol. Phys, 1991, 21(1): 109-122.

[82] Pollack A, Zagars G K, Smith L G, et al. Preliminary results of a randomized radiotherapy dose-escalation study comparing 70 Gy with 78 Gy for prostate cancer. J Clin Oncol, 2000, 18 (23): 3904-3911.

[83] Kuban D A, Tucker S L, Dong L, et al. Long term results of the MD Anderson randomized dose-escalation trial for prostate cancer. Int J Radiat Oncol Biol Phys, 2008, 70 (1): 67-74.

[84] Beckendorf V, Guerif S, Le Prisé E, et al. 70 Gy versus 80 Gy in localized prostate cancer: 5-year results of GETUG 06 randomized trial. Int J Radiat Oncol.Biol Phys, 2011, 80 (4): 1056-1063.

[85] Peeters S T, Heemsbergen W D, Koper P C, et al. Dose response in radiotherapy for localized prostate cancer: results of the Dutch multicenter randomized phase III trial comparing 68 Gy of radiotherapy with 78 Gy. J Clin Oncol, 2006, 24 (13): 1990-1996.

[86] Dearnaley D P, Sydes M R, Graham J D, et al. RT01 collaborators. Escalated-dose versus standard-dose conformal radiotherapy in prostate cancer: first results from the MRC RT01 randomised controlled trial. Lancet Oncol., 2007, 8 (6): 475-487.

[87] Zelefsky M J, Levin E J, Hunt M, et al. Incidence of late rectal and urinary toxicities after three-dimensional conformal radiotherapy and intensity-modulated radiotherapy for localized prostate cancer. Int J Radiat Oncol Biol Phys, 2008, 70 (4): 1124-1129.

[88] Hoskin P J, Rojas A M, Bownes P J, et al. Randomised trial of external beam radiotherapy alone or combined with high-dose-rate

brachytherapy boost for localised prostate cancer. Radiother Oncol, 2012, 103（2）: 217-222.

[89] Sathya J R, Davis I R, Julian J A, et al. Randomized trial comparing iridium implant plus external-beam radiation therapy with external beam radiation therapy alone in node-negative locally advanced cancer of the prostate. J Clin Oncol, 2005, 23（6）: 1192-1199.

[90] Brahme A. Development of radiation therapy optimization. Acta Oncol, 2000, 39（5）: 579-595.

[91] Pow E H, Kwong D L, McMillan A S, et al. Xerostomia and quality of life after intensity-modulated radiotherapy vs.conventional radiotherapy for early-stage nasopharyngeal carcinoma: initial report on a randomized controlled clinical trial. Int J Radiat Oncol Biol Phys, 2006, 66（4）: 981-991.

[92] Nutting C M. Parotid sparing intensity modulated versus conventional radiotherapy in head and neck cancer（PARSPORT）: a phase 3 multicentre randomised controlled trial. Lancet Oncol, 2011, 12（2）: 127-136.

[93] Glatstein E. Intensity-modulated radiation therapy: the inverse, the converse, and the perverse. Semin Radiat Oncol, 2002, 12（3）: 272-281.

[94] Fenwick JD, Tomé WA, Soisson ET, et al. Tomotherapy and other innovative IMRT delivery systems. Semin. Radiat. Oncol, 2006, 16（4）: 199-208.

[95] Leksell L. The stereotaxic method and radiosurgery of the brain. Acta Chir Scand, 1951, 102（4）: 316-319.

[96] Gérard J P, Aubert B, Buchheit I, et al. Working group of the French Nuclear Safety Authority. Recommendation of the working group commissioned by the French Nuclear Safety Authority on stereotactic radiation therapy（French）. Cancer Radiother, 2012, 16（Suppl）: S5-S9.

[97] Salama JK, Kirkpatrick JP, Yin F F. Stereotactic body radiotherapy treatment of extracranial metastases. Nat Rev Clin Oncol, 2012, 9（11）: 654-665.

[98] Lagerwaard F J, Verstegen N E, Haasbeek C J, et al. Outcomes of stereotactic ablative radiotherapy in patients with potentially operable stage I non-small cell lung cancer. IntJ Radiat Oncol Biol Phys, 2012, 83（1）: 348-353.

[99] Milano M T, Katz A W, Zhang H, et al. Oligometastases treated with stereotactic body radiotherapy: long-term follow-up of prospective study. Int J Radiat Oncol Biol Phys, 2012, 83（3）: 878-886.

[100] Grimm J, Palma D, Xue J, et al. Dose tolerance limits and dose volume histogram evaluation for stereotactic body radiotherapy. J Appl Clin Med Phys, 2011, 12（2）: 3368.

[101] Thariat J, Marcié S, Marcy P Y, et al. Cyberknife robotic stereotactic radiotherapy: technical aspects and recent developments（French）. Bull Cancer, 2010, 97（7）: 807-818.

[102] Bucci M K, Bevan A, Roach M. Advances in radiation therapy: conventional to 3D, to IMRT, to 4D, and beyond. CA Cancer J Clin, 2005, 55（2）: 117-134.

[103] Ling C C, Yorke E, Fuks Z. From IMRT to IGRT: frontierland or neverland?Radiother Oncol, 2006, 78（2）: 119-122.

[104] Thariat J, Aluwini S, Pan Q, et al. Image guided radiation therapy for muscle-invasive bladder cancer. Nat Rev Urol, 2011, 9（1）: 23-29.

[105] Schwartz D L. Current progress in adaptive radiation therapy for head and neck cancer .Curr Oncol Rep, 2012, 14（2）: 139-147.

[106] Schwartz DL, Garden A S, Thomas J, et al. Adaptive radiotherapy for head-and-neck cancer: initial clinical outcomes from a prospective trial. Int J Radiat Oncol Biol Phys, 2012, 83（3）: 986-993.

[107] Mazeron J J, Ardiet J M, Haie-Méder C, et al. GEC-ESTRO recommendations for brachytherapy for head and neck squamous cell carcinomas. Radiother Oncol, 2009, 91（2）: 150-156.

[108] Speight J L, Roach M. Radiotherapy in the management of clinically localized prostate cancer: evolving standards, consensus, controversies and new directions. J Clin Oncol, 2005, 23（32）: 8176-8185.

[109] Hannoun-Levi J M., Chand-Fouche M E, Dejean C, et al. Dose gradient impact on equivalent dose at 2 Gy for high dose rate interstitial brachytherapy. J Contemp.Brachyther, 2012, 4（1）: 14-20.

[110] Crook J M. Comparison of health-related quality of life 5 years after SPIRIT: surgical prostatectomy versus interstitial radiation intervention trial. J Clin Oncol, 2011, 29（4）: 362-368.

[111] Caccialanza M, Piccinno R, Beretta M, et al. Results and side effects of dermatologic radiotherapy: a retrospective study of irradiated cutaneous epithelial neoplasms.J Am Acad Dermatol, 1999, 41（4）: 589-594.

[112] Gérard J P, Myint A S, Croce O, et al. Renaissance of contact X-ray therapy for treating rectal cancer. Exp Rev Med. Devices, 2011, 8（4）: 483-492.

[113] Vaidya J S, Joseph D J, Tobias J S, et al. Targeted intraoperative radiotherapy versus whole breast radiotherapy for breast cancer（TARGIT-A trial）: an international, prospective, randomised, non-inferiority phase 3 trial. Lancet, 2010, 376（9735）: 91-102.

[114] Veronesi U, Orecchia R, Luini A, et al. A preliminary report of intraoperative radiotherapy（IORT）in limited-stage breast cancers that are conservatively treated. Eur J Cancer, 2001, 37（17）: 2178-2183.

[115] Bartelink H, Horiot J C, Poortmans P, et al. European Organization for Research and Treatment of Cancer Radiotherapyand Breast Cancer Groups.Recurrence rates after treatment of breast cancer with standard radiotherapy with or without additional radiation. N Engl J Med, 2001, 345（19）: 1378-1387.

[116] Whelan T J, Pignol J P, Levine M N, et al. Long term results of hypofractionated radiation therapy for breast cancer. N Engl J

Med，2010，362（6）：513-520.

[117] Polgár C，van Limbergen E，Pötter R，et al. GEC-ESTRO Breast Cancer Working Group. Patient selection for accelerated partial-breast irradiation（APBI）after breast-conserving surgery：recommendations of the Groupe Européen de Curiethérapie-European Society for Therapeutic Radiology and Oncology（GEC-ESTRO）breast cancer working group based on clinical evidence（2009）.Radiother Oncol，2010，94（3）：264-273.

[118] Offersen B V，Overgaard M，Kroman N，et al. Accelerated partial breast irradiation as part of breast conserving therapy of early breast carcinoma：a systematic review. Radiother Oncol，2009，90（1）：1-13.

[119] Thwaites D I，Malicki J. Physics and technology in ESTRO and in radiotherapy and oncology：past，present and into the 4 th dimension. Radiother Oncol，2011，100（3）：327-332.

[120] Maingon P，Truc G，Dalac S，et al. Radiotherapy of advanced mycosis fungoides：indications and results of total skin electron beam and photon beam irradiation. Radiother Oncol，2000，54（1）：73-78.

[121] Flickinger J C，Kondziolka D，Niranjan A，et al. Acoustic neuroma radiosurgery with marginal tumor doses of 12 to 13 Gy. Int J Radiat Oncol Biol Phys，2004，60（1）：225-230.

[122] Haie Meder C，Siebert F A，Pötter R. Image guided，adaptive，accelerated，high dose brachytherapy as model for advanced small volume radiotherapy. Radiother Oncol，2011，100（3）：333-343.

[123] Wilson RR. Radiological use of fast protons. Radiology，1946，47（5）：487-491.

[124] Boone M L，Lawrence J H，Connor W G，et al. Introduction to the use of protons and heavy ions in radiation therapy：historical perspective. Int J Radiat Oncol Biol Phys，1977，3：65-69.

[125] Tobias C A，Roberts J E，Lawrence J H，et al. Irradiation hypophysectomy and related studies using 340 MeV protons and 190 MeV deuterons. Peaceful Uses Atom. Energy，1956，（10）：95-96

[126] Tobias C A. Failla Memorial lecture. The future of heavy-ion science in biology and medicine. Radiat Res，1985，103（1）：1-33.

[127] Kjellberg R N，Shintani A，Frantz AG，et al. Proton beam therapy in acromegaly. N Engl J Med，1968，278（13）：689-695.

[128] Suit H，Goitein M，Munzenrider J，et al. Evaluation of the clinical applicability of proton beams in definitive fractionated radiation therapy. Int J Radiat Oncol Biol Phys，1982，8（12）：2199-2205.

[129] Munzenrider J E，Austin-Seymour M，Blitzer P J，et al. Proton therapy at Harvard. Strahlentherapie，1985，161（12）：756-763.

[130] Particles，newsletter of the Particle Therapy Co-operative Group，vol 36，July 2005. This issue is the most recent available online，at http：//ptcog.web.psi.ch/archive particles.html. Accessed 5 Mar 2010.

[131] Slater J M，Neilsen I R，Chu W T，et al. Radiotherapy treatment planning using ultrasoundsonic graph pen-computer system. Cancer，1974，34（1）：96-99.

[132] Neilsen I R，Slater J M，Shreyer D W. cT scanner assumes key role in computer-based radiotherapy planning system// Lindberg D A B，Kaihara S. Medinfo 80：Proc3rd World Conf Med Informatics Amsterdam：North Holland，1980：25-28.

[133] Goitein M，Abrams M. Multi-dimensional treatment planning. Ⅰ. Delineation of anatomy. Int J Radiat Oncol Biol Phys，1983，9（6）：777-787.

[134] Goitein M，Abrams M，et al. Multi-dimensional treatment planning：Ⅱ. Beam's eye-view，back projection，and projection through CT sections. Int J Radiat Oncol Biol Phys，1983，9（6）：789-797.

[135] Archambeau J O，Bennett G W，Levine G S，et al Proton radiation therapy. Radiology，1974，110（2）：445-457.

[136] Slater J M，Miller D W，Archambeau J O. Development of a hospital-based proton beam treatment center. Int J Radiat Oncol Biol Phys，1988，14（4）：761-775.

[137] Slater J M，Archambeau J O，Miller D W，et al. The proton treatment center at Loma Linda University Medical Center：rationale for and description of its development. Int. J. Radiat. Oncol. Biol. Phys，1992，22（2）：383-389.

[138] Fowler P H，Perkins D H. The possibility of therapeutic application of beams of negative pi-mesons. Nature，1961，189：524-528.

[139] Kligerman M M，Black W C，Yuhas J M，et al. Current status of clinical pion radiotherapy. Radiology，1977，125（2）：489-492.

[140] von Essen C F，Bagshaw M A，Bush S E，et al. Long-term results of pion therapy at Los Alamos. Int J Radiat Oncol Biol Phys，1987，13（9）：1389-1398.

[141] Greiner R，von Essen C F，Blattmann H，et al. Results of curative pion therapy at SIN. Strahlentherapie，1985，（161）797-800.

[142] Greiner R，von Essen C F，Blattmann H，et al. Pion conformal radiation of prostate cancer：results of a randomized study. Int. J. Radiat. Oncol Biol Phys，1985，161（12）：797-800.

[143] Tobias C A，Lawrence J H，Lyman J，et al. Response of the nervous system to ionizing irradiation// Haley TJ，Snider RS. Progress Report on Pituitary Irradiation New York：Little，Brown，1964：19-35.

[144] Linstadt D，Castro J，Char D，et al. Long-term results of helium ion irradiation of uveal melanoma. Int J Radiat Oncol Biol Phys，1990，19（3）：613-618.

[145] Ka plan I D，Castro J R，Phillips T L Helium charged particle radiotherapy for meningioma：experience at UCLBL. Int J Radiat Oncol Biol Phys，1994，28（1）：257-261.

[146] Castro J R，Linstadt D E，Bahary J P，et al. Experience in charged particle irradiation of tumors of the skull base：1977-1992. Int J Radiat Oncol Biol Phys，1994，29（4）：647-655.

[147] Castro J R，Quivey J M. Clinical experience and expectations with helium and heavy ion irradiation. Int J Radiat Oncol Biol Phys，

1977，3：127-131.

[148] Castro J R，Saunders W M，Tobias C A，et al. Treatment of cancer with heavy charged particles. Int. J. Radiat. Oncol. Biol. Phys，1982，8（12）：2191-2198.

[149] Tobias C A，Blakely E A，Alpen E L，et al. Molecular and cellular radiobiology of heavy ions. Int J Radiat Oncol Biol Phys，1982，8（12）：2109-2120.

[150] Uhl V，Castro J R，Knopf K，et al. Preliminary results in heavy charged particle irradiation of bone sarcoma. Int J Radiat Oncol Biol Phys，1992，24（4）：755-759.

[151] Schoenthaler R，Castro J R，Halberg FE，et al. Definitive postoperative irradiation of bile duct carcinoma with charged particles and/or photons. Int J Radiat Oncol Biol Phys，1993，27（1）：75-82.

[152] Schoenthaler R，Castro J R，Petti P L，et al. Charged particle irradiation of sacral chordomas. Int J Radiat Oncol Biol Phys，1993，26（2）：291-298.

[153] According to a document available on the PTCOGWeb site. http：//ptcog.web.psi.ch/Archive/ Patientenzahlen-updateMar2010.pdf （accessed 6 March 2010），433 patients were treated with heavy ions at Berkeley from 1975 to 1992. Pion trials at Los Alamos yielded 230 patients treated from 1974 to 1982.

[154] Perez C A，Brady L W，Roti J L.// Perez CA Brady LW Principles and Practice of Radiation Oncology Philadelphia：Lippincott-Raven，1998.

[155] Borella L，Finkel S，Crapeau N，et al. Volume and costs of the hospital management of cancer in France in 1999（French）. Bull. Cancer，2002，89（9）：809-821.

[156] Kuhlthau K A，Pulsifer M B，Yeap B Y，et al. Prospective sudy of health-related quality of life for children with brain tumors treated with proton radiotherapy. J Clin Oncol. 2012，30（17）：2079-2086.

第二章 医学物理师的作用和职责

引　言

在肿瘤放射治疗中，物理师是保障放射治疗安全实施的重要环节。虽然他们与医师共同设计放疗方案，监控放疗质量，调试维护相关设备，但由于不接触患者、培养不受重视、没有对应的职称序列等，物理师鲜为人知。目前，我国医学物理师人才缺口巨大，相关调查显示，截至2011年8月，中国大陆地区共有放射肿瘤科医师9895名、物理师1887名，两者比例约为5∶1，而欧、美、日等发达国家和地区的比例为2∶1或1∶1。国家卫生计生委国际交流与合作中心康乐介绍，按照国际原子能机构建议，每200名需放疗的患者应配备1名物理师。根据国际经验，50%～70%的肿瘤患者需接受放射治疗，2011年我国新发肿瘤病例375万例，据此估算我国需9375～13125名物理师[1]。

中国尚未建立完善的医学物理师准入制度，也未对从事医学物理工作的人员制定过详细的培养要求和岗位职责规范。在本章节里，作者将借鉴国际医学物理协会（IOMP）和美国医学物理学家协会（AAPM）的文件，对医学物理师的岗位和职责做简略介绍，帮助我们新入职的物理人员和年轻的物理师认识自己的作用和职责，以便更好地开展相关临床工作，也希望能对推动我国医学物理师制度的建立贡献自己的力量。

第一节 定　义

一、医学物理学

医学物理学是应用物理学的一个分支，是医学物理师所从事的学科。它利用物理学的基本原理、方法和技术，以改善人类健康和福祉为具体目标，来实施和研究人类疾病的预防、诊断和治疗。医学物理学可以进一步分为一系列分支学科（专业），包括以下方面[2]：①肿瘤放射物理学；②医学影像物理学；③核医学物理学；④医学保健物理（包括医学辐射防护）学；⑤非电离辐射医学物理学；⑥生物剂量学。

二、医学物理师

医学物理师（medical physicist，MP）是受过应用医学物理原理和技术教育及专门培训的专业人员。医学物理师在临床、学院或研究机构任职。

从事临床工作的医学物理师是卫生专业人员，在将物理学应用于医学领域的原理和技术方面受过教育和专门培训，足以独立胜任医学物理学的一个或多个分支学科（专业）的工作。

第二节 物理师在放射肿瘤学的职责

医学物理师主要涉及应用医学物理的原理和技术来诊断和治疗人类的功能紊乱、疾病和伤残，保护患者、工作人员及公众人员远离电离和非电离辐射伤害。医学物理师的作用和职责可体现在临床服务（包括技术和辐射安全方面）、管理、教育和研究开发等方面。医学物理师的主要职能和职责归纳如下[3]：

（1）建立、执行和监督辐射防护和辐射安全项目；

（2）辐射测量；

（3）建立、执行和监督质量保证项目；

（4）优化诊断和治疗规程中的物理因素；

（5）试运行和监督复杂或新临床规程的执行；

（6）设备的技术规范说明及安装设计；

（7）设备的验收和试运行；

（8）设备维护保养的技术监督；

（9）研究和教学。

医学物理师的主要作用和职责在不同国家可能会有所变化，与社会经济学背景、服务模式及国家卫生和管理政策有关。此外，随着新的医学技术和方法不断引进到临床中，医学物理师的任务也会随着时间演变。

第三节　放射肿瘤学物理师

放射肿瘤学物理师为放射肿瘤学临床团队带来了一个独特的视角：他是一个接受过物理学基础（包括放射物理学），同时又接受过临床、基础医学和放射生物学知识培训的科学家。通过与放射肿瘤学家、放射技术员及其他工作人员的合作，物理师在确保准确实施一个治疗方案的各方面中都扮演着重要的角色。放射肿瘤物理师的首要职责是确保患者在现有的科技条件和放射肿瘤科其他成员的技术条件下得到最佳治疗。

在放射肿瘤学中，物理师有以下基本职责（明确注明该职责是分担的除外）：

1. 与放射肿瘤医师、管理人员和技术人员一起做好资源分配规划，包括：

（1）设备的使用、选择和更换；

（2）员工的需求和招聘、任务分配；

（3）准备财务预算；

（4）项目运行；

（5）持续审核项目的方案及步骤。

2. 肿瘤放射治疗中所用到的所有辐射源（放射性材料和产生辐射线的机器）的物理工作：

（1）新设备的性能规范、验收测试和调试；

（2）辐射源的校准和必要校准信息的正确使用及保存；

（3）为所有的治疗模式、定位步骤、计算设备和方案建立持续质量控制方案，以确保患者在可接受的精度范围内接受到处方所给的剂量和剂量分布；

（4）对辐射源校准，对辐射测量和剂量计算所需要的设备进行维护；

（5）主要维护治疗机器（与部门的电子技术人员一起）。

3. 辐射安全方面职责（可能与单位的辐射安全官员一起分担），包括：

（1）制订和管理辐射安全方案，包括遵守所有监管和认证机构的规定（比如美国核管理委员会，保健机构认证联合委员会，职业安全与健康管理机构，以及州和地方机构）；

（2）管理个人辐射剂量监测工作；

（3）监督近距离放射治疗中辐射源的准备和操作，以及持续维护辐射源的存储；

（4）按规定参与机构辐射安全委员会和其他委员会；

（5）为新建机房或翻新机房、放射源存储房间和操作房间以及近距离治疗患者房间计算所需屏蔽墙厚度。

4. 患者治疗所需的物理工作，包括：

（1）协同放射治疗医生就患者治疗的物理、放射生物及治疗方案制订等方面提供咨询意见；

（2）治疗计划数据采集和存储；

（3）为患者治疗计划作剂量计划和机器参数设定；

（4）设计治疗突发事件应急方案和制造治疗光束调节装置；

（5）保证患者治疗过程中治疗机器各项参数与设定参数间的一致性，包括模拟机、治疗计划和治疗机之间传输数据的准确性，并定期检查患者的治疗记录单；

（6）对患者进行实体测量来验证剂量传输的准确性；

（7）协助放疗医生进行统计分析来评估治疗疗效，参与临床试验；

（8）研发新的技术（硬件、软件和程序）来提高放疗技术水平；

（9）参与病案讨论；

（10）对放射工作人员进行继续教育。

5. 加强与医学物理学团体的沟通交流，包括：

（1）参加放射肿瘤物理学或相关医学学术会议，学习和传播最新知识。

（2）参与同行审查工作。

由于受过分析步骤和科学原理培训，物理师在建立系统和政策，审核计划间的一致性、执行计划以及在解决治疗过程中出现的问题方面发挥着主要作用。在制订和测试一个流程后，物理师可以委派其他专业技术人员进行常规性操作，但按要求仍需承担职责和监督工作。剂量师所做的剂量分布计算和机器参数设定就是物理师所委派的一个工作，但因为科学的复杂性和质量管理的规格化、标准化，校准的操作不能委以他人。

第四节　物理人员

我们在前半部分列出了肿瘤放疗物理师最主要的、明确的大部分工作，但并非全部。物理师每项工作的性质和重要性取决于在特定工作中物理师与放射肿瘤医生之间的特殊工作关系。这些内容仅展示了物理师的一些基本职责，例如，不管每年治疗多少患者或有多少机器在运行，像维护好校准过的电离室这些工作也只是为放疗工作提供基本的保障。其他工作，如常规的质量保证，取决于需要检测的治疗设备数量，还有一些工作则取决于治疗的患者数量（比如患者咨询），科研和教学工作（除了在职教育、辐射安全教育、政策或患者保健等所必需的继续教育）不在本报告的职责范围之内。放射肿瘤（有美国医学物理协会的参与）国际社会委员会的一篇《放射肿瘤在癌症综述治疗》报告中指出，患者治疗所需要的最低员工水平[4]和物理人员的水平应绝不低于那个最新版报告中所列的水平。

由于缺少合格的物理师（详见放疗物理师资格认证章节），许多放疗科的主管人员雇用了能力不足的医学物理师或者由在其他专业培训的物理人员、剂量师或技术员来替代物理师，甚至有时候，肿瘤医生自己尝试着去做物理师的工作。为了确保患者得到正确、安全的治疗，所有放射肿瘤科至少要有一名合格的物理师来负责物理工作，给他熟悉治疗日常操作足够的时间和可在治疗过程中对治疗计划做必要调整的权限。一个合格的物理师可以指导、委派和协调任何辅助物理人员的工作。

放射肿瘤科物理室包括一些或全部以下培训的专业技术人员：

1. 物理师助理——物理师助手，通常以理学学士学位毕业后开始接受培训，或者是之前以放疗技术员接受培训，现能在物理师的指导下完成多项日常的物理师工作，如：

（1）治疗机质量控制相关数据的测量；

（2）能读取近距离患者附近的辐射量；

（3）近距离治疗辐射源的储存清查、下单和运输；

（4）处理个人辐射剂量监测。

2. 剂量员——剂量员通常是为执行一些与患者相关的特定物理工作而培训的人员。剂量员日常工作包括：

（1）收集剂量，计算所需患者相关数据；

（2）计算剂量分布；

（3）制作患者治疗时需要的补偿器、固定模型等相关固定装置及个体化射野挡块；

（4）计算治疗时间或控制机器跳数；

（5）患者治疗时实体剂量的测量；

（6）对治疗记录单进行定期检查。

这些本职工作大部分都同时适用于内照射和外照射。剂量员在物理师的监管下完成这些工作，物理师对剂量员的正确执行负实际责任。剂量员，或者说是受过专门培训来执行物理师的某些工作人员，是放射肿瘤团队中不可或缺的一部分。

剂量员和物理师助理之间的差别在某些机构可能是比较随意的，但是通常剂量员只执行与患者治疗计划和剂量计算直接相关的工作。

3. 模型制作和挡块切割技术人员——为了提高治疗传输过程中的治疗精度，往往需要增加各种个性化的固定辅助装置，比如体罩、牙垫和浇铸铅等。为了提高患者治疗过程的重复性，制作低熔点铅射野挡块已成常规操作。专门从事制作这些挡块或固定装置的工作人员，在持续的工作中积累了技能，提高了工作效率。全职的挡块切割员和模型技术员需要有大量的患者来提供资金支持（取决于收费结构），在患者不多的医疗机构可由剂量员或物理师助理来完成这部分工作。

4. 电子技术人员——电子技术人员主要负责设备的维修。设备出现故障时，足够的人员可以不用等外部维修人员从而减少停机时间。许多物理师没有接受过电子设备维修的专业培训，但是通过经验积累，通常可以在维修期间对电子技术员提供帮助。

除了这些专业辅助人员，当急需一些特殊的设备或市场上没有的设备时，物理师还要能进入机械加工车间制造或改造设备。

临床物理师的日常职责应该转移到接受专业培训的辅助人员身上。物理师的一个基本职责应以解决问题为中心，由辅助人员来执行物理师的日常工作可以节省资金，同时也能让物理师有更多的时间去执行一些不适合其他受训人员做的必要工作。

第五节　放射肿瘤物理师的资格认证

医学物理师应当已经受过物理或工程科学的适当教育，以及医学物理学一个或多个分支的职业能力的训练。为了保持和提升自己的专业能力，每一个执业医学物理师都应参加专业继续教育。在放射肿瘤中，仅仅通过面试和简历来评估物理师的能力是比较难的。AAPM 报告定义的一个合格物理师标准可以作为指导[5]。以下摘录只引用那些适合放射肿瘤学专业认证的列表。

虽然存在个别的物理师通过自身受过的培训和掌握的经验成为合格的物理师，但通过选择合适的领域，由下列组织之一对你是否有足够资格作为临床物理师进行认证是唯一简单可行的途径。AAPM 鼓励其成员获得专业领域所要求的认证，并建议在已获得合适认证的成员中寻求专业咨询。各个机构或雇主在招聘物理师时至关重要的一点是要确保物理师得到相匹配专业的认证。

为了加强医学物理师的培训和专业能力，确保高标准的专业技能和执业水平，IOMP 建议由各国家成员组织建立一套合适的医学物理师专业资格认证的方法，既可以执行各国自己的认证方案，也可以执行与其他已成立的国家或国际认证机构合作的认证方案[6]。目前国际上主要的认证机构如下所示。

1. 美国放射学董事会（ABR）认证的专业物理师

（1）放射治疗物理学；

（2）放射物理学；

（3）伦琴线物理学。

美国放射学董事会物理师认证要通过医学物理的临床部分、放射医疗设备与仪器及辐射安全的考试。

2. 美国医学物理学董事会（ABMP）认证的物理师

（1）放射肿瘤学物理；

（2）热疗物理学；

（3）医疗辐射防护（辐射安全）。

美国医学物理学董事会的物理师认证要通过医学物理的临床部分、设备与仪器及辐射安全的考试。

3. 加拿大医学物理学会　认证放射诊断物理学方面的物理师。取得认证的会员与通过 ABR 放射诊断物理认证考试的人员认可度相当。

4. 美国保健物理董事会认证的物理师　广泛的保健物理学（辐射安全）。

5. 国际医学物理师认证委员会（International Medical Physics Certification Board，IMPCB）于 2010 年 4 月 23 日正式成立。其宗旨在于帮助美国之外的国家建立自己的医学物理师认证体系，对其成员的医学物理师认证系统进行认证。根据实际情况，对于还未成立自己的医学物理师认证系统或成立条件不成熟的国家，IMPCB 可对其成员国内的个人物理师进行认证，比如中国的医学物理师可以单独向 IMPCB 申请进行医学物理师资格认证[7]。

根据美国医学物理协会声明中所列出的政策，只有通过 ABR 放射治疗物理或放射诊断物理认证，或通过加拿大医学物理学会或美国医学物理学董事会认证的放射肿瘤物理师，才可以被认为是有能力独立完成临床物理师工作的人。而通过美国保健物理董事会认证和通过美国医学物理董事会医用辐射防护认证的物理师只能胜任肿瘤放疗辐射安全方面的工作，而不能从事放射肿瘤物理实践方面的工作。参与研究生培养和具有实践工作经验并不意味着有能力从事肿瘤放疗物理工作。

第六节　放射肿瘤物理师和科室其他人员的关系

一、与肿瘤放疗医师的关系

肿瘤放疗物理师和肿瘤放疗医师之间应该是合作关系。物理师和医师都可以随意表达自己的专业意见，同时也要考虑另一方的意见。

当肿瘤医师和物理师个人之间的关系自然地与患者会诊和治疗计划设计所需要的模式相一致时，就可以对一些典型的责任和交互模式进行清晰地区分和定义。放射肿瘤医师负责明确诊断、给定靶区所需的处方剂量和正常组织的限制剂量，而物理师必须判断医师给的处方跟之前类似病种的处方是否一致，还要考虑一些有剂量限制的重要危及器官。发现任何一点不一致的地方，物理师都必须及时与放射肿瘤医师进行讨论。与医师讨论患者的治疗计划后，物理师负责生成可行的治疗计划。要根据与放疗医生讨论的结果对计划进行优化，但并不一定局限于跟肿瘤放疗医师的讨论结果。实际的剂量分布计算可在物理师的监管下，由其他培训过的技术人员来完成（监管并不意味着需要在整个计划设计过程中不断地监视，但最后计划必须由物理师来审核，且审核结果要存档）。放射治疗计划系统中计算机系统功能的局限性，可能导致计算的剂量分布跟实际剂量分布有差异，物理师负责向放射肿瘤医师解释这些计算的差异，以及对哪些差异可能具有临床意义提出建议。确定一个计划要通过放射肿瘤医师和物理师的第二次讨论。在患者治疗前，模拟定位和计划的所有参数必须传输到治疗机上。为了确保放疗各个环节患者信息传输正确以及各环节参与人员准确地解读计划和标记患者，物理师和放射肿瘤医师团队应该在治疗的每一步评估计划中了解患者的执行情况。遵循每一步计划和患者信息统一。物理师肩负着治疗过程中确保技术质量的职责，包括负责治疗计划的质量保证、了解患者的剂量和剂量分布变化引起的效应这些放射肿瘤物理师培训的核心内容，这也让物理师成为保证治疗计划设计和每一步执行过程准确的至关重要的人。物理师已经肩负着治疗设备质量保证的职责，增加物理治疗过程中的质量保证进一步强化了他的责任。此外，把物理师整合到治疗流程中，提高了物理师对临床中需解决问题的认识。

肿瘤放疗医师对患者的治疗负最终责任，而物理师负责治疗传输的物理剂量的准确性。因此，对治疗过程每一步充分控制及剂量的误差在可接受范围内这些情况感到满意前，物理师不应该允许开始治疗。如果治疗计划的任何方面有不合适的地方，都可能不利于患者的健康和工作人员的安全，而放射肿瘤医师不同意这样的评估，物理师有义务寻求外部的帮助来解决不同意见。

二、与放疗技术人员的关系

物理师和放射治疗技术人员之间是一个团体合作的关系。各自必须承认对方的专业治疗和经验，并认真考虑对方的意见和建议。物理师在将所需治疗计划转化为技术人员操作指令过程中扮演着一个关键角色。

第七节 就业模式

一、放射肿瘤科中物理师的一些常见职业关系

1. 物理师作为医院的员工 作为医院的员工，物理师的地位可以是具有一些特殊技能（尤其是治疗机的校准和剂量测量）的技术人员，也可以是与其他医务人员具有相同地位的员工。通常，物理师还担任科室的负责人。根据不同医院管理机制，物理师可能会也可能不会被列入政策决策行列。但物理师不参与决策（决策或者计划）或者只参与技术方面的决策，都会严重限制物理师的发展，不利于医院的长远发展。

2. 在医生协作组织里担任物理师 通常，医院肿瘤放疗科的医生是由医生协作组织与医院签订合同后委派提供医疗服务的，物理师作为医生协作组织的雇员可能有些不能享受医院员工的福利。在这样的医生协作组织里，医生与物理师可能是雇佣关系或者是伙伴关系。雇佣和伙伴关系的核心区别在于在合作决策中的参与程度，成为合作伙伴有时候需要对协作组织投入大量的资金，当然有时候也会根据在协作组织中服务的年限奖励股份。作为医生协作组织的合作伙伴，物理师可在相当程度上选择自己满意的工作环境，但这种模式在一些州可能是非法的。

3. 物理师作为承包人通过物理师协作组织提供物理服务 一些物理师通过类似于医师协作组织向医院提供服务，这或许会为物理师提供更多的财政独立，但也增加了财务风险。尤其是当一个大公司向几个较小的医院提供服务时，这样的物理咨询服务可以为医院提供其独自负担不起的、昂贵却很少使用的设备（如自动化、电脑控制的扫描设备或计划系统），而且大多数的物理咨询服务可以保证客户医院的业务不会因为假期、会议或疾病而中断。此外，物理师的群体执业可将有不同经验水平的物理师集中起来，从而能更好、更高效地解决问题。医院有时也发现，在行政财务处理上，与物理服务公司签订服务合同比他们自己供养一个物理师要简单些。如同医生协作组织一样，物理师既可以作为一个物理师协作组织的合作伙伴，也可以作为他的员工，所需考虑事项如前所述。

4. 物理师作为放射肿瘤设备的所有者 投资放射治疗设备需要相当大的经费来源。然而，对患者数量的统计调查显示，大多数放射治疗设备在几年内就能收回成本。另一种情况是选择与医院合作，医院购买设备而他为医院提供所有放射肿瘤服务。这种情况下，物理师可以最大程度地选择自己满意的工作环境。

二、不同类型的就业模式都有其优点和缺点

物理师在特定的情况下应考虑特殊模式的优点和其他模式的可能性。

在任何就业环境中，物理师经常发现他们还肩负着一些行政或管理的职责。尽管这些职责会花费相当一部分时间，但也给物理师提供了选择工作环境的一种权利。物理师参与科室运行在某种程度上对物理师和临床都有益处，其中部分原因（也只是部分）是物理师比较了解技术方面的操作。管理工作包括（但不限于战略规划）业务评估和设备分析。由于物理师几乎没有财务方面的培训或经验，财务事务可通过与专门的会计服务公司签订合同寻求帮助。

不管就业模式如何，物理师应积极参与讨论、规划和决策，正如上所述，这也是物理师的职责之一。与物理师参与相关的特别主题包括：

（1）患者治疗技术和计划设计；

（2）物理师费用结构；

（3）物理人员；

（4）物理的预算；

（5）物理师的职责和与科室各个部门及管理人员的关系；

（6）设施规划；

（7）购买设备时谈判和设备性能标准的测试；

（8）设备验收测试和性能验证。

参 考 文 献

[1] 张红志. 谈谈中国放疗物理师的人才现状及发展. 中华放射医学与防护杂志，2015，35（2）：81，82.

[2] American association of physicists in medicine. Report No. 197（2009）- Academic Program Recommendations for Graduate Degrees in Medical Physics，AAPM，USA，http：//www.aapm.org/pubs/reports/RPT_197.pdf.

[3] Asp L，Bank M，Fields T，et al. Consultants Group. AAPM Report 38：The Role of a Physicist in Radiation Oncology. American Association of Physicists in Medicine 335 East 45th Street New York，NY 10017. 1993.

[4] Inter-society Council for Radiation Oncology. Radiation Oncology in Integrated Cancer Management. March 1991.

[5] American Association of Physicists in Medicine，Professional Council. Qualifications for Independently Performing the Duties of a Clinical Medical Physicist，AAPM Newsletter 1991. 16（5）：6.

[6] Institue of Physics and Engineering in Medicine，Training Prospectus for Medical Physicists and Clinical Engineers in Health Care. http：//www.ipem.ac.uk/docimages/2440.pdf.

[7] International Organization for Medical Physics，The Medical Physicist：Role and Responsibilities，Policy Statement No. 1，IOMP. http：//www.iomp.org.

第三章　医用直线加速器设备验收

近些年来，肿瘤放射治疗技术因放射物理及计算机技术的快速发展而发展得越来越快。放射治疗技术虽然是一门新兴学科，却交叉了医学、物理学、生物学、计算机等多个学科的内容，且一个肿瘤患者通常从开始准备接受放射治疗到治疗的结束，需要放疗医生、物理师、技术员及护理人员共同参与，涉及人员较多且疗程较长，故在整个放疗过程，需要有一套有效的质量保证和质量控制程序来确保对患者实施精准有效的放射治疗[1,2]。

目前，放射治疗的质量保证和质量控制可分为针对放疗设备和针对患者两种[3]。针对放射治疗设备的质量保证和质量控制主要分设备安装验收、放疗设备临床前检验及日常的质量控制三大项内容[4]，本章将着重讲解设备的安装验收有关内容。

第一节　医用直线加速器设备验收定义及标准

医用直线加速器设备验收是指在医用直线加速器设备投入临床肿瘤放射治疗之前对其质量、功能、效果，根据相关行业标准要求所进行的全面性的测试，保证所有有关测试内容符合相关规定。目前，无论是在国际上还是在国内，放射治疗设备在安装以后必须由生产厂家、安装使用单位以及政府质量监督部门共同对机器进行质量验收检测，检测的结果必须完全符合国际、国家和生产方的企业或行业标准。验收检测的内容包括设备的机械运动精度和数值刻度、剂量学精度、电气和辐射防护安全等[5,6]。放射治疗的各个治疗环节，涉及不同部门和人员以及设备条件的限制，不可避免地会发生各自不同的误差，各个环节细小的误差累积，最终会影响到靶区剂量的准确性，为保证常规放射治疗靶区的总剂量误差控制在小于5%的范围内，美国医学物理家协会（AAPM）和我国的国家标准均要求放疗设备在安装验收时机械部分的几何精度误差必须小于2 mm或2%，角度误差小于0.5°，输出剂量特性的偏差应小于2%。另外，对装备了多叶准直器（multi-leaf collimator，MLC）、电子射野成像装置（electronic portal image device，EPID）及锥形束成像装置（cone beam CT，CBCT）的医用直线加速器，还必须对其附件单独进行性能误差测试，确保这些可选附件都能在可控的范围之内[7,8]。

通常放疗设备厂家在安装及安装后的测试中都会有自己的一套验收标准，我们称之为产品安装验收（installation product acceptance，IPA）。目前大多数医院的医用直线加速器验收都是按这个标准来做的。除此之外，我国也专门制定了直线医用直线加速器的验收标准——医用电子直线加速器验收试验和周期检验规程，最新版本为GB/T 19046—2013[9]。厂家标准跟国家标准基本上是一致的，一般厂家标准会高于国家标准。另因医用直线加速器可执行多种放疗技术，而不同的放疗技术可能对医用直线加速器有关技术标准要求会有所不同，所以验收的标准也会有所不同，不同技术标准要求可参考AAPM TG142报告[10]。设备使用单位除了按厂家的验收标准来验收之外，还可按国际和国家标准对厂方提供的标准验收文件内容增加检验项目，以保证设备符合临床使用要求。有关增加检验项目的行业标准要求，在美国AAPM的有关对放射治疗设备的全面质量保证与质量控制和关于治疗计划系统、医用直线加速器、MLC及EPID等的专门QA要求发表的报告里均作了详细的规定，使用单位可借鉴其中的检测方法及标准要求来对医用直线加速器进行验收检定。

在设备验收过程中，设备生产厂商为达到让客户满意的目的，会在用户面前展示设备的性能和规格，确保所有性能和规格都符合签订的合同条款。验收过程中，除了保证剂量测定、机械检验以及安全验收测试等都应满足合同规定的规范值外，还应对验收测试和调试的项目内容设置相关的基准值，其目的在于为以后测试设备的剂量和稳定性，以及验证该设备的机械功能和绝对剂量值是否在一定的容差值范围内运行提供基准。在验收合格后，由物理师代表使用单位签署厂家的验收文档，同时编写使用单位自己的验收报告[11,12]。

因不同医用直线加速器厂家会有不同的验收标准，本章以瓦里安医用直线加速器为示范设备，内容参照瓦里安厂商验收准则[13]，结合国家标准[14]，遵循 AAPM 各项技术报告的各技术要求。

第二节　医用直线加速器设备验收内容

一、医用直线加速器坐标系统说明

本章以瓦里安医用直线加速器为示范设备，在此必须要对瓦里安的坐标系统有一个明确的认识，图 3-1 为瓦里安医用直线加速器设备坐标系说明，本章全部使用 IEC1217 标准。

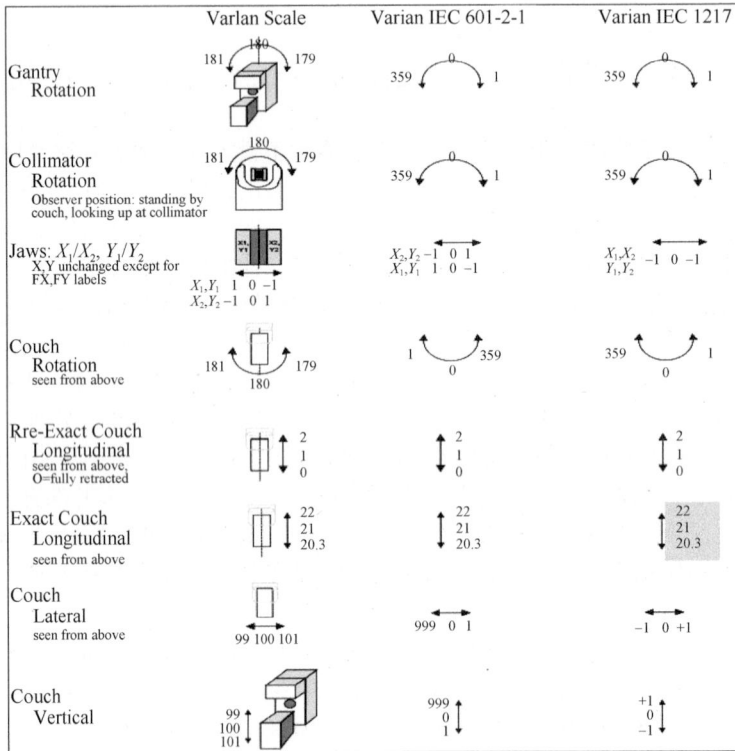

图 3-1　瓦里安医用直线加速器设备坐标系统

二、机械性能验收

（一）前指针距离一致性验收

1. 验收要求　前指针必须精确指示靶源点到特定表面的距离，指示误差小于等于 ±0.5 mm。

2. 验收工具　前指针、钢板尺。

3. 方法和步骤

（1）在医用直线加速器机头上插入前指针基座，拿一根标有 95 ～ 101 距离标记的前指针放到基座上，并让前指针的 100 标记线跟基座上的数据对齐线对齐，如图 3-2 所示，表明前指针的最前端到靶源点的距离是 100 cm。

（2）把治疗床转到 0°，且升床，使治疗床的上表面位于等中心 100 cm 附近。

（3）转大机架到 90° 水平位置，转动时不要触及前指针而使前指针的位置发生变化。

（4）在治疗床前段方一钢板距尺或前指针，前后、左右、上下移动床，使得机架上的前指针末梢跟钢板距尺尖端（或前指针末端）对齐，如图 3-3 所示。

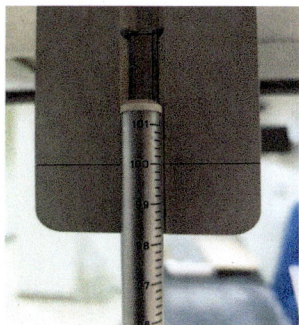

图 3-2　前指针放在基座上示
意图

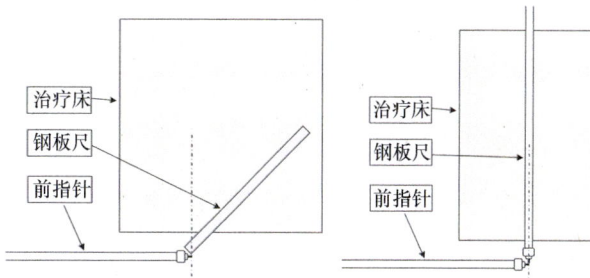

图 3-3　前指针与钢板距尺尖端（或前指针末端）对齐俯
视示意图

（5）旋转大机架到 270°，证实前指针的末梢再一次跟钢板距尺尖端（或前指针末端）对齐。

（6）在下表中记录测试结果，观察误差是否在 ±0.5 mm 内，即实际长度（100±0.5）mm 以内。

验收记录表：

验收内容	验收记录	验收标准	验收结果
前指针距离一致性误差值		是否满足要求（$R \leqslant \pm 0.5$ mm）	Pass/Fail

注意事项：凡是用到前指针的，包括后面的所有相关验收测试，一定要保证前指针是没有变形的，检查方法为在机架 0° 的情况下，旋转小机头 180°，看前指针位置是否有变动。

（二）小机头机械等中心

1. 验收要求　小机头机械等中心要求 ≤ 2 mm 直径（1 mm 半径）。

2. 验收工具　前指针、坐标纸。

3. 方法和步骤

（1）在治疗床上铺好坐标纸，坐标纸要求平整，处于水平位。

（2）机架 0°，插上前指针底座，放好前指针，使前指针的最下端刚好在等中心处，升床使前指针的最下端与坐标纸大概有一张纸厚的距离。

（3）左右、前后、移动治疗床，使指针的最下端尖点对准坐标纸的某个参考点，小机头旋转 90° 到 270°，前指针最下端尖点偏离参考点的最大偏差值即误差半径。如图 3-4 所示，当旋转小机头时，前指针中心会偏离原参考中心，记录最大偏差值。

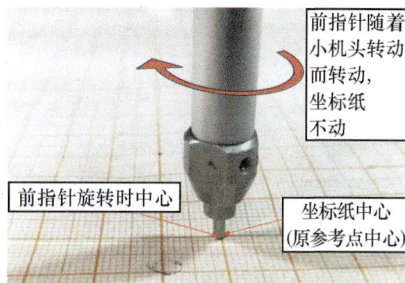

图 3-4　旋转小机头时前指针和参考点
位移误差示意图

（4）验收记录表：

验收内容	验收记录	验收标准	验收结果
小机头机械等中心误差值		是否满足要求（$R \leqslant \pm 1$ mm）	Pass/Fail

（三）治疗床机械等中心

1. 验收要求 治疗床机械等中心要求 ≤ 2 mm 直径（1 mm 半径）。

2. 验收工具 前指针、坐标纸。

3. 方法和步骤

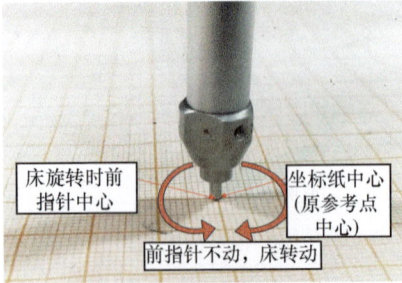

图 3-5 治疗床机械等中心检测验收示意图

（1）在治疗床上铺好坐标纸，坐标纸要求平整，处于水平位，机架置于 0°，小机头置于 0°。

（2）插上前指针底座，放好前指针，使前指针的最下端刚好在等中心处，升床使前指针的最下端与坐标纸大概有一张纸厚的距离，左右、前后移动治疗床，使指针的最下端尖点对准坐标纸的某个参考点。

（3）分别左右旋转治疗床自 90° 和 270°，前指针最下端尖点偏离参考点的最大偏差值即为误差半径。如图 3-5 所示，当治疗床转动时，前指针会偏离原坐标点，记录最大的偏差值。

（4）验收记录表：

验收内容	验收记录	验收标准	验收结果
治疗床机械等中心误差值		是否满足要求（$R \leqslant \pm 1$ mm）	Pass/Fail

（四）机架机械等中心

1. 验收要求 机架机械等中心要求 ≤ 2 mm 直径圆（1 mm 半径）。

2. 验收工具 两根前指针。

3. 方法和步骤

（1）小机头角度 0°，治疗床角度 0°，插上前指针底座，放好前指针，使前指针的最下端刚好在等中心处，旋转机架到 180°。

（2）床的最前端放好前指针，调整床的高度和前指针的位置，使得前指针与机架旋转方向垂直，并且使治疗床上的前指针最前点与小机头上的前指针最前点接触（重合），如图 3-6 所示。

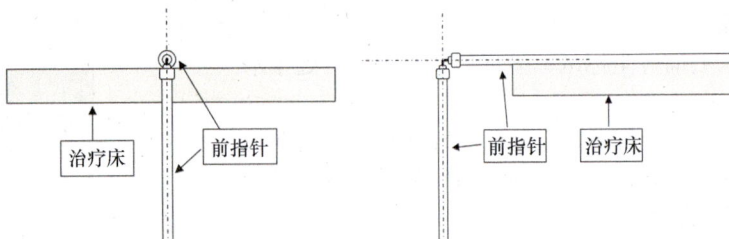

图 3-6 机架机械等中心验证前指针摆放示意图

（3）缓慢旋转机架整个 360°（自 180° 到负 180°），两根前指针尖端间最大的偏离差即为误差半径。当机架缓慢旋转时，会偏离治疗床上的前指针中心，记录最大偏离量。

（4）验收记录表：

验收内容	验收记录	验收标准	验收结果
机架机械等中心误差值		是否满足要求（$R \leqslant \pm 1$ mm）	Pass/Fail

（五）灯光野性能验收

1. 验收要求 在 SAD=100 cm 位置处，灯光野源偏离误差 ≤ ±1 mm。

2.验收工具　钢板尺、坐标纸。

3.方法和步骤

（1）在治疗床上铺好坐标纸，坐标纸要求平整，处于水平位。机架置于0°，小机头置于90°，升床使治疗床表面离机头下表面10 cm处，在治疗床的前缘伸出钢板尺至等中心处，使其在等中心处投射一个影子到地面的转盘上，如图3-7所示。

（2）放置一张坐标纸在地面的转盘上，在钢板尺两个垂直边缘的投影上做好标记，为了能更好地看清，关闭治疗室及迷道的所有灯光。

（3）旋转小机头从90°到270°，证实灯光野的偏轴误差。如图3-8所示，当小机头旋转180°后，钢板尺的投影会发生偏移，记下偏移误差（注意：虽然在这个距离上存在半影，但还是能简单地看出1mm的变化。另在转盘处2.3mm的误差，近似等于在等中心处的误差1 mm。

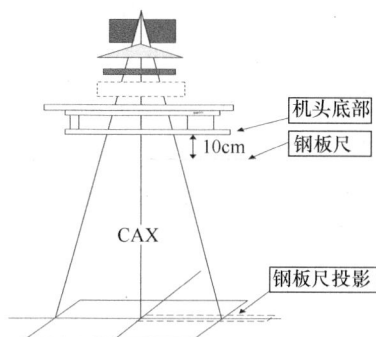

图3-7　灯光野性能验收钢板尺放置示意图

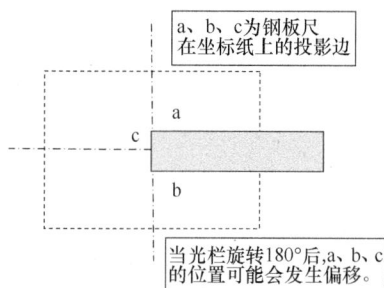

图3-8　灯光野偏轴误差示意图

（4）验收记录表：

验收内容	验收记录	验收标准	验收结果
灯光野性能误差值		是否满足要求（≤±1 mm）	Pass/Fail

（六）十字线对准及光栏平行验收

1.验收要求

（1）十字线交叉点必须交叉在SAD=100 cm的机械等中心的偏轴误差≤1.0 mm范围之内。

（2）十字线必须与上下光栏平行，平行度误差需在SAD=100 cm、野长为35 cm时，偏离度在±2.5 mm之内。

2.验收工具　坐标纸。

3.方法和步骤

（1）将机架置于0°，小机头90°，光野开到（35×35）cm²，治疗床上表面在SAD=100 cm位置，将十字线投影与坐标纸对齐。

（2）旋转小机头从90°到270°，证实十字线交叉点误差是否符合数字表中的范围。如图3-9所示，当旋转小机头时，十字线交叉点投影会偏离原参考坐标点，记录最大偏离量。

（3）按如下方式证实十字线分别平行于X、Y光栏：

1）把小机头转到90°（180° VAR），证实十字线仍然与坐标纸上的十字线一致。

2）独自驱动X轴的X_1/X_2到十字线在等中心投影线的一侧1 cm处，而Y轴光栏大小保持在35 cm。

3）测量径向十字线和各自X光栏在另外一个十字线末端的距离。在表中记录最差的测量情况数据，如图3-10所示，把L1\L2\L3\L4偏离1 cm最大的一个数据记录到表中。

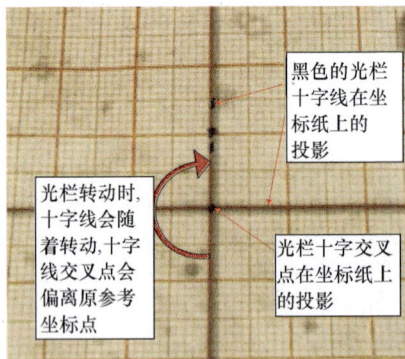

图 3-9　旋转小机头时十字线中心点偏
离误差示意图

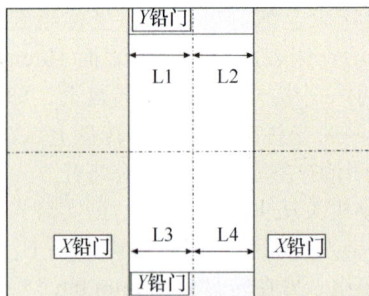

图 3-10　测量径向十字线与 X 光栏
末端距离示意图

4）重复测量横向十字线当 Y 铅门在 1 cm 处而 X 轴铅门在 35 cm 时的距离，在表中记录最差的测量情况数据。由于十字线存在轻微的非正交，所以横向的十字线通常展现出比径向十字线更大的平行度偏差。

（4）验收记录表：

验收内容	验收记录	验收标准	验收结果
记录误差值①		是否满足要求误差（≤1.0 mm）	Pass/Fail
记录误差值②		是否满足要求误差（≤ ±2.5 mm）	Pass/Fail

（七）铅门位置读数（PRO）验收

1. 验收注意事项　许多坐标纸在长距离的情况下没有 100% 是精准的，因此建议用一个精准的钢板尺来做这个验收测试。鉴于铅门的平行性已被证实，因此这里只需要测量铅门的中心区域即可。如果坐标纸的网格线已被测量和证实足够精准，则也是被允许用来替代钢板尺来做此测试验收的。

2. 验收要求　在 SAD=100 cm 位置处，从野的中心线到各个上下铅门的 50% 等剂量线的位置距离，必须跟铅门的数字位置读数显示一致，其精度误差需在 ±2 mm 之内（注：因 50% 等剂量线是需要通过相关设备测量出来，而不是能在坐标纸上看见的，所以在这里验收时，50% 等剂量线实际上是看铅门在 SAD=100 cm 位置处灯光投影在钢板尺上的位置）。

3. 验收工具　直尺，坐标纸。

4. 方法和步骤

（1）把大机架转到 0°，小机头转到 0° 或者 90°，治疗床上表面升到等中心 SAD=100 cm 处，治疗床上面放一白纸替代坐标纸（除非确认坐标纸能被用来作验收）。

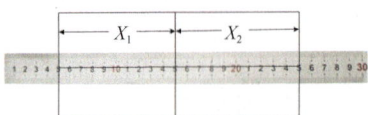

图 3-11　钢板尺验收野 X 轴方向示
意图

（2）放置一根 50 cm 长的精准钢板尺在灯光野中心，钢板尺的表面在 SAD=100 cm 处，把尺的中心与十字线精准对齐。如果用的是精准的坐标纸，把坐标纸放到 SAD=100 cm 处，野的十字线和坐标纸中心对齐。图 3-11 为钢板尺验收野 X 轴方向示意图。

（3）各自独立地把铅门打到下面数据表中的位置，证实数字 PRO 是否符合规范。尽大可能准确地把铅门投影所形成的 50% 等剂量线对准到钢板尺（或者坐标纸）的目标位置上。

（4）按照下表记录验收结果。

验收记录表：

铅门	标准位置 /cmIEC1217	允许误差	记录误差值	Pass/Fail
Y_1	−5			
Y_1	−20			
Y_2	5			
Y_2	20	±2 mm		
X_1	20			
X_1	5			
X_2	−20			
X_2	−5			

（八）机架旋转位置读数验收

1. 验收注意事项 大机架测量水平的位置建议在接口安装的前面部分位置（靠近测距孔处）。如果使用的是磁性水平仪，当其后部接口板与前部接口部位水平相匹配时，也可以在其后部位置测量。对于医用直线加速器来说，机械刻度表盘理论上有 ±1° 的精度，且它一般不被用来临床使用时的设置。机械刻度表盘是一个早期的临床医用直线加速器设计，被用来数字位置读数值的视觉备份指示符。当然，现代的临床医用直线加速器如今都有两个独立的数字位置读数电路用来跟踪和比对，从而保证位置的精确。由于机械安装公差及小部分电缆绑定在大机架的位置读数显示盘上，所以可能会导致机架角度机械指示根本达不到 1° 的要求，因此，机械刻度表盘，在头朝上位置时（即机架 0°）要求尽可能精确地对齐，而在其他机架角度位置时，其角度偏差大于 1° 时也是可以接受的，实际临床使用时主要还是参考计算机的数字读数。

验收要求：真实的大机架角度位置必须与大机架旋转数字位置显示读数一致，大机架旋转位置读数误差≤ ±0.5°。机械刻度表盘指示误差≤ ±1°。

2. 验收工具 高精度水平仪（精度应优于 0.2°，图 3-12 中的水平仪仅供参考）。

3. 方法和步骤

（1）把大机架角度分别按下面数字图表中的角度设置，并用水平仪测量大机架是否真正转到其角度所在的位置，如图 3-12 所示。

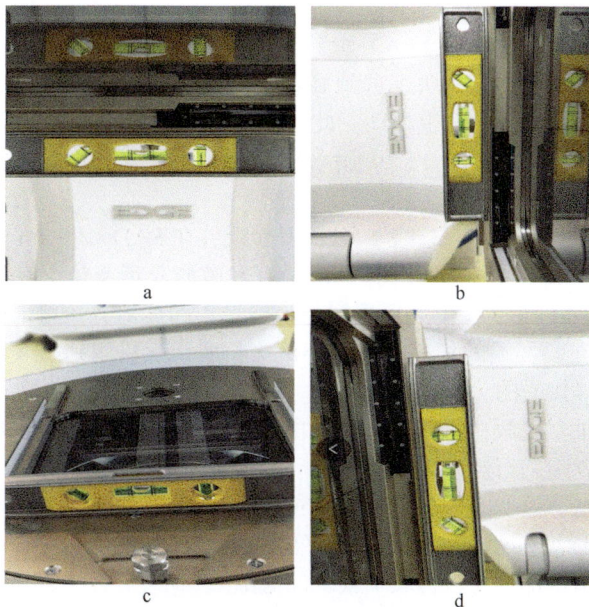

图 3-12 机架角度测量示意图

a 0° 测量示意图；b 90° 测量示意图；c 180° 测量示意图；d 270° 测量示意图

（2）判断数字位置读数显示和机械刻度规格是否满足要求。

（3）验收记录表：

机架角度 IEC1217	允许机械误差	误差记录	允许读数误差	误差记录	Pass/Fail
180°					
90°					
0°	±1°		±0.5°		
270°					
180°					

（九）小机头旋转角度位置及读数验收

1. 验收注意事项　在小机头旋转角度位置读数验收当中，会利用径向的十字线（此线平行于 MLC 的边缘或者 X 轴铅门），把径向十字线作为小机头角度参考指示器。当然做本测验之前一定要确保径向十字线是符合标准的。

2. 验收要求　真实的小机头位置角度必须要与小机头数字位置读数显示一致，精度误差 ≤ ±0.5°，小机头旋转机械指示误差 ≤ ±1°。

3. 验收工具　胶带、水平仪、坐标纸。

4. 方法和步骤

（1）旋转大机架到头朝上位置（0°位）。

（2）把铅门打到 MAX 位置。

（3）将小机头旋转到 90° 位置，使得径向十字线（原 Y 轴）处于横断面。如果小机头已经处于中心层面位置，则以下两个步骤可以省略。

（4）用一小片胶带贴在转盘上，在胶带纸上作一个十字线投影的交叉点参考标记点。

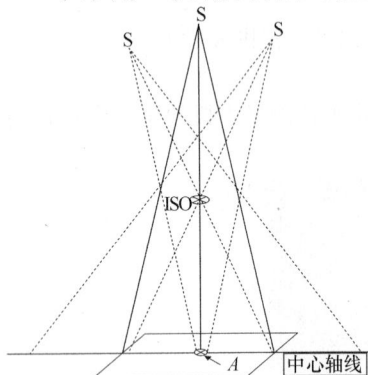

图 3-13　判断小机头是否在 90° 或者 0° 位示意图

（5）在顺时针或者逆时针两个方向各自旋转大机架 20° 左右，观察所做的参考标记点是否在十字线的投影线末端上。如图 3-13 所示，左右转动机架时，原中心点投影标记点 A 始终在轴线的投影线上。若不在投影线上，说明小机头没有在 90° 位置。

（6）如果没有在十字线的投影线上，继续小范围内转动小机头，直到旋转大机架时，所作的参考点始终在十字线的投影线上移动。此时的小机头角度位置就是机械 90° 的位置。

（7）用水平仪测量大机架，确保机架处在头朝上位置（0°位）。

（8）用一坐标纸放在 SAD=100 cm 的治疗床上表面，与十字线对齐。由于有轻微的非正交情况在两条十字线间存在，所以要确认与 X 轴铅门方向的十字线中的那根线与坐标纸上的线对齐。可能这样导致另外一根线的两端会有相同或相反的在线两端的偏离。由于小机头角度指示只用到与 X 轴方向的那根十字线，所以这样的结果还是可以接受的。

（9）为了确保在后面的过程中能观察到正确的十字线，把铅门设置成 X=5 cm 和 Y=25 cm。

（10）证实小机头数字位置读数和机械刻度指示在 90° 时符合数据表中要求的范围。

（11）旋转小机头到另外两个数据表中所示的位置，旋转时必须直到 X 轴铅门的十字线又一次在数据表中的角度与坐标纸再一次对齐。不管 Y 轴的十字线，因为它存在一定的非正交。证实数字位置读数和机械刻度指示都符合数据表中要求的范围。

（12）在数据表中记录所有的测试结果。

验收记录表：

机头角度 IEC1217	允许机械误差	误差记录	允许读数误差	误差记录	Pass/Fail
90°					
0°	±1°		±0.5°		
270°					

（十）治疗床公转旋转位置 / 读数验收

1. 验收要求　治疗床旋转位置必须与数字位置读数显示一致，读数显示精度误差在 ±0.5° 之内，转盘机械位置指示精度在 ±1° 之内。

2. 验收工具　坐标纸。

3. 方法和步骤

（1）机架置于角度0°，小机头角度0°，治疗床角度为0°，床面上升到 SAD=100cm 处，治疗床上放一坐标纸，坐标纸与治疗十字线对齐，考虑到用径向的十字线来作为治疗床旋转轴的参考指示线，确认径向十字线与坐标纸的某条线对齐，在做以下步骤时，首先确认小机头角度的必须在 0° 位。

（2）在坐标纸上作一个十字线交叉点的标记小点。

（3）释放治疗床的径向刹车，前后移动治疗床，证实上述标记小点在治疗床前后移动时，且始终在径向十字线上运动，如图 3-14 所示，治疗床向径向移动时，治疗床上的 A 点始终在径向十字线上运动。如果不是，则说明治疗床没有处在机械中心的 0° 位，稍微转动治疗床的角度，直到前后移动治疗床时，标记小点始终在径向十字线上运动。

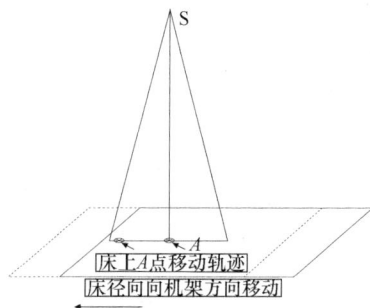

图 3-14　治疗床是否处在 0° 位验证方法示意图

（4）锁住治疗床，重新把坐标纸的方格十字线与野的十字线对齐，鉴于径向十字线是下面步骤里的角度参考指示线，确保径向十字线与坐标纸中的某根径向线对齐

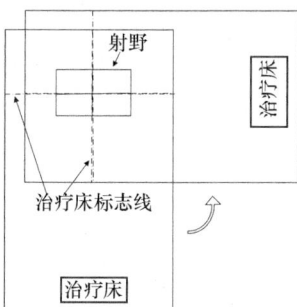

（5）证实治疗床的数字位置读数显示和机械数字指示精度在 0° 位时，符合下面数据表中的精度要求。

（6）旋转治疗床到 90° 和 270°，是否转到 90° 和 270° 主要看 X 铅门的十字线是否与坐标纸原先对齐的线平行。证实数字位置读数显示和机械位置指示是否都满足下面数据表中的各个精度要求。图 3-15 为治疗床从 0° 转到 90° 后的示意图，在 0° 时，射野十字线与治疗床上的标志线对齐，当治疗床旋转到 90° 附近，野的十字线再次与标志线对齐时，看治疗床角度指示与 90° 的偏差。

（7）在数据表中记录测试验收结果。

图 3-15　治疗床旋转角度指示误差测试示意图

验收记录表：

床公转角度 IEC1217	允许机械误差	误差记录	允许转盘刻度读数误差	误差记录	Pass/Fail
90°					
0°	±1°		±0.5°		
270°					

（十一）治疗床径向移动位置 / 读数验收

1. 验收要求　治疗床在径向移动时，其径向的数字位置读数显示精度达到 ±1 mm 之内。

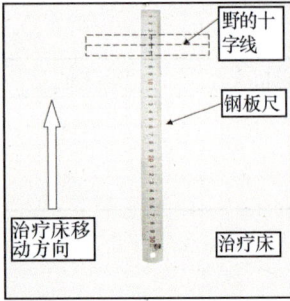

图 3-16 治疗床径向移动位置显示验收示意图

2. 验收工具 直尺或坐标纸。

3. 方法和步骤

（1）把治疗床转到 0°，并把治疗床上表面升到 SAD=100 cm 位置。

（2）保持测量尺水平，且前后移动治疗床，直到射野十字线和测量尺都跟数据表目标位置一致，证实数字位置读数符合数据表中的每一个位置的精度。如图 3-16 所示，在治疗床上纵向垂直放一钢板尺，在治疗床 0° 位置，用照射野的 X 轴十字线对准钢板尺的某个尺寸，当治疗床径向移动钢板尺的尺寸时，治疗床径向位置显示数据应显示刚才移动的距离，记录下移动距离跟显示数字间的误差，看是否在正常误差范围之内。

（3）在数据表中记录测试验收结果。

验收记录表：

纵向位置 IEC1217	允许机械误差	误差记录	Pass/Fail
30 cm			
100 cm	±1 mm		
150 cm			

（十二）治疗床侧向（左右）移动位置 / 读数验收

1. 验收要求 治疗床在侧向（左右）移动时，其径向的数字位置读数显示精度必须达到 ±1 mm 之内。

2. 验收工具 直尺或坐标纸。

3. 方法和步骤

（1）放置一根精准的 50 cm 长的尺子在治疗床表面，尺子中心与射野中心十字交叉点对齐。如图 3-17 所示，当左右横向移动治疗床时，Y 轴十字线投影在钢板尺上的对应数值，就是治疗床左右移动的距离，比对移动距离跟治疗床位置显示误差，看是否符合误差要求。

（2）根据尺子对齐的刻度，移动治疗床到左右两侧的数据表中对应的目标位置，证实数字位置读数符合精度要求。

（3）在数据表中记录测试验收结果。

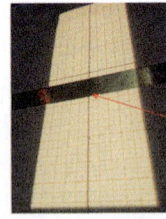

当左右横向移动治疗床时，Y 轴十字线投影在钢板尺上的对应不同位置数据

左右横向移动治疗床

图 3-17 治疗床侧向（左右）移动位置 / 读数验收示意图

验收记录表：

横向位置 IEC1217	允许误差	误差记录	Pass/Fail
0 cm			
20 cm	±1 mm		
−20 cm			

（十三）治疗床垂直升降位置读数（PRO）验收

1. 验收要求 治疗床在垂直升降移动时，其垂直升降移动的数字位置读数显示精度必须达到 ±1 mm 之内。

2. 验收工具 卷尺、直尺。

3. 方法和步骤

（1）把大机架转到机头朝上水平位置（即 0° 位）。

（2）用一根经校准的前指针，把治疗床的上表面升到 SAD=100 cm 的位置。

（3）按以下步骤设置瓦里安公司提供的用来参考测量的测量卷尺：

1）把卷尺的一端挂在接口底座的底边上，并延长卷尺到转盘。

2）移动测量卷尺或者转动小机头，以便卷尺刚好接触到治疗床的边缘，同时确保卷尺是垂直于地面的。

3）用胶带把卷尺的末梢固定在小机头上。

4）放置一钢尺在治疗床的边缘，钢尺跟卷尺的尺码对齐，作为一个参考垂直位置，如图 3-18 所示。

5）证实数字位置读数显示在 0 cm 位置符合规范。

6）通过升降方式（加减距离差，通过垂直卷尺）垂直驱动治疗床到数据表中的另外两个位置，其中通过等中心以上位置时，需要通过 PRO 初始定标方式来移动床，等移动好后，恢复到显示模式读取位置数据，再看是否符合要求。

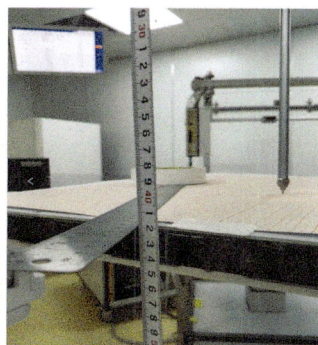

图 3-18 治疗床垂直升降位置
读数验收卷尺摆放示意图

（4）在数据表中记录测试验收结果。

验收记录表：

垂直位置 IEC1217	允许误差	误差记录	Pass/Fail
0 cm			
+35 cm	±1 mm		
−50 cm			

（十四）测距灯验收

1. 验收要求 测距灯在 SAD=100 cm 处的指示读数精度应在 ±1 mm 以内，其他位置距离指示读数精度应在 ±2 mm 以内。

2. 验收工具 卷尺、坐标纸。

3. 方法和步骤

（1）使用经校准的前指针，使治疗床上表面升到等中心 100 cm 位置，在治疗床上放一白纸。

（2）打开灯光野和测距灯，证实测距灯的 100 cm 位置指示在规范范围之内，如图 3-19 所示。

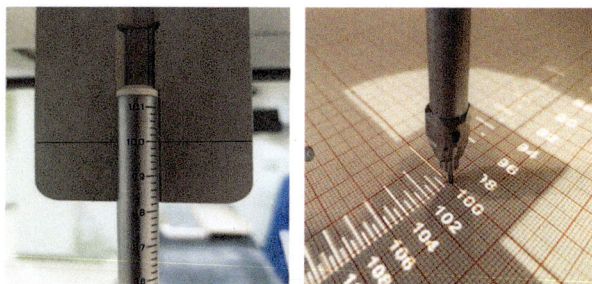

图 3-19 测距灯在等中心处验收示意图

（3）用验收治疗床垂直升降时的方法，即用悬挂卷尺，来作为上升和下降的基准位置，分别把治疗床升或降到 80° 和 130° 的位置，证实测距灯的距离位置显示在其距离处符合规范，如图 3-20 所示。

（4）在数据表中记录测试验收结果。

验收记录表：

SAD 位置	允许误差	误差记录	Pass/Fail
80cm	（80±0.2）cm		
100cm	（100±0.1）cm		
130cm	（130±0.2）cm		

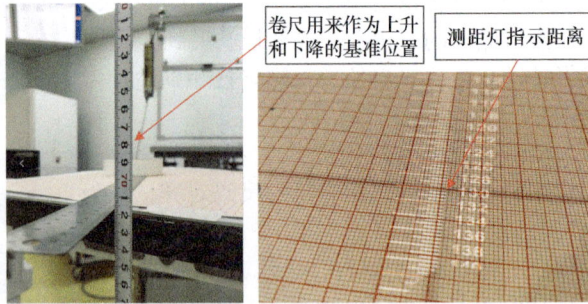

图 3-20 测距灯显示 130 cm 处的验收示意图

（十五）机架旋转运动

1. 验收要求 当用自动移位时，机架必须成功地移到目标位置。

2. 验收工具 水平仪。

3. 方法和步骤

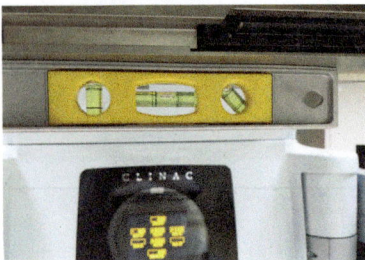

图 3-21 机架旋转运动恢复到 0° 验收图

（1）把机架从 0° 位置旋转到偏离 10° 左右的位置。

（2）证实机架的机械刻度与数字位置读数一致。

（3）在 SERVICE 模式下，通过手臂控制器选择 MOTOR > Gantry automatic。

（4）在 SELECT GANTRY TARGET 窗口，输入 GANTRY Rtn 目标值 0°。

（5）在手柄控制器中启动自动运动。

（6）确认小机头旋转轴停止在目标位置，如图 3-21 所示，用水平仪测量机架是否处在 0° 位。

（7）验收记录表：

要求	Pass/Fail
机架旋转轴校准是否到正确的比例尺	

（十六）小机头旋转运动

1. 验收要求 当用自动移位时，小机头必须成功地移到目标位置。

2. 验收工具 坐标纸。

3. 方法和步骤

（1）把小机头从中心位置旋转到偏离 10° 左右的位置。

（2）证实小机头的机械刻度与数字位置读数一致。

（3）在 SERVICE 模式下，通过手臂控制器选择 MOTOR > Gantry automatic。

（4）在 SELECT GANTRY TARGET 窗口，输入 Coll Rtn 目标值 0°（180° Varian Scale）。

（5）在手柄控制器中启动自动运动。

（6）确认小机头旋转轴停止在目标位置，如图 3-22 所示，原先十字线投影在红实线处，即小机头 0° 位，当人为转动小机头到虚线处时，启动自动运动到 0°，看是否能到达目标位置。

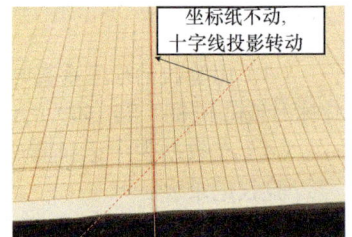

图 3-22 小机头旋转运动验收示意图

（7）验收记录表：

要求	Pass/Fail
准直器旋转轴校准是否到正确的比例尺	

（十七）治疗床旋转运动

1.验收要求　当用自动移位时，治疗床必须成功地移到目标位置。

2.验收工具　坐标纸。

3.方法和步骤

（1）把治疗床从中心位置旋转到偏离 10° 左右的位置。

（2）证实治疗床转盘的机械刻度与数字位置读数一致。

（3）在 SERVICE 模式下，通过手臂控制器选择 MOTOR ＞ Couch automatic。

（4）在 SELECT COUCH TARGET 窗口，输入目标值 0°。

（5）在手柄控制器中启动自动运动。

（6）证实治疗床旋转轴停止在目标位置。如图 3-23 所示，实线为 0° 位治疗床，虚线是有偏离角度的治疗床，人为地把 0° 位治疗床转到虚线位的治疗床，当启动自动运动后，治疗床应该从虚线位回到实线的 0° 位，检查是否回到 0° 位。

（7）验收记录表：

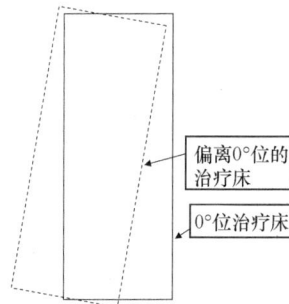

图 3-23　治疗床旋转运动验收示意图

要求	Pass/Fail
准床公转旋转轴校准是否到正确的比例尺	

（十八）治疗床径向 / 侧向运动

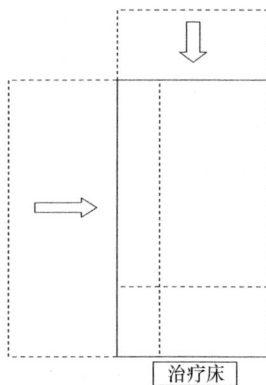

图 3-24　治疗床径向 / 侧向运动验收示意图

1.验收要求　当用自动移位时，治疗床必须成功地移到目标位置。

2.验收工具　坐标纸。

3.方法和步骤

（1）把治疗床从中心位置径向 / 侧向平移偏离 5cm 左右的位置，把床锁住。

（2）在 SERVICE 模式下，通过手臂控制器选择 MOTOR ＞ Couch automatic。

（3）在 SELECT COUCH TARGET 窗口，输入目标值 0 cm。

（4）在手柄控制器中启动自动运动。

（5）证实治疗床径向 / 侧向轴停止在目标位置。如图 3-24 所示，人为地把治疗床径向 / 侧向方向移动到虚线位，启动自动运动后，看治疗床能否恢复到实线的原始位置。

（6）验收记录表：

要求	Pass/Fail
准床径向校准是否到正确的比例尺	
准床侧向校准是否到正确的比例尺	

三、射线性能验收

（一）机架旋转时射束稳定性验收

1.验收要求　机架 360° 内旋转时，机器的射束剂量率需要稳定在 10% 之内，并且无任何联锁发生。

2.方法和步骤

（1）进入医用直线加速器 SERVICE 模式，将 KEY 和 MOTION 联锁屏蔽，PFN 的 SERVO 设置成 on，dose rate servo 设置成 off，steering servo 设置成 on。

（2）依次选择 Lo-X，Hi-X 和 Lo-E 能量，在 360° 内出束。在旋转过程中，每隔 90° 出束记录一下剂量率，并证实整个过程中没有联锁发生。

（3）用下面公式计算每个能量的剂量率偏离百分度：

$$\{（最大剂量率-最小剂量率）/最大剂量率\}\times100\%=剂量率偏离度$$

（4）在下面数据表格及安装参数表格中记录相关测试结果。

验收记录表：

测试要求	Pass/Fail		
	X-low	X-high	Lo-E
机架 360°/ 剂量率稳定性 10%/ 没有出现任何联锁			

（二）机架旋转辐射带验收

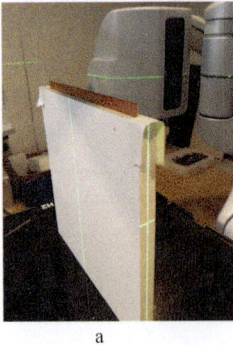

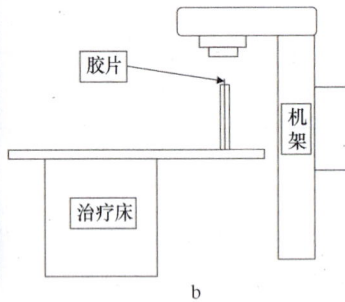

图 3-25 机架旋转辐射带验收胶片放置示意图

1.验收要求 机架旋转中心轴 X 线射束偏离度≤ 1.0 mm 的半径。

2.验收工具 直尺、胶片（胶片分析可选）、大头针。

3.方法和步骤

（1）进入 SERVICE 模式，准直器设置成 IEC 0°，Y 铅门开到 40cm，将 X 铅门开到对称的1cm 大小，治疗床 0°，将 KEY 和 MOTION 联锁屏蔽，PFN 的 SERVO 设置成 on，dose rate servo 设置成 off，steering servo 设置成 on。

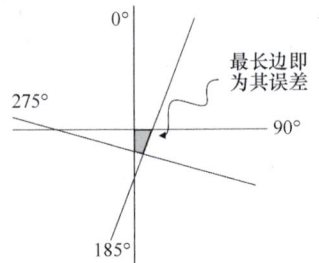

（2）能量选择 X-Lo，根据胶片选择 MU（X-Omat V Type film：130 MU/ Gafchromic film：600 MU）。

（3）固定一片好 X 射线胶片，使其能垂直地立在治疗床上表面，并与最下面的铅门垂直。不需要建成，如图 3-25 所示。

（4）校准治疗床轴位置，通过对激光灯，使胶片的中心接近到机械等中心。

（5）用手柄控制器操作，旋转机架一圈，证实机架与治疗床之间没有碰撞。

（6）按照 IEC 90°，0°，275° 和 185° 四个机架角度位置曝光胶片。

（7）形成胶片，并用一根大头针的线平分曝光阴影线。

（8）在所有相交线中，测量如图 3-26 所示的不规则四边形的最长的那根边长。这根线的长度等效于总的偏离直径。

图 3-26 机架旋转辐射带误差测量示意图

验收记录表：

测试要求	测量误差	X-low（Pass/Fail）
射束等中心半径≤ 1 mm		

（三）光野射野一致性验收

1. 验收要求　在 SAD=100 cm 位置，50% 等射野剂量线与光野的各条边相一致，误差要求在 ±1.5 mm 之内。

2. 验收工具　胶片、记号笔、直尺等。

3. 方法和步骤

（1）进入 SERVICE 模式，准直器设置成 IEC 0°，射野大小设置成（10×10）cm²，治疗床 0°，将 KEY 和 MOTION 联锁屏蔽，PFN 的 SERVO 设置成 on，dose rate servo 设置成 off，steering servo 设置成 on。

（2）根据胶片选择 MU（X-Omat V Type film：130 MU/ Gafchromic film：600 MU）。

（3）放一 X 射线胶片在治疗床上表面的等中心处。

（4）用记号笔在光野的 50% 密度区域标出灯光野的边缘，如图 3-27 所示。

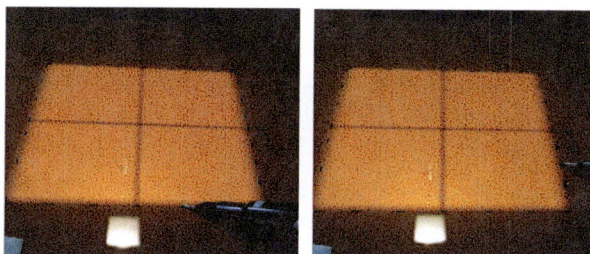

图 3-27　用记号笔标出光野示意图

（5）分别在 X-Low 和 X-High 能量下曝光，同时在曝光不同能量时，重新定位和标记胶片边缘。

（6）分别比较两种能量下 X 射野的 50% 等剂量线与灯光野的边缘，在数据表中记录结果，图 3-28 为射线野与灯光野在不同能量下形成的对比胶片示意图。

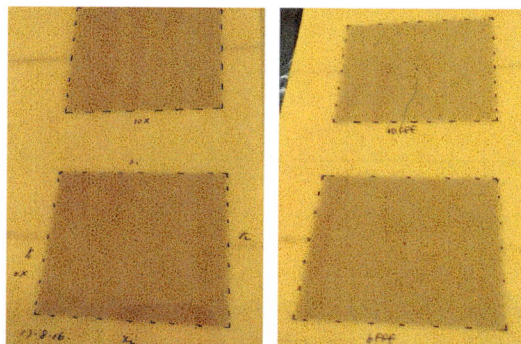

图 3-28　射线野与灯光野在不同能量下形成的对比胶片示意图

（7）验收记录表：

能量	标准误差	测量误差	Pass/Fail
X-Low	±1.5 mm		
X-High			

（四）光子电离深度

1. 验收要求　在水模体中，SAD=100cm，野大小为（10×10）cm² 情况下，所测的最大点深度和水下中心轴 10cm 处（D10）的射野强度必须符合下面数据表格中的要求（SRS 6MV 能量的最大点深度和 D10 值必须符合标准 6MV 能源每规格数据表中的对应值）。

2. 验收工具　水箱、电离室（建议电离室 IBA CC13）。

3. 方法和步骤

（1）剂量率对 PDD 曲线的平滑性会有少许影响，建议使用较高剂量率 ≥ 400 MU/min。三维水箱的 SETUP 及电离室参数设置见"三维水箱使用"章节。

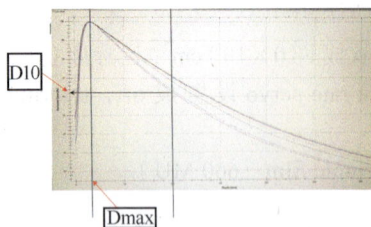

图 3-29　PDD 示意图

（2）设置铅门大小为（10×10）cm²。

（3）设置水箱扫描软件的扫描深度。

（4）按照数据表中要求的各个应用能量，逐个执行电离深度的扫描。完成扫描后，逐个分析扫描结果，保存所有扫描信息，包括能量、扫描类型、野大小等。扫描曲线以及 D10、Dmax 如图 3-29 所示。

（5）在数据表格中记录测试验收结果，在没有的项目表格里填 NA。

验收记录表：

	光子电离深度							
	最大电离点深度（Dmax）			测量值	10cm 处百分深度量（D10）			测量误差
能量	标准 /cm	误差 /cm		Dmax/cm	标准 /%	误差 /%		10cm/%
	Dmax	NTx/iX EX/CX	C/CD DHX/DMX		D10	NTx/iX EX/CX	C/CD DHX/DMX	
4MV	1.2	±0.2	±0.2		63.0	±1	±2	
6MV	1.6	±0.15	±0.2		67.0	±1	±2	
SRS6	1.6	±0.15	NA		67.0	±1	NA	
8MV	2.0	±0.15	±0.2		71.0	±1	±2	
10MV	2.4	±0.15	±0.2		74.0	±1	±1	
15/16MV	2.9	±0.15	±0.2		77.0	±1	±2	
18/23MV	3.3	±0.15	±0.2		80.0	±1	±1	
20/25MV	3.5	±0.15	±0.2		81.5	±1	±1	

（五）光野平坦度和对称性验收

1. 验收注意事项　瓦里安提供的 IBA 扫描系统利用了瓦里安协议来分析射野的平坦度和对称性。对称性是分析比较射野等中心线两侧的等距离点，显示两个最差点之间的不对称性。因此，作为结果，如果扫描中有一个小的凸起区域，或者一个小的中心位移偏差，都会导致一个比较大的不对称值。通常，如果瓦里安协议的不对称性分析测量结果是 1.0%，扫描系统分析（可利用一个对称平均协议）通常小于 0.5%。这个可以通过在扫描软件中的各个分析协议间的相互转换来具体说明。

2. 平坦度验收要求　水模体中，SSD=100cm，水下 10cm 处所得到的整体径向和横向主轴剂量线上，离中心 80% 范围之内，最大和最小点之间最大偏离不应该超出下面数据表中所列出的范围。

3. 对称性验收要求　水模体中，SSD=100cm，水下 10 cm 处所得到的整体径向和横向主轴剂量线上，离中心 80% 范围之内，任何两个离中心点等距离的点之间的最大偏离不应该超出 2.0%。

4. 验收工具　水箱、电离室（建议电离室 IBA CC13）。

5. 方法和步骤

（1）按照测量百分深度电离曲线同样的要求设置各初始参数，同时把测量电极放置到水下

10cm 处。

（2）设置扫描方式为径向（横向）扫描，在进行横向扫描之前，扫描全所有的径向扫描，以便对不必要的一些方向校准。

（3）执行下面数据表中所列的所有能量的中心轴扫描，包括径向、横向两个面的扫描，不同野、不同能量间的扫描。分析各个扫描后的曲线，保存所有扫描信息，包括能量、扫描平面、野大小等。如图 3-30 所示，分别是射野的平坦度和对称性示意图。

（4）记录数据表中的所有测试结果，在没有测试的项目表格中输入 NA。

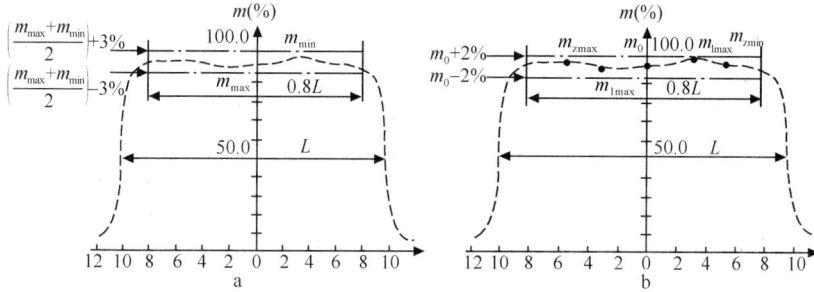

图 3-30　射野平坦度和对称性示意图

a 射野平坦度示意图；b 射野对称性示意图

验收记录表：

光子对称性和平坦度（inplane）						
能量	野大小 /cm²	平坦度 Spec		测量平坦度 /±%	对称性 Spec	测量对称性 /%
		NTx/iX/EX/CX	C/CD/DHX/DMX			
Hi-X	10×10	±3%	±3%		2%	
Lo-X	10×10	±3%	±3%		2%	
Hi-X	40×40	±2.5%（±3% 20/25MV）	±3%		2%	
Lo-X	40×40	±2.5%（±3% 4MV）	±3%		2%	
标准 6MV 和 SRS 6MV 平坦度和对称性（inplane）						
6MV	15×15	±3%			2%	
光子对称性和平坦度（crossplane）						
能量	野大小 /cm²	平坦度 Spec		测量平坦度 /±%	对称性 Spec	测量对称性 /%
		NTx/iX/EX/CX	C/CD/DHX/DMX			
Hi-X	10×10	±3%	±3%		2%	
Lo-X	10×10	±3%	±3%		2%	
Hi-X	40×40	±2.5%（±3% 20/25MV）	±3%		2%	
Lo-X	40×40	±2.5%（±3% 4MV）	±3%		2%	
标准 6MV 和 SRS 6MV 平坦度和对称性（crossplane）						
6MV	15×15	±3%			2%	

（六）FFF 高强度光子野强度和对称性验收

1. 验收注意事项　高强度模式通常是指无均整块（flattening filter free mode，FFF）模式，Varian 用一个新的野强度规范来代替常规的野的平坦度要求。由于 FFF 模式野的侧向图是不平的，射野的强度通过测量离中心轴同等距离的几个特殊点的强度来表达，将这些点的测量结果同规范要求去比较，证实是否是正确的野侧向形状。

2. 验收要求 强度验收要求在水模体中，SSD=100 cm，水下 10cm 处，野的径向和横向侧面图强度相对于归一化处理后中心轴点强度，其值不应超出下面表中所列的范围。对称性验收要求在水模体中，SSD=100 cm，水下 10 cm 处所得到的整体径向和横向主轴剂量线上，离中心 80% 范围之内，任何两个离中心点等距离的点之间的最大偏离，不应该超出 2.0%。

3. 验收工具 水箱，电离室（建议电离室 IBA CC13）。

4. 方法和步骤

（1）按照测量百分深度电离曲线同样的要求设置各初始参数，同时把测量电极放置到水下10cm 处。

（2）设置扫描方式为径向（横向）扫描，在进行横向扫描之前，扫描全所有的径向扫描，以便不必要的一些方向需要校准。

（3）执行下面数据表中所列的所有能量的中心轴扫描，包括径向、横向两个面的扫描，不同野、不同能量间的扫描。分析各个扫描后的曲线，保存所有扫描信息，包括能量、扫描平面、野大小等。图 3-31 为两种不同大小的 FFF 射野的 profile 示意图。

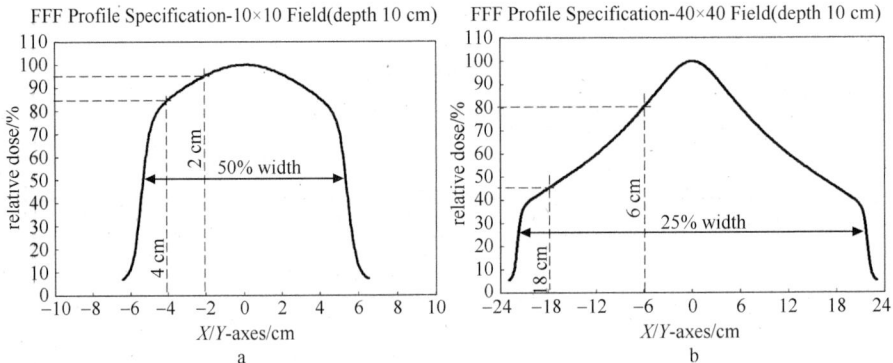

图 3-31 两种不同大小的 FFF 射野的 profile 示意图

（4）证实侧向图已按中心轴归一。

（5）用一手动光标分析功能，分析下面数据表中所列的两条中心轴的所有所需的等距离点的强度。

（6）记录下面数据表中所列的范围中最大偏离的等距离点数据。在没有测量相应数据表里填入 NA。

注意：通常野的强度测量按图 3-31a 所示，野的强度相对中心轴点剂量归一。扫描系统软件光标功能必须被用来分析所需求测量点的强度，且最大偏离点需要被记录下来。

验收记录表：

FFF 模式射束强度和对称性（inplane）						
能量	射野大小 /cm	10×10 cm强度（from central axis）		测量强度 @ ±2 cm（记录最大偏离值）	测量强度 @ ±4 cm（记录最大偏离值）	对称性 Spec	测量对称性 /%
		±2 cm	±4 cm				
6 MV HI	10×10	97.5% ±2	90.5% ±2			2%	
10 MV HI	10×10	95.5% ±2	85.0% ±2			2%	
		（40×40）cm 强度 Spec（from central axis）		测量强度 @ ±6 cm（record max deviation）	测量强度 @ ±18 cm（record max deviation）		
		±6 cm	±18 cm				
6 MV HI	40×40	90.0% ±2	59.5% ±2			2%	
10 MV HI	40×40	80.0% ±2	45.0% ±2			2%	

续表

FFF 模式射束强度和对称性（crossplane）							
能量	射野大小 / cm	10×10 强度（from central axis）		测量强度 @±2 cm（记录最大偏离值）	测量强度 @±4 cm（记录最大偏离值）	对称性 Spec	测量对称性 /%
		±2 cm	±4 cm				
6 MV HI	10×10	97.5% ±2	90.5% ±2			2%	
10 MV HI	10×10	95.5% ±2	85.0% ±2			2%	
		40×40 强度 Spec（from central axis）		测量强度 @±6 cm（record max deviation）	测量强度 @±18 cm（record max deviation）		
		±6 cm	±18 cm				
6 MV HI	40×40	90.0% ±2	59.5% ±2			2%	
10 MV HI	40×40	80.0% ±2	45.0% ±2			2%	

（七）电子束电离深度

1. 验收注意事项　这里所指的电离深度曲线值（DOI）不等同于百分深度剂量值（PDD）。要获得百分深度剂量值，电离深度曲线值需要经过适当的校正参数校正。

2. 验收要求　在水模体内，SSD=100 cm，用（15×15）cm² 限光筒，数据表格中所列的所有电子线能量的相对最大点处的百分深度电离量，在特指的深度处，必须符合表格中要求范围。

3. 验收工具　水箱、电离室（建议 4 e 用平板电离室，其他用电离室 IBA CC13）。

4. 方法和步骤

（1）按照测量 X 线百分深度电离曲线同样的要求设置各初始参数。

（2）安装（15×15）cm² 限光筒，确认 FFDA（最终野定义孔径）插入完全到位。

（3）设置深度剂量扫描条件。

（4）对表中所列的所有能量进行电离深度曲线扫描，并分析其扫描结果，保存所有信息，包括能量、扫描方式、野大小等。图 3-32 为电子线的百分深度剂量曲线图，R90、R80、R50、R30 如图 3-32 所示。

（5）在表中记录测试结果。在没有测试过的项目里填 NA。

验收记录表：

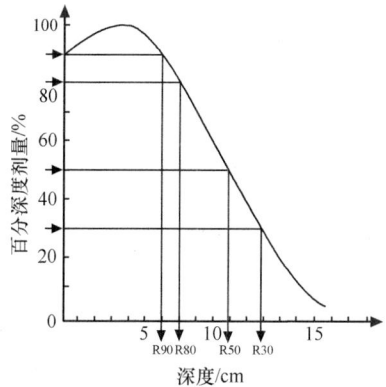

图 3-32　电子线百分深度剂量曲线示意图

电子束电离深度						
15cm×15cm 电子束标准深度电离表						
能量 / MeV	90% 深度 /cm	80% 深度 /cm			50% 深度 /cm	30% 深度 /cm
	NTx/ix/EX/CX/ DMX only	Depth	NTx/ix/EX/CX/DMX	C/CD/DHX	NTx/ix/EX/CX/ DMX only	All Models
4e-	0.89±0.1	1.00	±0.07	±0.1	1.26±0.1	≤ 2.00
6e-	1.71±0.1	1.90	±0.07	±0.1	2.30±0.1	≤ 2.60
9e-	2.68±0.1	2.95	±0.07	±0.1	3.50±0.1	≤ 3.90
12e-	3.77±0.1	4.15	±0.07	±0.1	4.89±0.1	≤ 5.40
15e-	4.68±0.1	5.20	±0.07	±0.1	6.17±0.1	≤ 6.80
16e-	4.87±0.1	5.45	±0.07	±0.1	6.49±0.1	≤ 7.30
18e-	5.31±0.1	6.10	±0.07	±0.1	7.41±0.1	≤ 8.15

续表

能量 /MeV	90% 深度 /cm		80% 深度 /cm			50% 深度 /cm	30% 深度 /cm
	NTx/ix/EX/CX/DMX only	Depth	NTx/ix/EX/CX/DMX	C/CD/DHX		NTx/ix/EX/CX/DMX only	All Models
20e-	5.52±0.1	6.55	±0.07	±0.1		8.13±0.1	≤ 9.30
22e-	5.59±0.1	6.80	±0.07	±0.1		8.64±0.1	≤ 10.00

电子束电离深度 — 15cm×15cm 电子束标准深度电离表

能量（临床使用电子束能量）	90% 深度（cm）NA for C/CD/DHX	80% 深度 /cm	50% 深度（cm）NA for C/CD/DHX	30% Depth/cm
E1				
E2				
E3				
E4				
E5				
E6				

实际测量深度

（八）电子束光野平坦度和对称性验收

1. 验收注意事项 某些软件分析平坦度是用一个总的值，而不是用"±"的格式，而"±"的格式是瓦里安的标准格式。其他的扫描软件可能也是用一个总的值来分析平坦度，可以通过转换变成用户要求的"±"的格式，或转换成 IEC 标准进行评估，并输入数据表格中。

2. 验收要求 平坦度要求在水模体中，SSD=100 cm，水下85%等剂量线一半深度处所得到的整体径向和横向主轴剂量线上，离中心80%范围之内，最大和最小点之间最大偏离不应该超出下面数据表中所列出的范围。对称性要求在水模体中，SSD=100 cm，水下85%等剂量线一半深度处所得到的整体径向和横向主轴剂量线上，离中心80%范围之内，任何两个离中心点等距离的点之间的最大偏离，不应该超出 2.0%。

3. 验收工具 水箱，电离室（建议4e用平板电离室，其他用电离室 IBA CC13）。

4. 方法和步骤

（1）把测量电离室放在表3-1中各自能量对应的标准位置。

（2）可先进行 inplane 方向（径向）扫描，在扫描 crossplane（横向）扫描之前，扫描全所有的 inplane 扫描，加快测量效率。

（3）执行下面数据表中所列的所有能量的中心轴扫描，包括径向、横向两个面的扫描，不同的限光筒大小，HDTSe-，不同能量间的扫描。分析各个扫描后的曲线，保存所有扫描信息，包括能量、扫描平面、野大小等。当插入不同的限光筒时，务必保证FFDA完全处于到位状态，且是平行于限光筒低端的，否则会扫描出不正确的曲线数据。

（4）记录数据表中的所有测试结果，在没有测试的项目表格中输入 NA。

验收记录表：

表 3-1 电子束能量对应深度（85% 电离深度）

能量 /MeV	深度 /cm
4	0.6
6	1.0
9	1.4
12	2.0
15	2.6
16	2.7
18	3.0
20	3.3
22	3.4

电子束平坦度与对称性（inplane）						
能量	野大小 /cm²	平坦度要求		平坦度测量值（±）/%	对称性要求	对称性测量值 /%
		NTx/iX/EX/CX	C/CD/DHX/DMX		Spec	
E1	25×25	±4.5%6e ±7%4e	±5%6e ±7%4e		2%	
E2	25×25	±4.5%	±5%		2%	
E3	25×25	±4.5%	±5%		2%	
E4	25×25	±4.5%	±5%		2%	
E5	25×25	±4.5%	±5%		2%	
E6	25×25	±4.5%	±5%		2%	
E1	10×10	±5%6e ±7%4e	±5%6e ±7%4e		2%	
E2	10×10	±4.5%	±5%		2%	
E3	10×10	±4.5%	±5%		2%	
E4	10×10	±4.5%	±5%		2%	
E5	10×10	±4.5%	±5%		2%	
E6	10×10	±4.5%	±5%		2%	
HDTSe-	36×36	No Spec		NA	2%	

电子束平坦度与对称性（crossplane）						
能量	野大小 /cm²	平坦度要求		平坦度测量值（±）/%	对称性要求	对称性测量值 /%
		NTx/iX/EX/CX	C/CD/DHX/DMX		Spec	
E1	25×25	±4.5%6e ±7%4e	±5%6e ±7%4e		2%	
E2	25×25	±4.5%	±5%		2%	
E3	25×25	±4.5%	±5%		2%	
E4	25×25	±4.5%	±5%		2%	
E5	25×25	±4.5%	±5%		2%	
E6	25×25	±4.5%	±5%		2%	
E1	10×10	±5%6e ±7%4e	±5%6e ±7%4e		2%	
E2	10×10	±4.5%	±5%		2%	
E3	10×10	±4.5%	±5%		2%	
E4	10×10	±4.5%	±5%		2%	
E5	10×10	±4.5%	±5%		2%	
E6	10×10	±4.5%	±5%		2%	
HDTSe-	36×36	No Spec		NA	2%	

（九）剂量稳定性验收

说明：医用直线加速器的剂量校准在工厂内可能已给予校准。医院在进行验收过程中，使用相对量时，没有必要进行绝对剂量的严格校准。最终的绝对剂量校准必须在验收合格后投入临床使用前由用户重新校准定标。

1. 验收注意事项　当在射野过程中，校准绝对剂量时，医用直线加速器的剂量系统必须校正成在水模体中，SSD=100 cm，野大小（10×10）cm² 时最大剂量点处的剂量达到 1 cGy=1 MU。以任何其他方式的校准，可能都有较大不确定性。

2. 验收要求　所有剂量测定重现性试验的规格见格和数据表，应满足相关要求。

3. 验收工具 水箱、电离室（建议电离室 IBA CC13）。

4. 方法和步骤 所有测量射野大小为（15×15）cm²。所有需要的表格内容测试都符合表格中的要求。不同的要求可能会因医用直线加速器的型号类型不同而有所不同，在下表中已分别列出。

验收记录表：

剂量验证		
测试要求	规格要求	Pass/Fail
小剂量稳定性 10MU	±1.0% 或 1 MU	
剂量稳定性 /MU	±1.0% 或 MU	
剂量率稳定性 /MU/min	±1.0% 或 1 MU（EX/CX/iX/NTx）±2.0% 或 1 MU（C/CD/DHX/DMX）	
不同机架角度下剂量稳定性	±1.5%（EX/CX/iX/NTx）	
低剂量率时剂量率稳定性（5 MU/min，10 MU/min，15 MU/min，20 MU/min，40 MU/min，60 MU/min，80 MU/min）	±2.0% or 1 MU（C/CD/DHX/DMX） ≤ 10 MU/min：±10% 15～20 MU/min：±5% ≥ 40 MU/min：±2%	
低剂量率时剂量稳定性 /MU	≤ 10 MU：±3% 15～20 MU：±2% ≥ 20 MU：±1%	

（十）ARC 治疗验收

1. 验收要求 剂量的标准偏差（SD）必须小于 0.20 MU。剂量权重机架位置标准偏差必须小于 0.5°。

2. 方法和步骤

（1）治疗床角度位于 0°，且把治疗床面全部回缩，避免任何情况下与机架相撞。

（2）在 PHYSICS 模式下禁用 RV 接口，或者在治疗的待命状态。

（3）进入 CLINICAL 模式。

（4）按以下步骤执行数据表格中所列的拉弧计划，证实控制台显示器上显示的偏差值符合下面数据表中相应的规范要求。

对一个拉弧，选择所需要的起始和结束的机架角度，以便提供一个数据表中所列的总拉弧度数。为了快速，通常把起始位置放在目前机架的角度位置。

SRS6：退出 CLINICAL 模式，并进入 SPECIAL PROCEDURES 模式。选择 SRS6 ARC，并输入密码 6543。

对电子线拉弧，退出 CLINICAL 模式，并进入 SPECIAL PROCEDURES 模式。安装所需的电子线 ARC 密码托盘和电子线 ARC 孔径托盘。

（5）记录数据表中的所有测试结果，在没有测试的项目表格中输入 NA。

验收记录表：

ARC 动态治疗						
能量	整弧角度	剂量 /MU	剂量 / 角度 /MU/（°）	要求		Pass/Fail
				sD	S$_{DP}$	
Lo-X	180°	54	0.3			
	45°	900	20.0			
Hi-X	180°	54	0.3	< 0.20 MU	< 0.5°	
Hi-e	180°	54	0.3			
SRS6	90°	27	0.3			

四、MLC 验收

MLC 是目前医用直线加速器放射治疗中一项非常重要的剂量传递工具，起初 MLC 只用来作为铅块形状形成的替代品，随着用 MLC 方式调强的普及，MLC 目前是医用直线加速器的标配。由于医用直线加速器厂家 MLC 设计方案不同，各个厂家的 MLC 形状、大小、位置差别很大，其物理机械参数也会相差很大。同样，因为 MLC 涉及精准放射治疗的方方面面，其在医用直线加速器安装完毕后，验收内容也非常多。本章只对 MLC 的几个基本参数验收进行阐述，包括叶片物理要求、叶片到位精度、叶片到位重复精度、叶片透射和叶片漏射率、叶片光野重合性以及叶片运动速度[15]。

（一）叶片物理要求

1. 验收要求 在 SSD=100 cm，水下 10cm 进行 profice 扫描时，单侧 MLC 偏离中心轴 10cm 处的半影到单侧 MLC 偏离中心轴 15cm 的半影的误差应≤ 1.5 mm。

2. 验收工具 水箱、电离室。

3. 方法和步骤 在标准 SSD=100 cm 情况下，水下 10 cm 处，测量不同射野大小下射线 profile，记录 20% ～ 80% 的半影区宽度（只对 MLC 方向进行验收），如图 3-33 所示。

验收记录表：

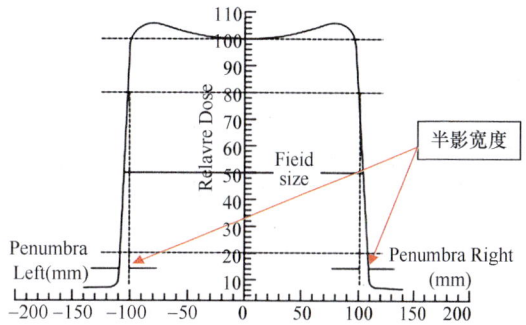

图 3-33 半影宽度示意图

射野面积	测量值	误差要求	Pass/Fail
（20×20）cm²	A=	|A–B|≤ 1.5mm	
（30×30）cm²	B=		

（二）叶片到位精度

1. 验收要求 在等中心位置，MLC 前端到位精度需达到 1mm 之内。原则上要求 MLC 所形成的射野 50% 等剂量必须与计划的射野大小一致，鉴于 MLC 所形成的射野、灯光野一致性要求小于 1mm，故此项内容验收通常用 MLC 所形成的灯光野到位精度来判断叶片到位精度。

2. 验收工具 坐标纸、不同形状大小的 MLC 形状测试计划。

3. 方法和步骤

（1）机架角度打到 0°，小机头角度打到 0°，铅门 X\Y 打到（40×40）cm²。

（2）把治疗床升到 SAD=100 cm，在治疗床上平铺坐标纸。

（3）用下面测试内容表中的各个 MLC 所形成的坐标纸灯光野，判断其是否符合规范。图 3-34 为 MLC 所形成的不同形状射野的灯光野在坐标纸上的投影，可根据其在坐标纸上的投影，判断各叶片是否满足位置精度要求。

（4）验收记录表：

叶片计划位置	到位规范	是否符合（√=OK）
5.0 cm		
–10.0 cm（A 边）	±1 mm	
–10.0 cm（B 边）		
15.0 cm		

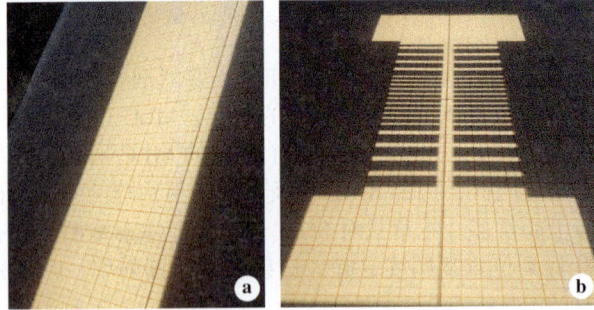

图 3-34　MLC 位置到位精度测试示意图

（三）叶片到位重复性

1. 验收要求　在等中心位置，MLC 叶片前端到位重复性精度需达到 ±0.5 mm。

2. 验收工具　坐标纸、不同形状大小的 MLC 形状测试计划。

3. 方法和步骤

（1）机架角度打到 0°，小机头角度打到 0°，铅门 X\Y 打到 40cm×40cm。

（2）把治疗床升到 SAD=100cm，在治疗床上平铺坐标纸。

（3）用测试 MLC 到位精度的 MLC 射野形状，重复关闭打开，判断其位置重复性是否符合规范。

（4）验收记录表：

测试内容	要求	是否符合（√= OK）
MLC 到位重复性	±0.5 mm	

（四）叶片透射与叶片漏射

对基于 MLC 的调强系统来说，叶片透射和叶片间的漏射是影响照射剂量的重要因素，在计算模型中必须加以考虑。MLC 系统的透射和漏射主要指单个叶片内的透射和相邻叶片间及相对叶片末端之间的漏射。不同的 MLC 系统因 MLC 的设计模式，在小机头中的位置，叶片末端是否双聚焦，以及叶片运动轨迹方式等众多因素而具有不同的透射和漏射剂量。这里我们涉及的验收项目主要是指单个叶片内的透射和相邻叶片间的漏射。

1. 验收要求　单个叶片的透射因子 Rt ≤ 2%；叶片间的间隙漏射因子 R（T-G）小于 5%。

2. 验收工具　胶片、胶片分析仪。

3. 方法和步骤

（1）机架角度打到 0°，小机头角度打到 0°，铅门 X/Y 打到（10×10）cm^2。

（2）放置固体水，SPD100 cm，在 Dmax 处放置胶片，出束曝光，获取胶片校准曲线图。

（3）在如同步骤②的同等条件下，在铅门（10×10）cm^2 里伸出 MLC，出束曝光，根据 MLC的位置曝光图，用胶片分析仪，获取 MLC 下的穿透剂量和叶片间的漏射剂量，用胶片分析仪获得的MLC 穿透剂量和叶片间漏射剂量，跟没有 MLC 放置的剂量的比值，即为叶片投射率和叶片漏射率。

（4）考虑到重力对 MLC 的影响可能会导致其叶片的漏射率有变化，应测量机架在 0°、90°及 270° 三个方向的漏射率，其值都需满足要求。

（5）验收记录表：

测量	规格要求	测量值	Pass/Fail
Rt	≤ 2%		
R（T-G）（0°）	≤ 5%		

续表

测量	规格要求	测量值	Pass/Fail
R（T–G）（90°）	≤5%		
R（T–G）（270°）	≤5%		

（五）光野射野一致性

1. 验收要求　射野50%等剂量区间应该与光野重合，允许边缘有±1 mm误差（SAD=100cm）。

2. 验收工具　胶片、胶片分析仪、针尖或笔。

3. 方法和步骤（与"光野射野一致性验收"内容方法一致）

（1）本实验胶片可使用任何可显影的胶片。

（2）小野为（10×10）cm²；大野为（24×24）cm²。

（3）在光野下用针尖或笔在胶片边缘做好标记，出束并分析光射野重合的误差。

（4）建议用与胶片相一致的MU进行实验（不同的胶片显影的MU各不相同）。

（5）验收记录表：

能量	MLC射野大小/cm²	要求/mm	测量值	Pass/Fail
X-Low	小野10×10	±1		
	大野24×24	±1		
X-High	小野10×10	±1		
	大野24×24	±1		
SRS	小野10×10	±1		

（六）MLC叶片拉弧动态运动速度验收

1. 验收注意事项　在MLC动态调强中，尤其是旋转拉弧动态调强过程中，对MLC叶片的运动速度是有要求的，对瓦里安医用直线加速器来说，通常叶片运动速度为2.5 cm/s。当计划中出现要求更快的运动速

$$Plan\ Leaf\ Speed=\frac{140cm}{Treatment\ Time}$$
$$Plan\ Leaf\ Speed=140cm\times\frac{400MU/min}{373MU}\times\frac{1min}{60s}=2.5cm/s$$

图 3-35　叶片运动速度计算公式

度，而叶片达不到其要求时，会出现联锁。叶片的运动速度计算如图3-35所示，其中，140 cm是叶片在计划中所要运行的总的距离，400 MU/min为医用直线加速器的出束剂量率，373 MU为本测试计划所需的设置跳数。

2. 验收要求　在运行测试程序过程中，不出现任何联锁，在克服重力的情况下叶片速度能达到2.5 cm/s。

3. 验收工具　特定的测试程序。

4. 方法和步骤

（1）导入QA拉弧计划，在MLC controller VT中敲入代码"diagAutoDynalogs 1"回车，后台开始记录MLC序列信息，在SERVICE模式下，光栅0°，X/Y设置为（5×5）cm2，治疗模式为ARC，机架从90°逆时针转到270°，能量用6MV，剂量率为400MU/min，MU为373。

（2）执行特定的动态拉弧计划。

（3）执行计划后，在MLC dynalog VIEW软件中打开日志表，如图3-36所示。

（4）证实记录表中所有指标都符合要求。

（5）验收记录表：

测试项目	是否符合（√=OK）
运行过程中没有联锁出现	

测试项目	是否符合（√＝OK）
日志表中 1～8 项百分数大于 95%	
日志表中第 22 项没有计数百分数	
如果 MU 改为 266 时，出现叶片位置联锁	

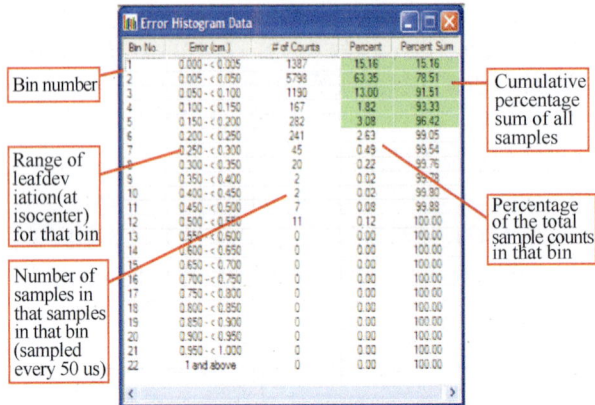

图 3-36　MLC 动态日志表示例图

五、EPID 验收

　　在做 EPID 验收前，通常会对 EPID 机械臂做一个垂直方向上的位置点预设置，设备默认为 P1、P2、P3、P4、P5。其具体位置说明如表 3-2 所示，其中三位数字分别代表 EPID 图像探测单元（IDU）垂直、径向和横向的坐标，这里主要相关的数据是垂直方向的数据，EPID 外观示意图如图 3-37a 所示，空间默认预设位置关系如图 3-37b 所示。具体验收方法参考瓦里安有关 EPID 验收文件[16]。

表 3-2　机械臂默认位置说明

P1	P2	P3	P4	P5
0/ 0/ 0	−30/ 0/ 0	−40/ 0/ 0	−50/ 0/ 0	−60/ 0/ 0

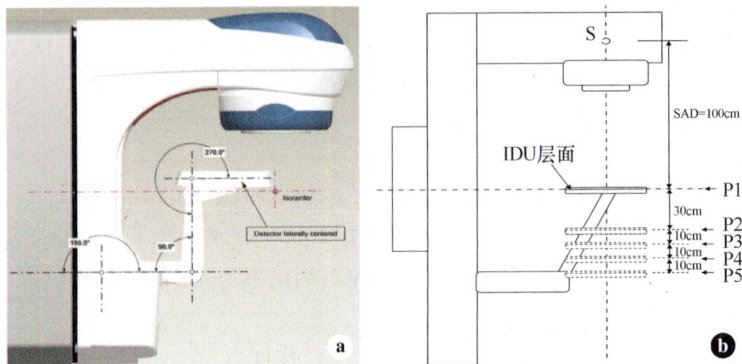

图 3-37　EPID 外观示意图及机械壁默认位置预设空间示意图
a EPID 外观示意图；b EPID 空间位置预设点示意图

（一）EPID 在中心层面到位精度验收

1. 验收要求　显示与实际到位精度为 ±1mm（图像参考平面（IDU）为影像板下 12mm）。

2. 验收工具　前指针、直尺。

3. 方法和步骤

（1）机架打到 0°，EPID 机械臂定位到 P1（0/0/0）位置，如图 3-37b 所示。

（2）在机架上放入前指针，当前指针的前端刚好触到 EPID 的外表面时，看前指针是否指示为（98.8±0.1）cm。通常 EPID 安装好后，会人为的标记一个十字中心，用射野的十字投影中心与 EPID 上的标记的十字中心来判断 EPID 的径向和横向位移是否在 ±1mm 内。图 3-38 为机械臂在 P1 位置处，其垂直、径向和横向到位精度验收示意图。

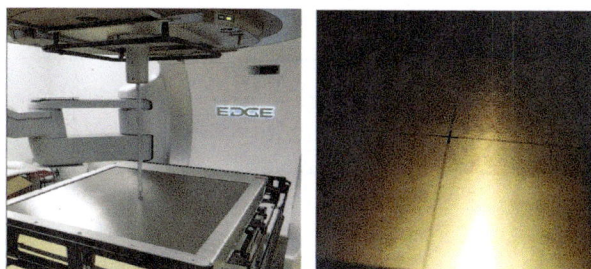

图 3-38　EPID 机械臂到位精度验收示意图

（3）验收记录表：

测试位置	规格要求 /cm	测量值 /cm	Pass/Fail
垂直位置	98.8±0.1		
径向位置	0.0±0.1		
横向位置	0.0±0.1		

（二）EPID 特定层面运动范围验收

1. 验收要求　当 EPID 图像形成单元（IDU）在等中心下面 30cm 时，即为 P2 位置，前后径向方向运动范围应 ≥ 40.0cm，左右横向方向运动范围应 ≥ 31.8cm。

2. 验收工具　直尺或卷尺，或坐标纸。

3. 方法和步骤

（1）把机架置于 0°，将 EPID 机械臂放在 P2 位置（-30/0.0/0.0）cm，见图 3-39。

（2）在这一层面最大限度前后、左右移动 EPID 板，用放在其上面的直尺，或卷尺，或坐标纸，看其移动范围是否满足要求。也可用其的 PRO 显示值判断其运动范围是否符合要求。

（3）验收记录表：

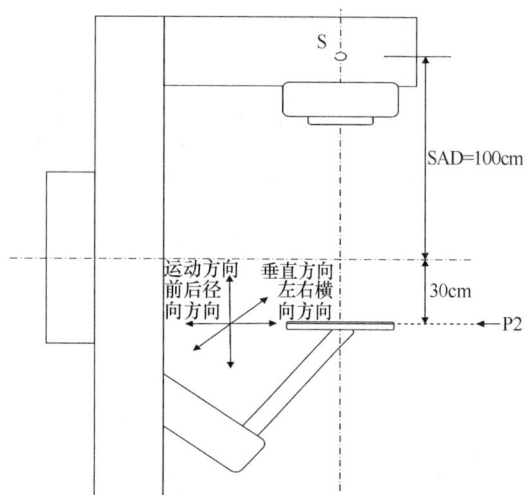

图 3-39　EPID 特定层面运动范围验收示意图

测试要求	机械臂位置	规格要求	Pass/Fail
纵向运动范围	（-30.0/0/0）cm	≥ 40.0cm	
横向运动范围	（P2）	≥ 31.8cm	

（三）EPID 垂直方向运动后中心点偏差验收

1. 验收要求　当 EPID 从 P1（0/0/0）位置垂直移到 P5（-60/0/0）位置时，前后径向位移和左右横向位移误差精度应 ≤ 2 mm。

2. 验收工具 直尺或卷尺，或坐标纸。

3. 方法和步骤

（1）机架打到 0°，将机械臂放在 P1 位置，见图 3-40。

（2）在影像板平面做个十字标记，并与机架十字线投影重合。

（3）将 EPID 运动到 P5 位置，根据 EPID 上的标记十字线与射野投影的十字线的偏离误差，判断其偏移误差是否在允许的范围之内。

（4）误差记录表：

测试要求	规格要求	测量值	Pass/Fail
左右横向运动精度	≤ 2.0 mm		
前后径向运动精度			

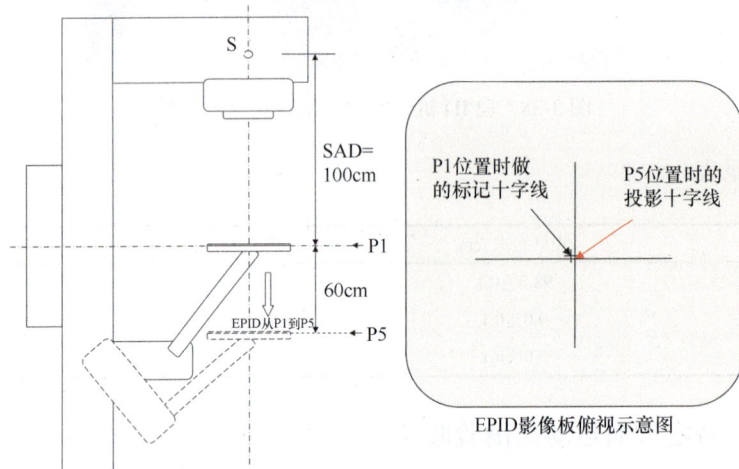

图 3-40　EPID 垂直方向运动后中心点偏差验收示意图

（四）GANTRY 旋转后 EPID 到位精度验收

1. 验收要求 旋转任意角度，EPID 位置到位精度允许 ±2 mm 误差。

2. 验收工具 前指针，直尺，或卷尺，或坐标纸。

3. 方法和步骤

（1）将机架打到 0°，将机械臂放在 P1（0/0/0）位置。

（2）在影像板平面做个十字标记，并与射野的十字线投影重合。

（3）转机架到 180°，重新伸出 EPID 机械臂到 P1 位置。

（4）利用前指针和根据 EPID 上的标记十字线与射野投影的十字线的偏离误差，判断其偏移误差是否在允许的范围之内。

（5）验收记录表：

测试要求	规格要求	测量值	Pass/Fail
垂直方向精度	≤ 2.0 mm		
前后径向方向精度			
左右横向方向精度			

（五）EPID 碰撞联锁功能验收

1. 验收要求 当 EPID 的机械臂以及影像采集块等部件发生碰撞时，医用直线加速器的所有运动将无法运行，只有一直强行按着小机头上的解锁开关按钮时，医用直线加速器主要的几个运动功能才可以缓慢运动，以便把患者从治疗床上放下来。

2. 验收工具　无。

3. 方法和步骤

（1）当旋转机架时，人为地依次在 EPID 的机械臂、影像采集板盒部位，用手碰触。证实有碰撞报警，医用直线加速器运动停止，医用直线加速器治疗床保护按钮激活。

（2）当持续按压小机头上的解锁开关按钮时，医用直线加速器主要的几个运动功能才可以缓慢运动，以便把患者从治疗床上放下来。

（3）验收记录表：

测试内容	要求	是否满足（√=OK）
碰撞影像板部位	·碰撞警报声可听见；	
	·所有的机械臂运动被禁；	
碰撞机械臂部位	·医用直线加速器治疗床保护激活；	
	·机架、旋转被禁；治疗床移动被禁	
持续按压解锁开关时	·EPID 机械臂运动可以缓慢进行；	
	·机架旋转可以进行；	
	·治疗床可以移动	

（六）Dark Field 图像验收

Dark Field（DF）图像是在无束流无校准下获得的图像采集系统的漂移值。典型的 Dark Field 图像如图 3-41 所示。

1. 验收要求　图像的平均像素值在 2000～5000 像素。

2. 验收工具　直方图分析工具包。

3. 方法和步骤

（1）模式标签中，选择高性能图像模式，点击 Dark Field 按钮获得 Dark Field 图像。

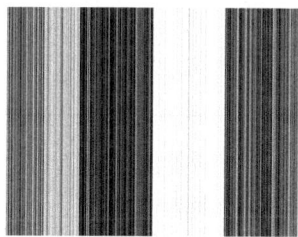

图 3-41　典型的 Dark Field 图像

（2）图像获取之后，按 Discard Calibration Set 按钮，开启直方图工具，把整个图像选择为感兴趣区，在验收记录表中记录像素统计平均值。

（3）验收记录表：

测试要求	规格要求	测量值	Pass/Fail
平均值	2000～5000 像素		

（七）噪声图像测试验收

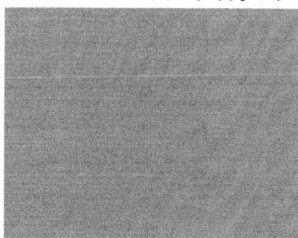

图 3-42　典型的 IDU 噪声图像

噪声图像测试验收是主要用来检查系统在其他嘈杂环境中重复获取一致和稳定图像的能力。通常用两个连续的 Dark Field 图像相减而得。典型的图像探测单元所形成的噪声图像如图 3-42 所示。

1. 验收要求　该噪声图像应是均匀的灰色图像且具有以下标准：像素平均值误差允许在 ±5 计算单元；像素的标准偏差值 aS500-Ⅱ：< 6；aS1000：< 10。

2. 验收工具　直方图分析工具。

3. 方法和步骤

（1）选择高性能图像模式，并进行噪声图像拍摄。

（2）用直方图工具选择全部图像作为感兴趣区，读出像素统计平均值和标准偏差值。

（3）验收记录表：

测试要求	规格要求		测量值	Pass/Fail
SD 值	aS500-II	＜ 10		
	aS1000	＜ 10		
平均值	±5			

（八）漂移像测试验收

图 3-43　漂移像示例图

漂移像主要用来测试图像探测单元（IDU）的好坏，它是在没有出束的情况下，自动用了一特定时间（15s）后的两幅 Dark Field 图像相减而成。由于图像的质量依赖于图像探测单元的各个像素的漏电流情况，因此得到的图像有可能千差万别。图 3-43 就是其中的一个漂移像示例图。

1. 验收要求　像素的标准偏差值应小于 500，因图像的像素值还跟室内温度相关，其值要求如表 3-3 所示。

表 3-3　漂移像像素平均值要求

室内温度	像素平均值（aS500-II）	像素平均值（aS1000）
≤ 20℃	≤ 600	≤ 300
≤ 25℃	≤ 1000	≤ 500
≤ 30℃	≤ 1700	≤ 850

2. 验收工具　直方图分析工具。

3. 方法和步骤

（1）选择高性能图像模式，并按下 Drift 按钮，获取一幅漂移像。

（2）用直方图分析工具，把整个漂移像选择为感兴趣区，读出像素统计平均值和标准偏差值。

（3）验收记录表：

测试要求	规格要求			测量值	Pass/Fail
	室温	aS500-II 平均值	aS1000 平均值		
平均值	≤ 20℃	≤ 600	≤ 300		
	≤ 25℃	≤ 1000	≤ 500		
	≤ 30℃	≤ 1700	≤ 800		
SD 值	＜ 500				

（九）像素校准验收

一个非晶硅图像探测器由于制造过程可能会有几千个缺陷或者干扰像素。为了校准这些缺陷或者干扰像素，这里会用到一个像素缺陷图。这些有缺陷的像素通常通过用已经获得的 Dark Field 图像和 Flood Fields（FF）图像（一种没有任何载体的射线采集校准图像）来得到。像素校准图，即由缺陷像素周围点的平均值组成，将代替所有的缺陷像素。

1. 验收要求　总的缺陷像素数必须满足：aS500-II：≤ 11000；aS1000：≤ 20000；最大缺陷相邻线数必须≤ 2。

2. 验收工具　像素校准图软件工具。

3. 方法和步骤

（1）选择高质量的图像技术，按 Dark Field 获得 Dark Field 图像，并按 Discard Calibration Set 按钮。

（2）在菜单中选择 Maintenance ＞ Pixel Correction Maps。对于 aS500-Ⅱ会有 Half Resolution Pixel Correction Map 突出显示，对于 aS1000 会有 Full Resolution Map 突出显示。

（3）在界面右下角选择 Current Map，并按 Show 键。一幅有缺陷像素显示的像素校准图被显示出来。

（4）记录坏点的像素值数和最大缺陷相邻线数。

验收记录表：

测试要求	规格要求		测量值	Pass/Fail
坏点的像素值数	aS500-Ⅱ ≤ 11000	aS1000 ≤ 20000		
最大缺陷相邻线数	≤ 2			

（十）对比细节分辨率验收

对比细节分辨率是指在给定的能量和剂量下，图像能显示物体的最低对比分辨能力。它是通过采集 PortalVision ATP 模体图像而得，PortalVision ATP 模体由不同深度的孔组成，不同孔的深度取决于光束能量的不同对象的对比度。图 3-44 为典型的低能射线获得的模体图。

1. 验收要求 低能（4～8 MV）时模体内所有深度的孔都是可见的，高能（10～25 MV）时，除了深度为 0.25 的孔外，其他都可见。如图 3-45 所示，低能时，ABCDE 都可见，高能时 ABCD 可见。

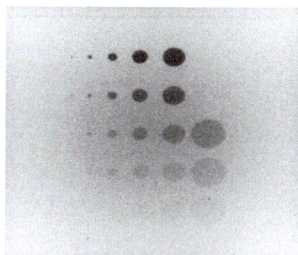

图 3-44　典型的低能射线获得的模体图

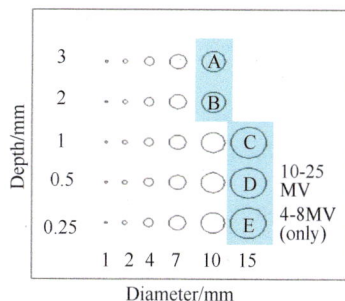

图 3-45　验收要求详细图

2. 验收工具 PortalVision ATP 模体。

3. 方法和步骤

（1）分别用低能和高能射线按表 3-4 要求条件成像。

表 3-4　成像要求条件

项目	要求
成像技术	高质量成像技术（RadShot mode）
PV Gated Beam 设置	aS500-Ⅱ：73 cMU As1000：48 cMU
EPID 位置	（-40/0/0）cm
PV 模体位置	等中心 ±2 cm
医用直线加速器出束设置	低能和高能射线 剂量：20MU
医用直线加速器光栏	光栏打到模体边缘
系统预热	数字化单元开机预热 2 小时以上

（2）调节窗宽窗位和比例尺，以便获得清晰图像，分析图像是否满足要求。

（3）保存图像到 C：\Progragm Files\Varian\ Oncology\Treatment\AM\Images\IPAImages 里。

（4）验收记录表：

能量	规格要求	是否满足（√ = OK）
Lo-X（4～8 MV）	A、B、C、D、E 五个标记可识别	
Hi-X（10～25 MV）	A、B、C、D 四个标记可识别	
所有的图像都已保存到 IPAImages 目录里		

（十一）小物体探测验收

指较小的物体也能用 Portal Imager 探测到，验收测试时，通常用 RadShot Scanning Mode 的高质量图像获取技术来获取一张低能量探测小物体的图像。

1. 验收要求　一根直径为 0.5 mm 的金属丝（铅、钨或钽），斜对角放在中心时，能被检测到。

2. 验收工具　一根直径为 0.5 mm 的金属丝。

3. 方法和步骤

（1）用表 3-4 内容设置，用 0.5mm 的金属丝代替成像模体，斜放在图像中心。

（2）采集获取低能量的高质量图像。

（3）分析确认图像能否可见金属丝，如有必要，调整窗宽窗位或放大图像。

（4）验收记录表：

测试要求	√ = OK
金属丝可见	

六、CBCT 验收

同 EPID 一样，CBCT 验收前，通常会对 CBCT 的 kV 级放射源（kVS）跟接收图像信息的 kV 级探测器（kVD）进行一个位置上的预设置，kVS 一般只有一个 P1 位置，即 kV 级放射源到医用直线加速器等中心位置为 100cm，而 kVD 通常会有 P1、P2、P3、P4、P5 共 5 个位置的设置，具体位置见表 3-5。简易图示如图 3-46 所示。图 3-47 为 CBCT 的外观示意图。另在验收 CBCT 时，为了确保在安装了 OBI 系统后，整个医用直线加速器的小机头和大机架的等中心没有发生变化，或者还是在其允许的范围之内，需对小机头和大机架的旋转中心进行再次测试，其精度都必须在 ≤ 1mm 半径之内，具体可参见上面医用直线加速器机械验收，这里不再叙述。具体 CBCT 验收方法可参考瓦里安有关 CBCT 验收文件[17]。

表 3-5　默认的 kVD 手控预设置位置

P1	P2	P3	P4	P5
-75/0/0	-50/0/0	-40/0/0	-30/0/0	0/0/0

（一）kV 源（kVS）机械位置测试验收

1. 验收要求　kV 源（kVS）位置要精确到 ±2 mm 以内，并且重复性测试依然能保持该标准。

2. 验收工具　卷尺。

3. 方法和步骤

（1）机架放置在 270°，用手控盒走 kVS 机械臂到 P1 位置。

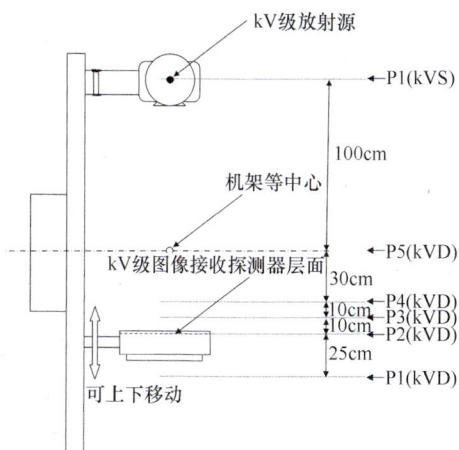

图 3-46　kVS 和 kVD 预设置位置点示意图

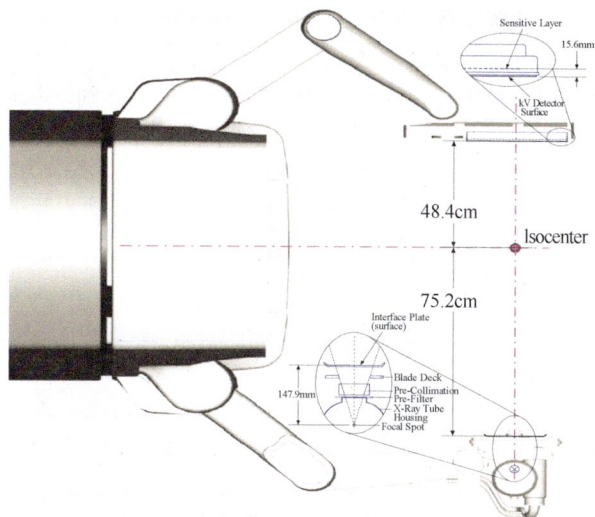

图 3-47　CBCT 外观示意图

（2）kVS 运动到 100cm 位置，记录垂直方向的测量数值（该垂直距离是 kVS 准直器的参考面到机架等中心的距离 R_2，标准的 kV 源到准直器参考平面距离为 14.8cm 标记为 R_1，因此，最终的距离应是 $R=R_1+R_2$），如图 3-48 所示。

（3）误差记录表：

kVS 垂直位置	要求	测量误差	Pass/Fail
100.0 cm（P1）	±2 mm		

（二）kV 级探测器（kVD）图像板位置准确性验收

1. 验收要求　kV 级探测器（kVD）图像板位置有三个直角坐标方向上的运动，分别定义为垂直升降运动，前后纵向运动和左右运动，如图 3-49 所示。其运动范围要求如下：①垂直升降方向运动范围：≥80.5cm（iso 点上 0.5mm 到 iso 点下 80cm）；②纵向运动范围：≥（−20.5～+24cm）@垂直方向 −30（P4 位置），≥（−22.5～+24cm）@垂直方向 −50（P2 位置），≥（−19～+24cm）@垂直方向 −75（P1 位置）；③左右运动范围：≥（−18～+16cm）@垂直方向 −50（P2 位置）位置读数要精确到 ±2mm 以内，并且重复测试依然保持该标准。

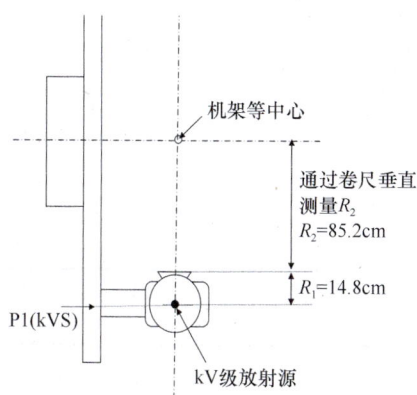

图 3-48　kV 源（kVS）机械位置测试验收示意图

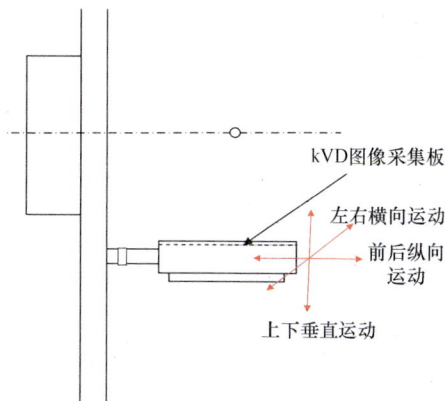

图 3-49　kVD 图像采集板运动示意图

2. 验收工具 直尺、卷尺、坐标纸。

3. 方法和步骤

（1）机架转到 90°，用手控盒驱动 kVD 到 -50cm（P2）位置，用相应的长度测量工具测出图像采集板上表面到机架等中心距离，并记录。平板探测器距其上表面有 1.8cm 的有效深度，因此，自平板表面到医用直线加速器十字线的标准距离应为 48.2cm。

（2）用手控盒驱动 kVD 板左右、前后运动，并记录其运动范围和精度。

（3）把 kVD 板定位到其他点，并测量记录其他位置是否也符合要求。

（4）验收记录表：

kVD 位置和运动范围				
PRO 垂直方向位置	垂直位置			
	测量值			
-50cm（P2）				
	纵向位置 @+10.0cm		纵向位置 @-10.0cm	
	PRO	测量值	PRO	测量值
	+10.0		-10.0	
-50cm（P2）	Spec：±2mm		Spec：±2mm	
	横向位置 @+10.0cm		横向位置 @-10.0cm	
	PRO	测量值	PRO	测量值
	+10.0		-10.0	
	要求：±2mm		要求：±2mm	

（三）软件距离测量功能验收

1. 验收要求 成像软件的测量工具应具有 ≤ ±2mm 或 1% 的测量误差。

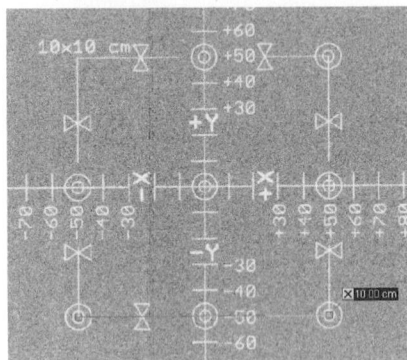

图 3-50 专用 Blade 校准金属板距离测量示意图

2. 验收工具 Blade 校准金属板、测量软件。

3. 方法和步骤

（1）把专用 Blade 校准金属板放置于治疗床面板上，并要求把校准板的中心对齐医用直线加速器的 iso 等中心，其中专用 Blade 校准金属板上有固定的 10×10 野的金属线。

（2）打机架转到 90°，即 kVS 在上，kVD 在下。

（3）将 kVD 运动到 -50/0/0（P2 位置），kVS 运动到 100/0（P1 位置）。

（4）进入 OBI 的维修模式，用单增益全分辨率条件（45kV，25mA，15ms）成像，调节灰度亮度等参数使图像清晰可辨别。

（5）打开距离测量工具，测量 10×10 的线的长度，如图 3-50 所示，并记录。

（6）验收记录表：

工具	规格要求	测量长度	Pass/Fail	规格要求	测量宽度	Pass/Fail
距离	100±2 mm			100±2 mm		

（四）kVD 成像板的图像真实一致性验收

1. 验收要求 kVD 成像板中心应在医用直线加速器等中心路径上，精度应 ≤ ±2 mm。

2. 验收工具 Blade 校准金属板、测量软件。

3. 方法和步骤

（1）按"软件距离测量功能验收"内容方法放置 Blade 校准金属板，放置好后，机架打到 90°，同样的条件，再次曝光重新获得一副图像。

（2）放大图像直到图像校准板中心的圆能被看到。

（3）在软件的 Area Histogram 菜单下，选择 Show Details，更改 Hor Pos 为 1024，更改 Ver Pos 为 768，并点击确认。

（4）ROI 方框的左上角显示中心像素位置。

（5）拖拽 ROI 方框的左上角直到它落在图像中心圆的圆心处，查看此时像素位置显示值，记录 Hor Pos 和 Ver Pos 值。

（6）验收记录表：

要求	规格要求	测量值	Pass/Fail
像素位置	1024×768±10（±2.0 mm）		

（五）kV 探测器和 kV 源旋转中心（轴）与医用直线加速器机架旋转中心（轴）的重合一致性验收

1. 验收要求　机架旋转 360° 内，kV 探测器和 kV 源旋转中心（轴）与机架旋转中心应一致，其旋转中心必须在机架旋转中心的球半径为 1.5mm 范围之内。

2. 验收工具　直尺、坐标纸、Isocenter Cube。

3. 方法和步骤

（1）在床面板上放置 Isocenter Cube 工具，用激光灯和十字线进行粗对准。图 3-51a 为 Isocenter Cube 模体。

（2）在机架 0° 和 90° 曝光，用 OBI 的十字线作为参考，再次移动治疗床或该工具精准地对准等中心。

（3）在机架 180°、0°、90° 和 270° 下分别获取脉冲透视图像。如图 3-51b、c、d、e 所示，其中图中白点为其钢球图像。

（4）用量线工具量出钢球中心到 OBI 的十字线距离。其中 Cube 里的球直径为 2mm（半径为 1mm），如果 OBI 的十字线在球内，则表明 kV 探测器和 kV 源旋转中心误差在半径 1mm 的球之内。

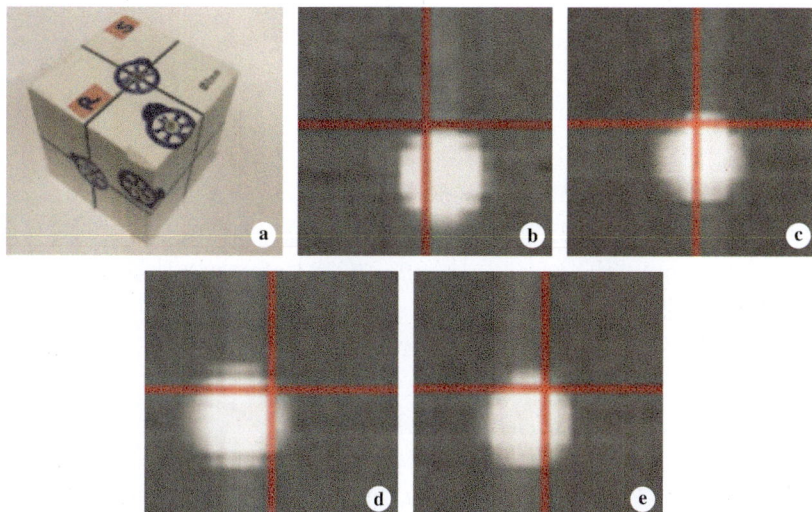

图 3-51　Cube 模体与其在 180°，0°，90° 和 270° 所获取的钢球图像

（5）验收记录表：

等中心测试	实测距离	规格要求	Pass/Fail
kVS/kVD 等中心		≤ 1.5 mm 半径	

（六）OBI 的 X 线球管验收测试

OBI 有三种图像模式，FULL FIELD 模式，脉冲式，接近 40cm×30cm 一 aSI 平板组成。该平板能够以 2×2 半分辨率二进制模式提供以每秒 15 次 1024×768 分辨率成像，也能够以 1×1 全分辨率模式，提供以每秒 7.5 次 2048×1536 分辨率成像（表 3-6）。

表 3-6 成像模式

Digital Radiography-Single Gain Full Resolution	Paxsan aSi panel in a 1×1 binned mode that provides 2048×1536 resolution @ 7.5fps
Digital Radiography-Dual Gain Standard Resolution	Paxsan aSi panel in a 2×1 binned mode that provides 1024×768 resolution @ 11fps
Digital Fluorscopy-Pulsed Fluoro	Paxsan aSi panel in a 2×2 binned mode that provides 1024×768 resolution @ 15fps

1. 验收要求 见表 3-7。

表 3-7 VARIAN 100 kHz 规格要求

模式	kVp 参数的容差和范围	mA 参数的容差和范围	曝光时间 ms 参数的容差和范围
数字拍片成像	（40～150）kVp ±（5%+1kVp）Waveform Ripple Typically ≤ 5%	10～320mA using preset values Tolerance=±（5%+1mA）of the indicated mA（EX：50mA spec=46.5 to 53.5mA	2～6300ms Tolerance=±（5%+1ms）of the indicated time
数字脉冲成像	（40～125）kVp ±（5%+1kVp）Waveform Ripple Is Typically ≤ 5	Pulsed Mode Operation：Small Focal Spot：10 to 40mA	Pulsed Mode Exposure

2. 验收工具 Unfors Xi Platinum。

3. 方法和步骤

（1）将机架放置于 270°。

（2）将 kV 探测器支架放在 kVS 头部。

（3）将 kV 探测器放在支架的槽内并连接探测器专用线。

（4）将 Unfors 基本单元放在治疗床床面，连接上已接好探测器的专用线的另一端。

（5）从 HT TANK 的 mA 测试插口，去掉短接。安装 Unfors mA 计量仪线到基本单元的 mA/mAs 插口和 HT TANK 上的 mA 测试插口。

（6）连接主机上 9 针的调试专用线（W115）到 Unfors Xi 的配套元件，一根短的 9 针转接线。再将转接线接到基本单元上。

（7）将 W115 的另一头接到 Varian 的调试计算机上。

（8）开始运行 Xi View 程序，并连接通信基本单元。

（9）用 Xi View 程序测量数字透视的 kV，mA 和 ms，以上步骤在大焦点下执行。

（10）验收记录表：

数字透视 kVp，mA 和 ms 表（大焦点测试）					
脉冲式透视技术（Spec）			实测参数		
指导（kVp）	指导（mA）	指导 ms	Actual kVp	Actual mA	Actual ms
60 （50～64）	25 （22.75～27.25）	30 （27.5～32.5）			
80 （75～85）	50 （46.5～53.5）	15 （13.25～16.75）			
80 （75～85）	50 （46.5～53.5）	20 （18～22）			
90 （84.5～95.5）	80 （75～85）	15 （13.25～16.75）			
100* （94～106）	20 （18～22）	20 （18～22）			
120 （113～127）	50 （46.5～53.5）	10 （8.5 to 11.15）			
125** （117.75～132.25）	80 （75～85）	13 （11.35～14.65）			
Pass/Fail					

（七）数字拍片，双增益标准模式的 kVp，mA 和 ms 测试验收

1. 验收要求 详见下面验收记录表中的具体要求。

2. 验收工具 Unfors Xi Platinum。

3. 方法和步骤

（1）将机架放置于 270°。

（2）将 kV 探测器支架放在 kVS 头部。

（3）将 kV 探测器放在支架的槽内并连接探测器专用线。

（4）将 Unfors 基本单元放在床面，连接上已接好探测器的专用线的另一端。

（5）从 HT TANK 的 mA 测试插口，去掉短接。安装 Unfors mA 计量仪线到基本单元的 mA/mAs 插口和 HT TANK 上的 mA 测试插口。

（6）连接主机上 9 针的调试专用线（W115）到 Unfors Xi 的配套元件，一根短的 9 针转接线。再将转接线接到基本单元上。

（7）将 W115 的另一头接到 Varian 的调试计算机上。

（8）开始运行 Xi View 程序，并连接通讯基本单元。

（9）用 Xi View 程序测量拍片模式的 kV，mA 和 ms。以上步骤在大焦点下执行。

（10）验收记录表：

数字拍片 kVp，mA 和 ms 表（大焦点下测试）					
双增益标准分辨率（Spec）			测量参数		
指导 kVp	指导 mA	指导 ms	Actual kVp	Actual mA	Actual ms
60 （50～64）	25 （22.75～27.25）	32 （29.4～43）			
80 （75～85）	50 （46.5～53.5）	40 （37～16.75）			
80 （75～85）	100 （94～106）	80 （75～85）			
80 （75～85）	100 （94～106）	160 （151～169）			

续表

数字拍片 kVp, mA 和 ms 表（大焦点下测试）					
双增益标准分辨率（Spec）			测量参数		
指导 kVp	指导 mA	指导 ms	Actual kVp	Actual mA	Actual ms
100 （94～106）	100 （94～106）	25 （22.75～27.25）			
100 （94～106）	200 （189～211）	25 （22.75～27.25）			
120 （113～127）	250 （236.5～263.5）	25 （22.75～27.25）			
Pass/Fail					

（八）图像系统高对比度分辨率验收测试

1. 验收要求　该影像系统在2*2 binned 模式下，在 X 射线束里没有任何物体的情况下，应有 1.29 个线对的分辨率（1.29lp within 2*2 binned model）。

2. 验收工具　Huttner type 18 或 Nuclear Associates model # 07-523。

3. 方法和步骤

（1）在 kVD 的影像板上中心处放好高对比分辨率测试工具（Nuclear model#07-523 或者 Huttner type18）。

（2）设置 kVD 臂到 -50cm，kVS 臂到 100cm 处。确认射野路径上无遮挡或过滤。

（3）把铅门全开。

（4）用 50kVp/50mA/6ms/ABC OFF 条件脉冲透视模式获得图像，并调节参数直到获得最高分辨率。

（5）用系统软件里的放大工具，把测试工具图像放大，调整窗宽窗位，使得图像处于最佳显示状态，看是否满足要求。

（6）验收记录表：

工具	规格要求（p/mm）
Huttner	1.25 l
Nuclear Associates X-ray pattern	1.3 l
实测 Line pairs/millimeter	
Pass/Fail	

（九）灰阶的线性验收

1. 验收要求　该影像系统能够显示 11 级以上均匀的灰度。

2. 验收工具　Nuclear Associates07-456 或者 Leeds GS2 step wedge penetrometer。

3. 方法和步骤

（1）与上面（八）验收内容同样的位置进行设置，放一个 Leeds GS2 step wedge penetrometer 测试模体到 PaxScan aSi 图像板上。

（2）在 kVS 的 collimator 表面放置 1mm 铜过滤片。

（3）以 75kVp/50mA/6ms 的条件进行脉冲透视。保持 kVp，只调整毫安数和 ms 得到图像灰度最大分辨的等级。适当调整窗宽和窗位。

（4）验收记录表：

灰阶线性
可见的灰阶数
Pass/Fail

（十）低对比度性能验收

1. 验收要求　利用 Leeds 测试 TOR（18FG）模体所得到图像，在脉冲透视模式下（2*2 binned 模式）能够有 2.33% 的灵敏性。

2. 验收工具　Leeds TOR[18FG] tool、铜滤过器。

3. 方法和步骤

（1）在 kVS 的 collimator 表面放置 1mm 铜散射片。

（2）以 75kVp/25mA/4ms/ABC off 出束。微调参数，使图像最优。

（3）若有必要关掉相关灯源，以便观察图像，调整窗宽窗位直到能看到标记。

（4）对于 Leeds TOR（18FG）工具，有 18 个低密度圆标记，在模体的最上层和最下层分别有 9 个小圆标记组成的环。如图 3-52 所示，每个标记对应其对比敏感性，具体见表 3-8。记录能辨别的最低密度标记，并判断是否符合要求。

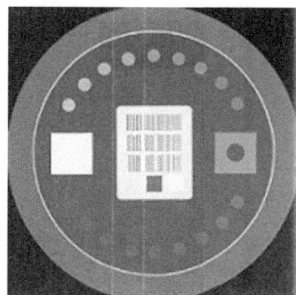

图 3-52　Leeds TOR（18FG）采集影像图

表 3-8　**Leeds Test Object TOR**（18FG）对比敏感性表

Disk Number	Contrast Sensitivity/%	Disk Number	Contrast Sensitivity/%
1	14.9	10	3.47
2	13.2	11	3.01
3	11..4	12	2.33
4	9.7	13	2.01
5	7.8	14	1.61
6	6.7	15	1.45
7	5.99	16	1.22
8	4.7	17	1.03
9	3.99	18	0.81

（5）验收记录表：

低对比敏感度（脉冲透视模式）		
规格要求	验收可见标记号	Pass/Fail
≥ disk 12		

（十一）密度分辨率（CT 值）验收

1. 验收要求　用 Catphan phantom 标定 CT 值，Catphan phantom 模体如图 3-53 所示。并标定空气（HU-1000），丙烯酸树脂 Acrylic（HU120），低密度聚乙烯 LDPE（HU-100），误差精度为 ±40HU。

2. 验收工具　Catphan phantom 模体、模体分析软件。

3. 方法和步骤

（1）选择合适的能显示密度分辨率模体 CTP404 的图像切片面。CTP404 模体位置见图 3-53b。

（2）测量 6mm×6mm 的框内密度棒的平均密度。

（3）如图 3-54 所示，确认并标定空气（HU-1000），丙烯酸树脂 Acrylic（HU120），低密度聚乙烯 LDPE（HU-100），误差精度为 ±40HU。

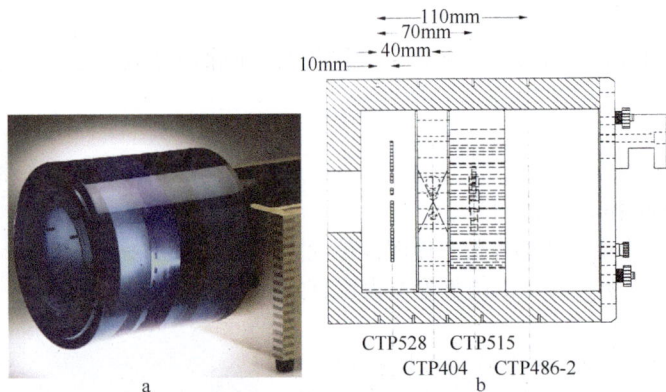

图 3-53　Catphan phantom 模体示意图

a Catphan phantom 膜体外观图；b Catphan phantom 膜体内部插件截面示意图

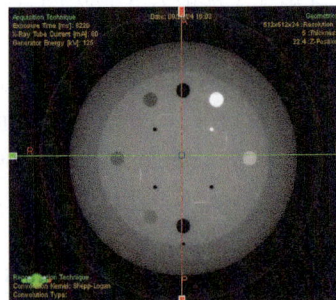

图 3-54　不同物体 CT 值测定示意图

（4）分别测量用头颅扫描方式和盆腔扫描条件下的 CT 值。

（5）验收记录表：

密度分辨率（HU/CT＃）		
平均 CT 值	Tolerance	测量 CT 值
Standard-Dose Head 扫描模式		
标定空气　　　　　　－1000	±40	
Acrylic　　　　　　　120	±40	
LDPE　　　　　　　－100	±40	
Pelvis 扫描模式		
标定空气　　　　　　－1000	±40	
Acrylic　　　　　　　120	±40	
LDPE　　　　　　　－100	±40	
Pass/Fail		

（十二）空间线性度量验收

1. 验收要求　该步骤用来确认 CTP404 内 4 个 HOLE（3 个空气 1 个特氟龙）空间距离为

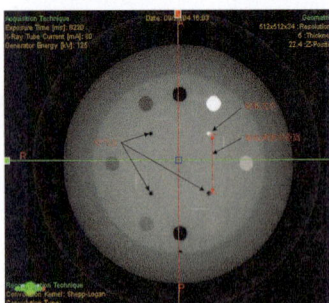

图 3-55　空间线性度量验收示意图

50mm，误差允许 ±1%。

2. 验收工具　Catphan phantom 模体、模体分析软件。

3. 方法和步骤

（1）选择合适的能显示密度分辨率模体 CTP404 的图像切片面。

（2）用测量距离功能模块，测量模体 CTP404 内 4 个 HOLE（3 个空气 1 个特氟龙）空间距离。如图 3-55 所示。确认其值是否在要求范围之内。

（3）分别测量头颅扫描方式和盆腔扫描条件下的距离。

（4）验收记录表：

空间线性度量（距离）			
模式	距离	规格要求	测量值
头颅条件（2.5mm Slice）	50mm	±1%	
盆腔条件（2.5mm Slice）	50mm	±1%	
Pass/Fail			

（十三）影像均匀性检测验收

1. 验收要求 该步骤是确认扫描图像的均匀性，会用到图像均匀性模体CTP486。模体详见图3-53，允许感兴趣区域的周围平均HU值与中心参考HU值的最大差别为 ±40HU。

2. 验收工具 Catphan phantom 模体、模体分析软件。

3. 方法和步骤

（1）获取到图像后，选择合适的能显示图像均匀性模体CTP486的图像切片面，如图3-56所示。

（2）用菜单 TOOLS-MEASURE-HISTOGRAM 下的功能模块在所选择的感兴趣区域勾画一个近似 20×20（DX & DY = 20）的像素方块，5 个感兴趣区域如图 3-57 所示。

（3）确定每个感兴趣区域的平均 HU 值。

（4）证实中心 5 号感兴趣区域的平均 HU 值与周边 1～4 号感兴趣区域的平均 HU 值之间的最大差异≤ ±40HU。

（5）确定最大的偏差值，并记录。

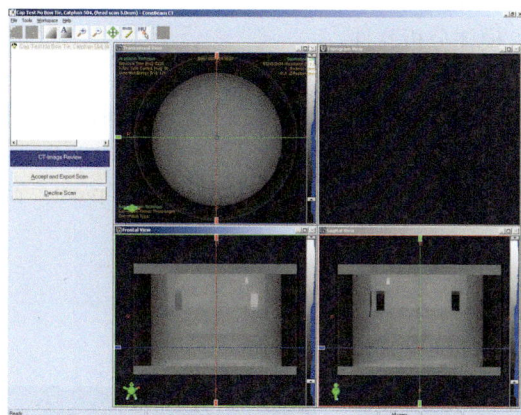

图 3-56　图像均匀性测量层面示意图

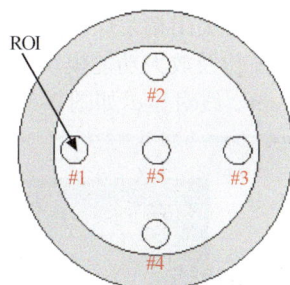

图 3-57　图像均匀性测量感
兴趣区域分布示意图

（6）分别测量用头颅扫描方式和盆腔扫描条件下的偏差值。

（7）验收记录表：

图像均匀性测量							
模式	Spec	#1HU 值	#2HU 值	#3HU 值	#4HU 值	#5HU 值	最大偏差
标准头颅条件（2.5mm Slice）	−40HU ～ +40HU						
盆腔条件（2.5mm Slice）	−40HU ～ +40HU						
	Pass/Fail						

（十四）高分辨率（空间分辨率）测试验收

1. 验收要求 该步骤用 CTP528 模体，用高分辨率模式下采集的图像来确认空间分辨率。模体图像详见图3-53，在标准头部扫描能够读出 6 lp/cm（0.083 cm gap），盆腔扫描能够读出 4 lp/cm（0.125 cm gap）。线对与间隙大小间的对应关系如表3-9所示。

表 3-9　线对与间隙的对应关系

Line Pair/cm	Gap Size/ cm	Line Pair/cm	Gap Size/ cm
1	0.500	2	0.250

续表

Line Pair/cm	Gap Size/ cm	Line Pair/cm	Gap Size/ cm
3	0.167	13	0.038
4	0.125	14	0.036
5	0.100	15	0.033
6	0.083	16	0.031
7	0.071	17	0.029
8	0.063	18	0.028
9	0.056	19	0.026
10	0.050	20	0.025
11	0.045	21	0.024
12	0.042		

2. 验收工具 Catphan phantom 模体、模体分析软件。

3. 方法和步骤

（1）获取到图像后，选择合适的显示高分辨率模体 CTP528 的图像切片面，如图 3-58 所示。

（2）如有必要关闭相关灯源，以便更好地观察图像。

（3）使用窗位及放大功能模块，证实在标准头部扫描条件时能够读出 6 lp/cm，盆腔扫描条件能够读出 4lp/cm。线对显示如图 3-59 所示。

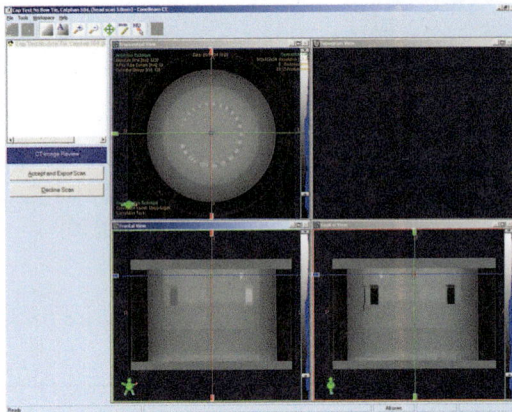

图 3-58　高分辨率模体 CTP528 的图像切片层面示意图

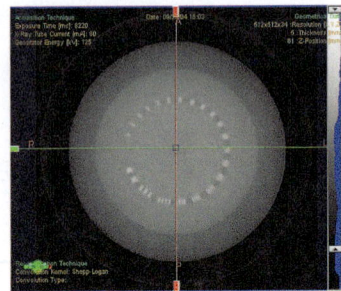

图 3-59　高分辨率模体 CTP528 的图像线对示意图

（4）记录结果。

验收记录表：

高分辨率测试验收		
模式	要求	实际测量情况
标准头颅扫描（2.5mm Slice）	≥ 6 lp/cm（row 6）	
盆腔扫描（2.5mm Slice）	≥ 4 lp/cm（row 4）	
Pass/Fail		

（十五）低对比度分辨率测试验收

由于本测试用到的是低剂量扫描，因此头部扫描方式在这个测试里是不适用的，即本测试规范不适用于标准头部扫描方式，故本低对比度分辨率测试验收只针对盆腔扫描方式。本测试会用到 CTP515 模体，此模体装在 Catphan phantom 模体里，其位置具体见图 3-53。CTP515 模体采集到的图像如图 3-60a 所示，模体外圈有 0.3%、0.5% 和 1% 三组 Supra-Slice 图像，每组图像各 9 个大小一致的圆，9 个圆直径大小如图 3-60b 所示。

1. 验收要求　本测试要求确定在低对比敏感性模式下，用模体 CTP515 采集图像后，能获取到低对比度分辨率的扫描图像，在用盆腔扫描时，图像能分辨出 15mm 直径的 1% Supra-Slice 图像。

2. 验收工具　Catphan phantom 模体、模体分析软件。

3. 方法和步骤

（1）获取到图像后，选择合适的显示低对比度分辨模体 CTP515 的图像切片面，如图 3-61 所示。

（2）如有必要关闭相关灯源，以便更好地观察图像。

（3）使用窗位及放大功能模块，证实低对比分辨率能达到规范要求的最低标准，可见 1% Supra-Slice 图像 15mm 直径的圆，并作记录。

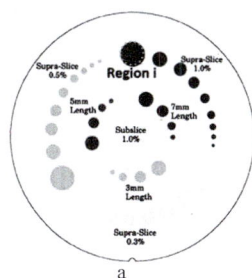

图 3-60　CTP515 模体采集图与 Supra-Slice 物直径大小

a CTP515 采集图；b Supra-Slice 物直径大小列表

Supra-Slice Target Diameters
2.0mm
3.0mm
4.0mm
5.0mm
6.0mm
7.0mm
8.0mm
9.0mm
15.0mm

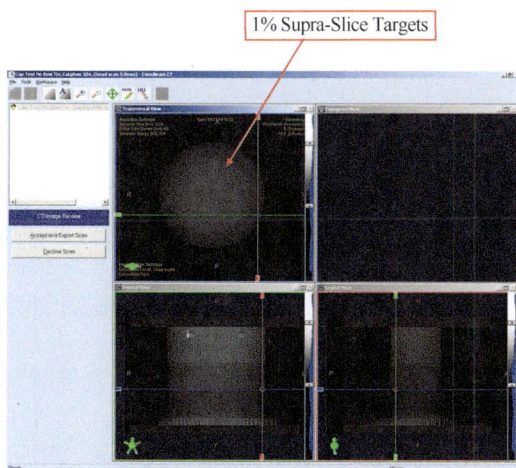

图 3-61　低对比分辨率切片层面示意图

验收记录表：

低对比分辨率			
模式	规范要求 Supra-Slice	规范要求 Target Size	实际可见 Supra-Slice	实际可见 Target Size
盆腔扫描条件	1%	15mm		
	Pass/Fail			

七、医用直线加速器安全性能验收

医用直线加速器的安全性能验收主要包括机房的辐射防护验收、设备的辐射防护验收以及紧急安全防护措施验收三大块内容[18,19]。

机房的辐射防护验收主要用来测试基建是否按照辐射防护环评的要求来建设，是否达到预环评的各项辐射指标；设备的辐射防护验收是指医用直线加速器射野之外的漏射情况等验收；紧急安全防护措施是指医用直线加速器的各项安全联锁功能是否工作正常[20]。下面将对上述三项内容作详细介绍。

（一）机房的辐射防护验收

1. 验收目的　通过对医用直线加速器机房区域的辐射情况进行监测和调查，评估项目实际环境影响是否和预测评价结果一致，并评价污染防治措施的有效性[21]。同时是否遵循国家相关标准，符合放射防护最优化原则。

2. 验收标准　（1）《电离辐射防护与辐射源安全基本标准》（GB 18871—2002）[22]：①应对任何工作人员的职业照射水平进行控制，使之不超过下述限值：由审管部门决定的连续5年的年平均有效剂量（但不可作任何追溯平均），20mSv/a。本项目取其1/4，即5mSv/a作为职业工作人员的剂量约束值。②实践使公众中有关关键人群组的成员所受到的平均剂量估计值不应超过下述限值：年有效剂量为1mSv。本项目取其1/4，即0.25mSv/a作为公众人员的剂量约束值。

（2）《电子医用直线加速器放射治疗放射防护要求》（GBZ 126—2011）[23]：①在医用直线加速器迷宫门处、控制室和医用直线加速器机房墙外30cm处的周围剂量当量率应不大于2.5μSv/h。②穿越防护墙的导线、导管等不得影响其屏蔽防护效果。③X射线能量超过10MV的医用直线加速器，屏蔽设计应考虑中子辐射防护。④治疗室和控制室之间应安装监视和对讲设备。⑤治疗室应有足够的使用面积，新建治疗室不应小于45m²。⑥治疗室入口处必须设置防护门和迷路，防护门必须与医用直线加速器联锁。⑦相关位置（如治疗室入口处上方等）应安装醒目的辐射指示灯及辐射标志。⑧治疗室通风换气次数应不小于4次/h。

3. 检测位置　按《GBZ/T 201.2—2011 放射治疗机房的辐射屏蔽规范》第2部分电子直线医用直线加速器放射治疗机房[24]。

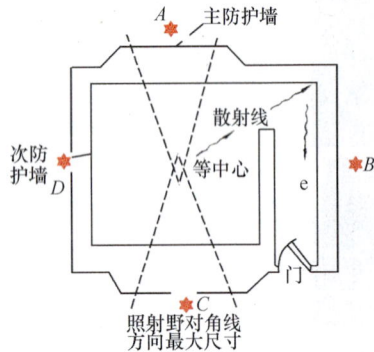

图3-62　治疗机房外墙测量点示意图

（1）治疗机房外墙：沿墙外距离外表面30cm并距离机房内地平面1.3m高度上的一切人员可到达的位置，进行辐射剂量率巡测。对检测过程中超过剂量率控制值的位置，应向较远处延伸测量，直至剂量率等于控制值的位置。如图3-62所示，A、B、C、D四个点为测量点。

（2）治疗机房顶外：对主屏蔽区的长轴、主屏蔽区与次屏蔽区的交线以及经过机房顶上的等中心投影点的垂直于主屏蔽区长轴的直线进行辐射剂量率巡测。

（3）对于医用直线加速器光子能量（≥10M）的治疗装置，应在机房入口门外30cm处、外墙、房顶处进行中子剂量率水平的巡测。

4. 检测仪器的要求

（1）仪器应能适应脉冲辐射剂量场测定，推荐X射线剂量测量选用电离室探测器的仪器。对于10MV以上的设备，应配备测量中子剂量的仪器。

（2）仪器的能量相应应适合放射治疗机房外的辐射场。

（3）仪器最低可测读数值不大于0.1μSv/h。

（4）仪器瞬时测量报警阈值可调，且最低值不大于2.5μSv/h。

（5）仪器应能够测量辐射剂量率和累积剂量。

（6）仪器须经有资质的计量检定部门定期检定并在有效期内使用。

5. 检测结果记录　将检测结果记入表3-10和表3-11中。

表 3-10　医用直线加速器机房周围 X/γ 空气吸收剂量率监测结果

序号	射线装置运行条件及位置	方位描述	距离描述	X/γ 剂量率 /（μSv/h）			备注
				左	中	右	
1	某型 医用直线加速器 （最大能量、最大剂量率、最大射野）	A 点	墙外 30cm				
		B 点	墙外 30cm				
		C 点	墙外 30cm				
		D 点	墙外 30cm				
		电缆洞	洞口 30cm				
		防护门	门外 30cm				
		楼顶	地面 30cm				

表 3-11　医用直线加速器机房周围中子剂量率监测结果

序号	射线装置运行条件及位置	方位描述	距离描述	中子剂量率 /（μSv/h）			备注
				左	中	右	
1	某型 医用直线加速器 （最大能量、最大剂量率、最大射野）	A 点	墙外 30cm				
		B 点	墙外 30cm				
		C 点	墙外 30cm				
		D 点	墙外 30cm				
		电缆洞	洞口 30cm				
		防护门	门外 30cm				
		楼顶	地面 30cm				

注：A、B、C、D 点方位详见图 3-62。

（二）设备的辐射防护验收

1. 验收目的　医用直线加速器在运行过程中，除了治疗机头会产生泄漏辐射外，还会产生诸如感生放射性、电磁辐射、氮氧化合物、臭氧等一系列对人体有害的物质。医用直线加速器的辐射防护验收，是指对医用直线加速器在使用过程中所产生的上述辐射危害因素进行分析，判断其是否对工作人员及公众产生危害的过程。

2. 验收标准及验收仪器　医用直线加速器辐射防护的验收是对医用直线加速器本身辐射性能的检测，其检测标准可按照《电离辐射防护与辐射源安全基本标准》（GB 18871—2002）和《电子加速器放射治疗放射防护要求》（GB Z126—2011）执行。同时，检测设备仍须经有资质的计量检定部门定期检定并在有效期内使用。

3. 验收内容及方法

（1）泄漏辐射内容及验收检测方法。泄漏辐射是指医用直线加速器治疗头的辐射泄漏。根据要求，距离医用直线加速器辐射源 1m 处，泄漏辐射不得超过有用剂量率的 0.1%。泄漏辐射能量通常比有用射束的能量低。如果没有明确说明，通常假设泄漏辐射的能量与有用射束的能量相等。考虑到射线能量较高，一般用标准电离室在空气中测量，测量时电离室加平衡帽。

（2）医用直线加速器能量高于 8 ～ 10MV 时，机头内的均整器、准直器、铅挡块等会产生感生放射线。按标准在最大能量、最大射野及最大剂量率情况下，进行 4Gy 照射，以间隔 10min 的形式连续运行 4h，在最后一次终止照射 10s 后开始测量。达到以下标准：A. 5min 内，距离外壳表面 5cm 任意处的累积剂量不超过 10μSv；距离外壳 1m 任意处的累积剂量不超过 1μSv。B. 3min 内，距离外壳表面 5cm 任意处的剂量率不超过 200μSv/h；距离外壳 1m 任意处的剂量率不超过 20μSv/h。

（三）安全防护措施验收

1. 验收目的 医用直线加速器机头内配备有铅块，用于防辐射及配重。机架重量大，若在转动时触碰患者，极易导致患者受伤甚至死亡；患者治疗过程中也易出现紧急情况，须提醒工作人员及时处理；同时，医用直线加速器在运行时会产生有害的高能射线，所以要对医用直线加速器进行安全防护方面的验收。

2. 验收标准 医用直线加速器安全防护验收是针对医用直线加速器运行过程出现意外后，能否提供有效的措施，保护工作人员及公众免受伤害的检测。其标准可按照《医用电气设备 第2部分：能量为1MeV至50MeV电子医用直线加速器 安全专用要求》（GB 9706.5—2008）执行 [25]。

3. 验收内容及方法

（1）紧急停机按钮。紧急停机按钮是在发生紧急情况时中断医用直线加速器一切运动及束流的按钮，分布于机身盖板两侧各一个，治疗床两侧各一个，机房内墙面三个，操作间控制台一个，共六个。图3-63为各种紧急停机按钮示意图。验收时必须逐个测试是否运行正常，并定期检查其工作状态。

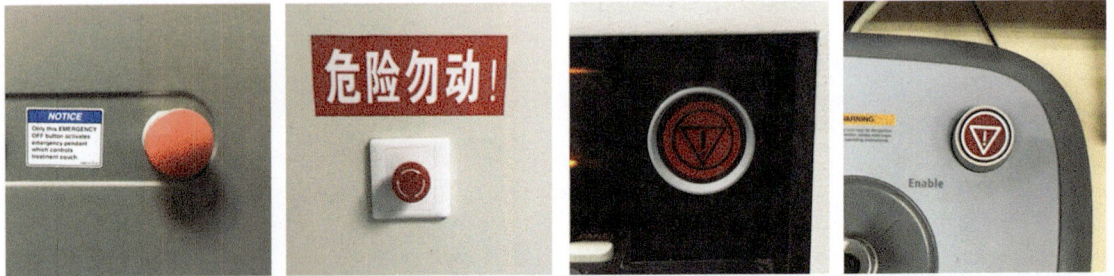

图 3-63　紧急停机按钮

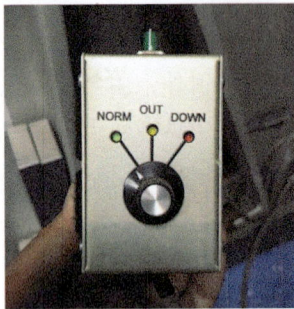

图 3-64　电动应急手控盒

（2）治疗床。治疗床在设备断电后提供了电动和手动两套应急系统。

①电动应急系统。在遇到设备断电的情况时，先将与治疗床应急手控盒同侧的紧急停机按钮按下，以接通备用电源，将旋钮转到对应的位置，即可用手控盒（图3-64）操作治疗床的运动。

②手动系统。若电动系统失效，则需取出摇把，插入治疗床后侧的插孔内，如图3-65所示，转动摇把，可降低治疗床高度。此方法仅能进行高度（Vrt）方向的变化。验收时须逐个测试各套系统是否能正常运行，并定期检查。

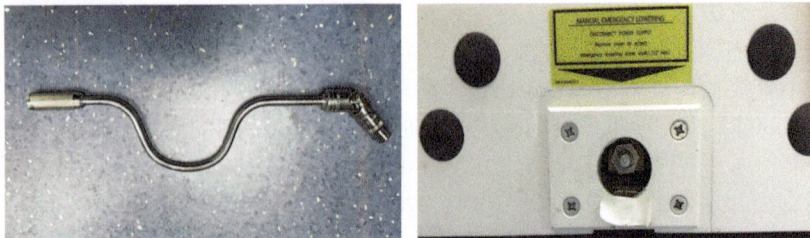

图 3-65　手动系统

（3）防护门。防护门须配备门联锁、防碰撞红外开关和控制器（两套）。

①防护门在闭合状态方可出束。任意时间打开防护门，束流停止。门联锁开关示意图如图3-66所示。

②在防护门关闭过程中，触碰防碰撞的红外开关，如图3-67所示，防护门即停止运动，防止挤压通过人员。

③防护门控制器应配备两套，如图3-68所示，分别置于操作间和机房内门旁边，防止人员被误关机房内。

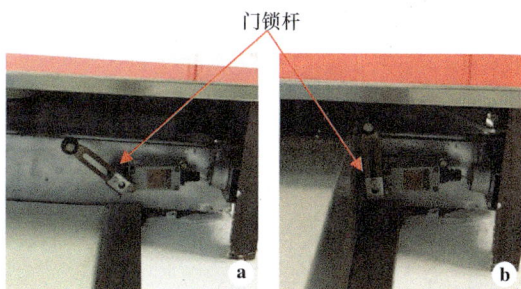

门锁杆

图3-66 门联锁"开启"和"闭合"状态
a 开启状态；b 闭合状态

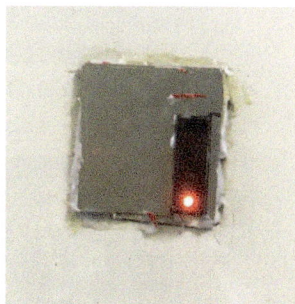

图3-67 防碰撞红外开关

（4）医用直线加速器所产生的电离辐射与空气中的氧相互作用会产生臭氧。同时，作用于波导管内的SF6气体如果遇到波导系统打火，也会分解为有害的含氟和硫的化合物，这些对人体都是有害的。所以，在机房内必须装备良好的通风系统，一般采用上进下出的方式，图3-69为进风口和出风口示意图。治疗室通风换气次数应不小于4次/h，出风口处应做防鼠防水处理。

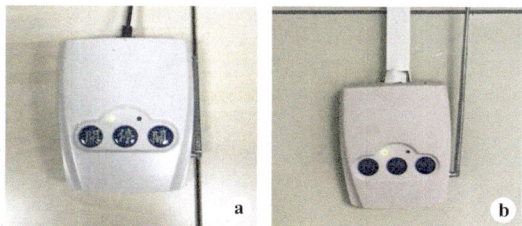

图3-68 防护门控制器

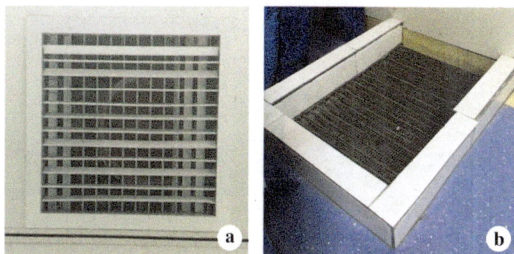

图3-69 进风口和出风口

（5）医用直线加速器的微波系统是封闭传送的，一般对人体危害不大。但是如果系统内绝缘体或波导管损坏，则有可能导致微波能量泄漏，产生热效应，对人体造成危害。所以，应定期检查微波系统的连接处，波导管、法兰盘及垫片是否紧固。

（6）与医用直线加速器配套的激光定位仪，能产生单色激光束（红、绿、蓝），用于患者摆位。其发出的激光束对人体视网膜会造成永久性损伤或失明，所以在摆位或维修时应避免眼睛直视激光线。

（7）机房内应急灯。机房内应至少配备两个应急灯，图3-70为应急灯安装在治疗室墙壁上的示意图，用于停电后引导患者安全撤离机房。

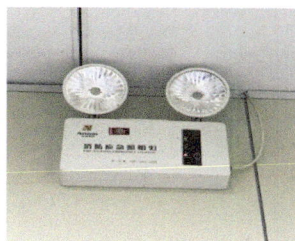

图3-70 应急灯

（8）场地报警仪及个人剂量报警仪。机房内须配备场地报警仪，探头置于床尾正上方，报警器剂量率阈值可调，阈值最低不能大于$2.5\mu Sv/h$。操作间配备便携式个人剂量报警仪，可声光报警，阈值可调，阈值最低值不能大于$2.5\mu Sv/h$。场地报警仪及个人剂量报警仪如图3-71所示，技术员进机房摆位或工程师维修机器时须随时携带。

（9）室内监控和对讲。机房内应配备全景摄像头1个，用于无死角监控机房内情况；床旁摄像头两个，用于监控机架转动时是否会与治疗床发生碰撞；迷路摄像头1个，监控迷路及防护门情况。操作间和机房内通信设备1套，便于机房内外沟通，如图3-72所示。

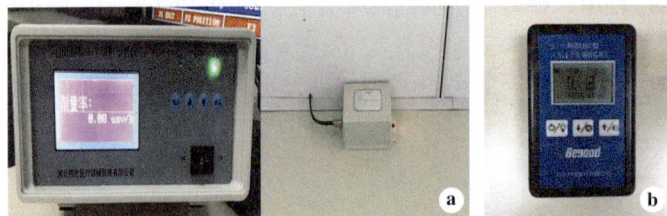

图 3-71　场地报警仪及个人剂量报警仪

a 场地报警仪和探头；b 个人剂量报警仪

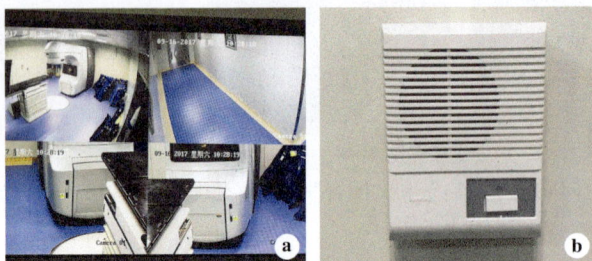

图 3-72　室内监控和对讲系统

（10）出束警示灯和地面警示标志。在机房入口处须设置出束警示灯（红色），有束流时灯亮，如图 3-73 所示。同时在地面设置警示区域。

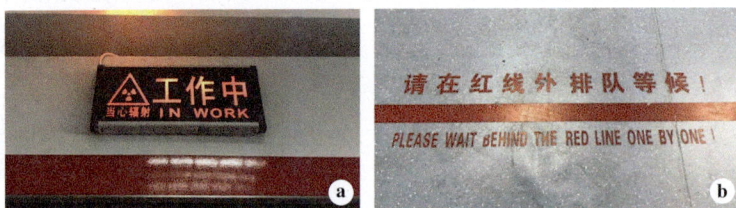

图 3-73　警示灯和地面警示标志

以上内容在验收时，都必须确保所有功能都处于正常状态。若有损坏，应立即给予报修或者更换处理，待处理好之后，方可出束治疗。

（四）安全性能 QA

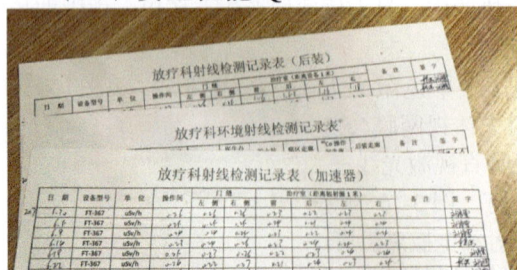

图 3-74　辐射检测记录

1. 建立安全性能 QA 的目的　医用直线加速器属于高精密医疗设备，结构复杂，且能产生高能射线。若使用不当，会对工作人员及周边环境带来危害。所以须定期对医用直线加速器的安全性能进行检测、维护，确保医用直线加速器运行状态良好。

2. QA 检测项目

（1）辐射相关项目检测。定期对机房、操作间及周边环境进行辐射检测并做好记录（图 3-74）。

（2）安全联锁检测。定期对医用直线加速器相关的安全联锁进行检测、维护并做好记录（表 3-12）。

表 3-12　安全联锁检测记录表

项目	状态	检测频率 / 周期
紧急停机功能		每周
门联锁		每周

续表

项目	状态	检测频率/周期
治疗床电动功能		每周
治疗床手动功能		每月
防护门防碰撞开关		每周
室内应急灯		每周
场地报警仪		每天
个人剂量报警仪		每天
室内监控和对讲		每天
出束警示灯		每天

检测情况总结：

签字：

第三节　医用直线加速器设备验收书面档案管理

简单地讲，医用直线加速器设备验收书面档案（图 3-75）的作用有两个，一是凭证作用，凭证医用直线加速器在安装好后，是否符合相关法律、规定要求；二是参考作用，大家都知道，医用直线加速器在安装验收投入临床使用之后，还需要进行一系列的质量控制和质量保证，这些质量控制和质量保证的方法和基准，都可参考这些书面档案的记载内容。放疗设备的完整数据档案就相当于技术类的文献资料，对专业技术人员来说，无疑是迅速排除故障，保障日常治疗的有效手段。

医用直线加速器设备验收书面档案的内容及管理方法应包括如下几个方面[26]：

1. 医用直线加速器设备的性能及各项功能说明书（图 3-76）。包括了医用直线加速器出厂参数、安装、调试、数据采集中涉及的详细数据说明书和测试报告。这也是医用直线加速器验收内容之一，医用直线加速器厂家必须提供相关设备的功能说明书或者电子版功能说明书。

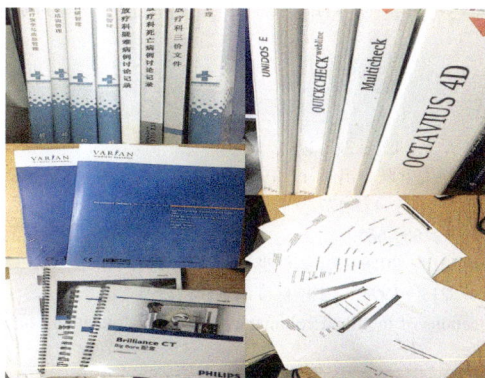

图 3-75　医用直线加速器验收文档

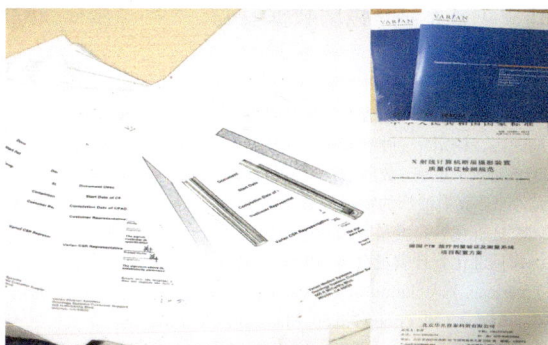

图 3-76　医用直线加速器各设备功能手册说明书

2. 医用直线加速器设备的使用操作说明书（图 3-77）。如同功能手册一样，说明书也是交接验收项目内容之一，医用直线加速器厂方在培训使用单位如何使用设备后，也必须把设备的使用说明书交付给使用单位，以便使用单位后续使用查询。

3. 医用直线加速器配套设备的资料。包括水冷设备、空调设备等其他设备的具体资料。

4. 医用直线加速器机房基建安装资料（图 3-78）。包括机房的详细平面图纸、照片、设备摆放安装说明图。

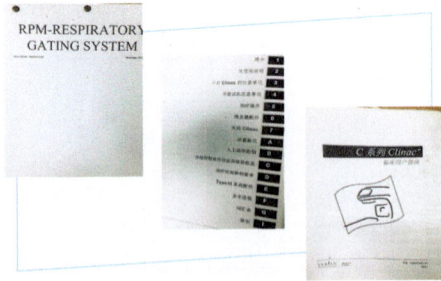

图 3-77　医用直线加速器设备使用说明书

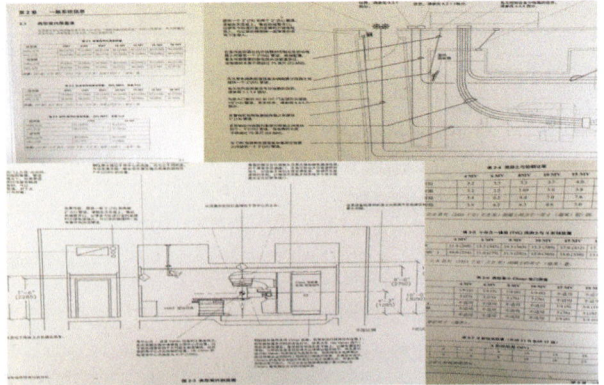

图 3-78　医用直线加速器机房基建安装资料

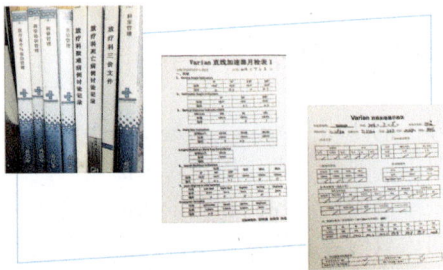

图 3-79　医用直线加速器质控数据表

5. 医用直线加速器运行以后，设备的质控数据（图 3-79）。需要定期检测的放射治疗装置，应按照国家规定的质控检测项目和频度完整记录检测结果。这部分数据将体现当时医用直线加速器的工作情况，且在跟随医用直线加速器的运行中不断更新，对治疗工作尤为重要。按照行业的质控规范，医用直线加速器须进行日检、周检、月检、年检。每次质控后都将使医用直线加速器达到一个较好的工作治疗状态。

6. 医用直线加速器的数据档案应由专人管理，全面收集，完善保存，切勿随意摆放引起不必要的损坏和丢失。各种档案应分门别类，做好标识，方便查阅。

7. 对于电子数据建立备份归档制度，采用其他独立的媒介定期备份，防止因故障、断电、病毒等因素造成的数据丢失，保证数据档案的安全。

8. 对于日常的质控记录，应及时更新，切实按规范执行，切忌应付了事。对于已归档的数据应建立灾备系统，以防数据丢失。

参 考 文 献

[1] 田源，张红志.肿瘤放射治疗技术进展.中华结直肠疾病电子杂志，2016，5（4）：287-291.

[2] 胡逸民，杨定宇.肿瘤放射治疗技术.北京：北京医科大学·中国协和医科大学联合出版社，1999.

[3] 于金明，于甬华.放射治疗的质量保证与质量控制.中国肿瘤，2004，13（8）：473-477.

[4] 邓小武.放射治疗的物理质量控制与质量保证.中国肿瘤，2008，17（8）：660-665.

[5] 国家标准化管理委员会医用电子医用直线加速器性能和试验方法（GB 15213—2016）.中国标准出版社，2016.

[6] 国家标准化管理委员会医用电子医用直线加速器性能和试验方法（GB 15213—1994）.中国标准出版社，1994.

[7] American Association of Physicists in Medicine（AAPM）. Basic applications of multileaf collimators：report of Radiation Therapy Committee Task Group No.50. Madison：AAPM，2001.

[8] American Association of Physicists in Medicine（AAPM）. Clinical use of electronic portal imaging：report of AAPM Radiation Therapy Committee Task Group No. 58. Med. Phys.，2001，28（5）：712-737.

[9]《医用电子医用直线加速器验收试验和周期检验规程》GB/T 19046—2013.

[10] Klein E，Hanley J，Bayouth J，et al. Task Group 142 report：Quality assurance of medical accelerators. Am. Assoc.Phys.Med，2009，36（9）：4197-4212.

[11] 张詠波，黄邵敏，邓小武，等.医用直线医用直线加速器的安装验收.现代医学仪器与应用，2004，16（3）：14-16.

[12] 姜瑞瑶，何德华，李斌.医用直线医用直线加速器的验收.中国医疗设备，2008，23（4）：86-87.

[13] Varian Medical Systems. High Energy C-Series Clinac Installation Product Acceptance. 2016.

[14] 国家标准化管理委员会医用电子加速器验收试验和周期检验规程（GB/T 19046—2013）.中国标准出版社，2013.

[15] Varian Medical Systems. Multi-Leaf Collimator MillenniumMLC & BrainLAB m3 Static/Dynamic/LFIMRT Installation Product Acceptance. 2016.

[16] Varian Medical Systems. PortalVisionTM I4 As500- Ⅱ / aS1000 with Exact Arm installation Product Acceptance. 2016.

[17] Varian Medical Systems. 4D Integrated Treatment Console Version13.0 Installation Product Acceptance. 2013.

[18] 沐金明，胡强 . IGRT 医用直线加速器的验收和 QC 初探 . 中外医疗，2011，34：001.

[19] 高兴旺，Wang Yang，梁志强，等 . 快速容积旋转调强治疗系统的验收测试 . 中国医学物理学杂志，2016，33（6）：541-547.

[20] 陈军军，苟于强，吴敏，等 . 医用电子直线加速器辐射防护验收 . 职业与健康，2010，26（15）：1698-1701.

[21] 曾自力 . 医用电子直线加速器环境监测的分析 . 中国辐射卫生，2008，17（3）：342-343.

[22] 国家标准化管理委员会电离辐射防护与辐射源安全基本标准（GB 18871—2002）. 中国标准出版社，2002.

[23] 国家标准化管理委员会电子医用直线加速器放射治疗放射防护要求（GB Z126—2011）. 中国标准出版社，2011.

[24] 国家标准化管理委员会放射治疗机房的辐射屏蔽规范（GB Z-T201.2—2011）. 中国标准出版社，2011.

[25] 国家标准化管理委员会医用电气设备能量为 1MeV 至 50MeV 电子医用直线加速器 安全专用要求（GB 9706.5—2008）.

[26] 蒋凌云 . 大型医疗设备验收，安装调试及档案管理的方法与成效 . 中国农村卫生事业管理，1999，（4）：56.

第四章　医用直线加速器设备数据采集及建模

在直线加速器安装、调试、验收之后，投入临床使用之前，须对加速器有关射线数据进行采集，用采集的加速器各射线数据导入治疗计划系统，加以拟合建模，保证各单位的放射治疗计划系统完全与其加速器一致。本章将主要介绍数据采集所需要的三维水箱的使用，加速器光子和电子线能量的数据采集，相关计划系统的建模及对建模后计划系统的剂量验证。

第一节　三维水箱的使用

三维水箱是医用肿瘤放射治疗的必备设备，主要用来对医用直线加速器等设备的相关射线数据进行扫描及分析，是由计算机控制的自动快速扫描系统，主要由大水箱、精密步进电机、电离室、控制盒、计算机和相应软件组成。目前临床中使用比较多的是德国 IBA 水箱（蓝水箱，图 4-1）、德国 PTW 水箱（图 4-2）以及美国 Sun Nuclear 的圆桶水箱（图 4-3）。三种水箱各有利弊。

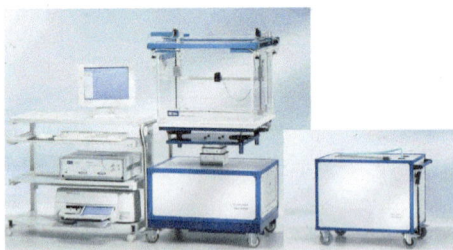

图 4-1　德国 IBA 蓝水箱

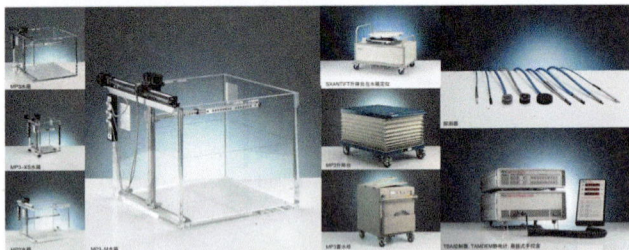

图 4-2　德国 PTW 水箱

一、三维水箱的结构组成

如图 4-4 所示，三维水箱的硬件结构组成通常包括一个三维伺服系统（带机械装置的水箱）、一个基于 2 通道静电计的控制单元和两个单一探测器（电离室）、控制水箱的计算机及蓄水池 5 部分组成。

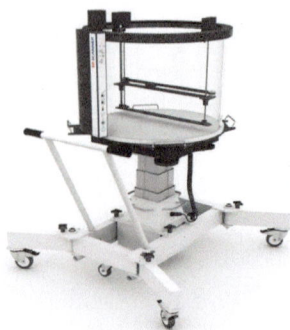

图 4-3　美国 Sun Nuclear 的圆桶水箱

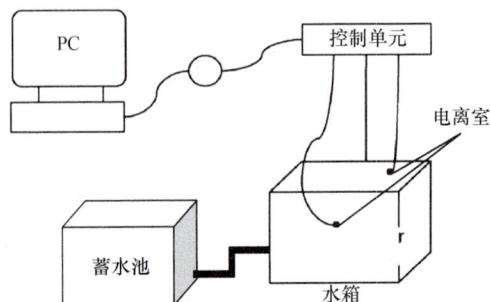

图 4-4　三维水箱结构图和硬件连接示意图

具体以 IBA 的蓝水箱为例[1]，图 4-5 为水箱的三维伺服系统。图 4-6 为水箱三维伺服系统的控制手柄，包含激活按钮、模式按钮、软按键、显示屏、Z 轴慢速移动按钮、Z 轴快速移动按钮、X-Y 轴移动控制杆，主要用来控制蓝水箱的手动驱动。蓝水箱测量时，水平校准、等中心定义、X-Y-Z 轴的运动限制都通过远程控制手柄的操作来执行，并保存。

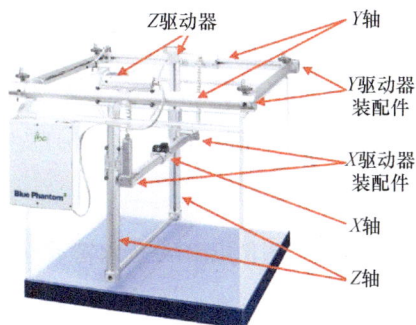

图 4-5　IBA 蓝水箱三维伺服系统图　　图 4-6　IBA 蓝水箱三维伺服系统控制手柄图

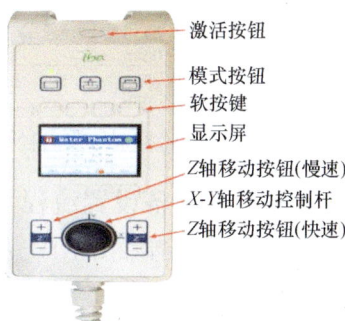

在实际测量过程中，我们所有的操作执行功能都是通过计算机指令来完成的，计算机与水箱之间的连接是通过静电计控制单元来连接的。静电计控制单元如图 4-7 所示。

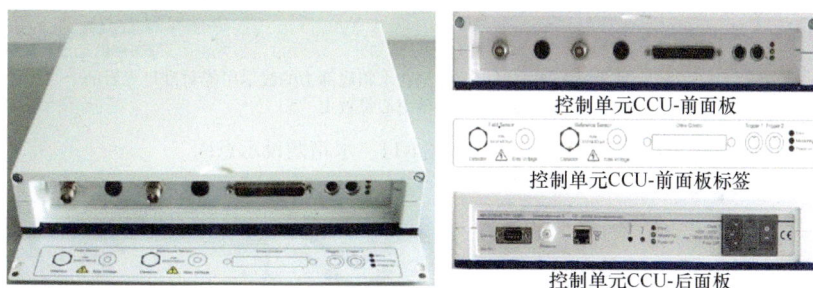

图 4-7　静电计控制单元（CCU）

IBA 公司提供了宽范围的单一探测器（半导体探测器或电离室）和用于蓝色水箱的电离室阵列。IBA 单一探测器包括电离室、半导体，如图 4-8 所示。其中紧凑圆柱形（CC）电离室是标配，其型号及尺寸大小如图 4-9 所示。PPC 电离室，即平板平行电离室型号及尺寸大小如图 4-10 所示。

图 4-8　IBA 单一探测器图

二、三维水箱的使用步骤

三维水箱的使用，通常要分两部走，首先是对其所有硬件进行连接设置，其次是对软件进行一些初步设置。这里就其硬件和软件的基本设置流程作一个简单的介绍，详细操作步骤请参照有关水箱的使用说明书。

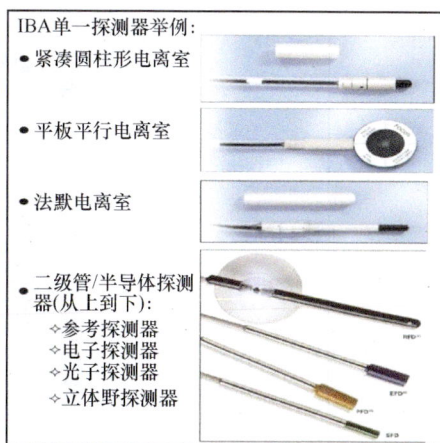

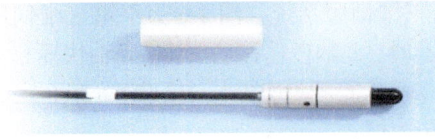

型号	内径
CC01	2.0mm
CC04	4.0mm
CC08	6.0mm
CC13	6.0mm
CC25	6.0mm

图 4-9　IBA CC 电离室型号及内径

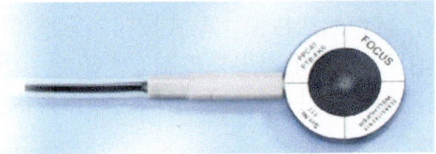

型号	内径
PPC05	30mm
PPC40	44mm

图 4-10　IBA PPC 电离室型号及外径

（一）三维水箱硬件准备设置流程

三维水箱硬件准备设置流程如图 4-11 ～图 4-20 所示（图例以 IBA 蓝水箱示范）。

放置探测器

移动升降平台以调节标记在水箱底部上的线尽可能对准灯光野的十字线，以使水箱中心处于射束轴中心位置上

横向校准
倾斜校准

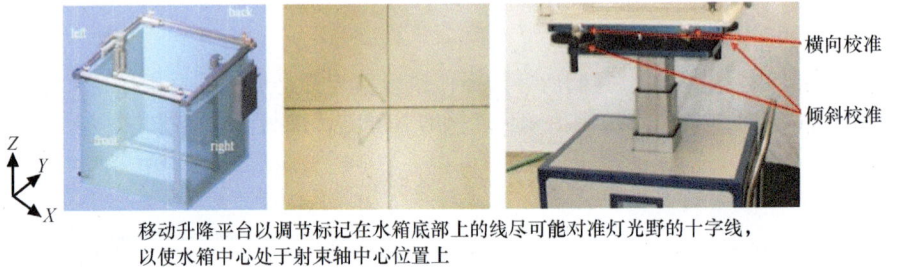

图4-11　水箱摆设示意图

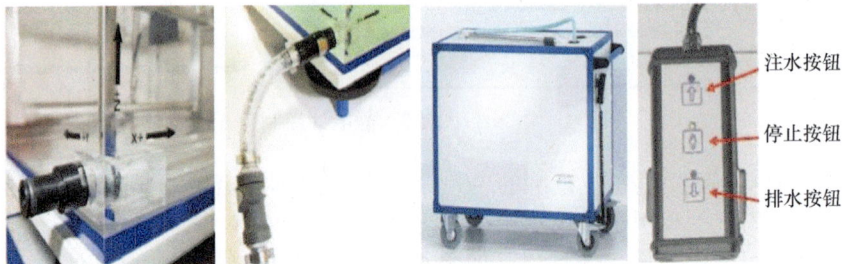

注水按钮
停止按钮
排水按钮

图4-12　水箱加水示意图

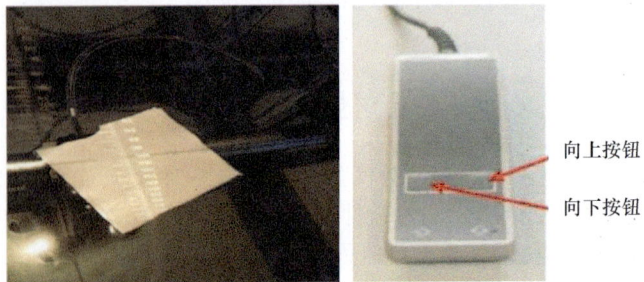

向上按钮
向下按钮

图4-13　调节SSD示意图

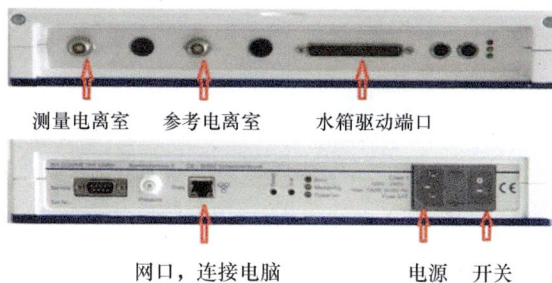

测量电离室　参考电离室　水箱驱动端口

网口，连接电脑　电源　开关

图4-14　CCU接口图

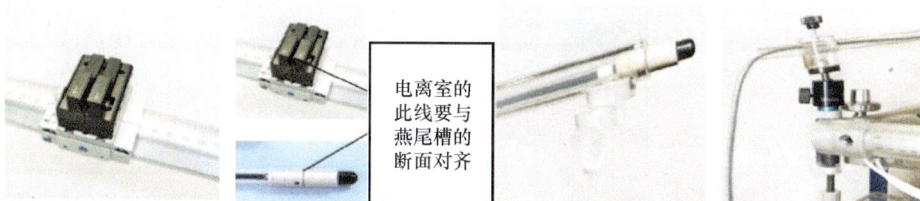

电离室的此线要与燕尾槽的断面对齐

CC13电离室放置示意图　　　　CC13参考电离室放置示意图

图4-15　CC13电离室放置示意图

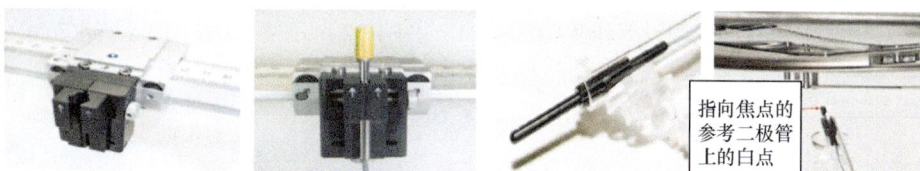

指向焦点的参考二极管上的白点

扫描二极管电离室放置示意图　　参考二极管电离室放置示意图

图4-16　二极管电离室放置示意图

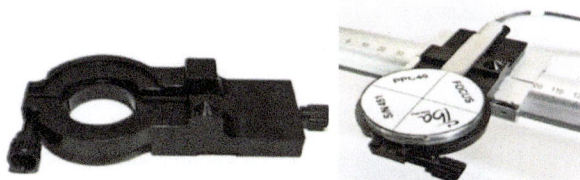

图4-17　PPC平板电离室专用固定器及PPC放置示意图

伺服框架水平校准

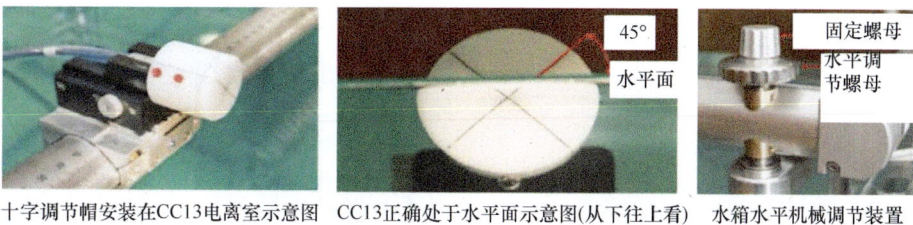

45°
水平面

固定螺母
水平调节螺母

十字调节帽安装在CC13电离室示意图　CC13正确处于水平面示意图(从下往上看)　水箱水平机械调节装置

图4-18　CC13水平调节校准示意图

等中心校准

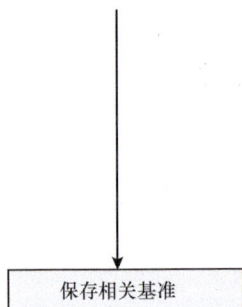

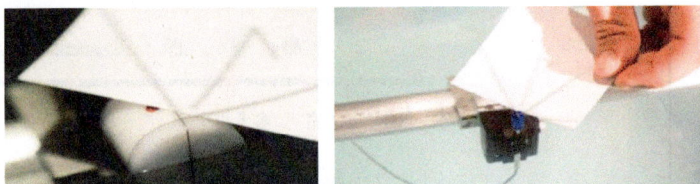

CC13电离室等中心校准图　　　二极管等中心校准图

图4-19　等中心校准图

保存相关基准

图4-20　等中心、水平及*XYZ*极限位置的保存界面图

（二）三维水箱软件使用设置流程

三维水箱软件使用设置流程如图 4-21 ～图 4-32 所示（图例以 IBA 蓝水箱示范）。

进入软件使用界面

导航区　　　内容区

OmniPro-Accept初始页面　　　OmniPro-Accept功能分区图

图4-21　OmniPro-Accept 初始界面与功能分区图

进入公共设置界面

Equipment Setup
Measurement Preferences
Analysis Parameters
Table Calculations
Units
Graphics
General Settings
RTPS Setup

图4-22　公共设置主要设置菜单

设备设置之临床设置

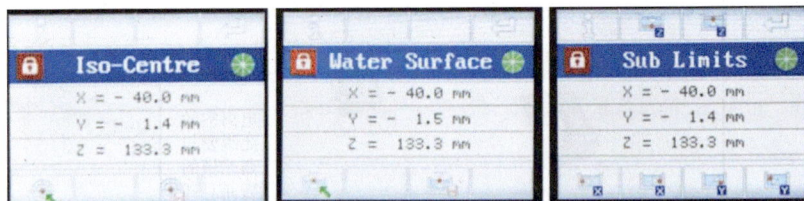

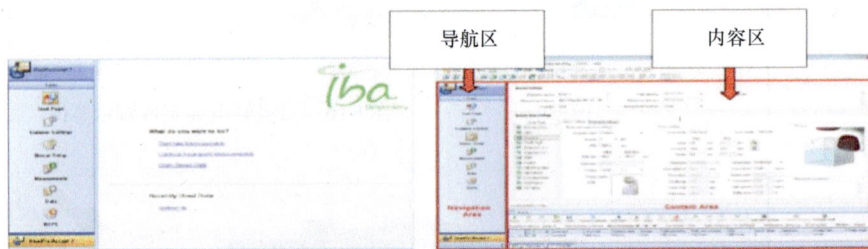

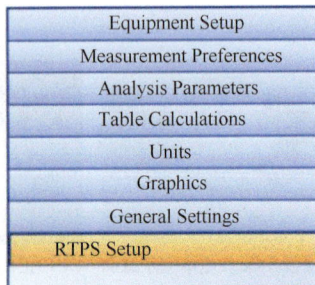

主要在首次使用时填写相关单位信息

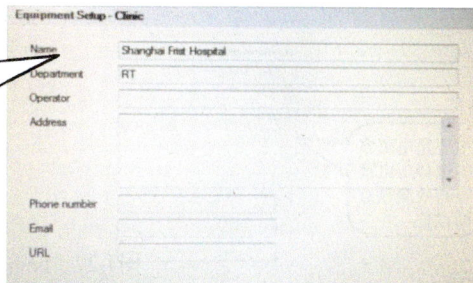

图4-23　设备定义设置——临床设置

设备设置之放射装置设置

主要在首次使用时选择设备的相关信息

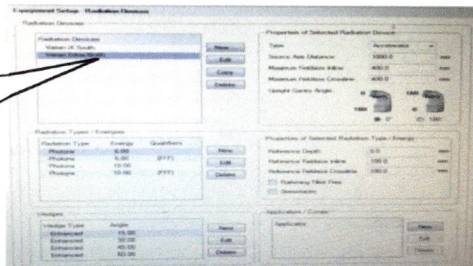

图4-24　设备定义设置——放射装置设置

设备设置之控制器设置

当连接正确时，会自动识别并跳出CCU的链接地址

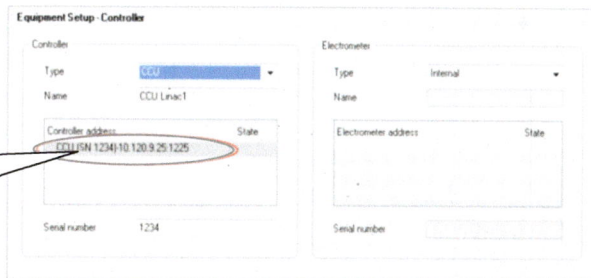

图4-25　设备定义设置——连接CCU

设备设置之伺服装置/扫描仪设置

主要是水箱的方位选择

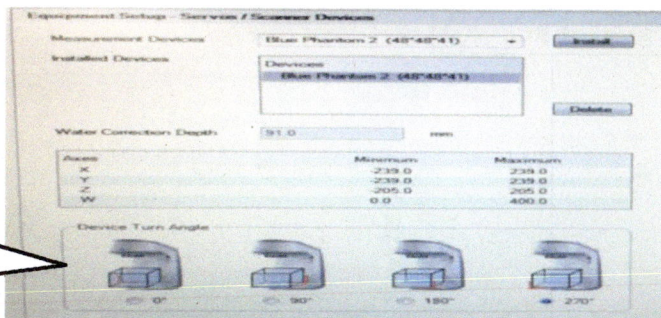

图4-26　设备定义设置——伺服装置/扫描仪设置

设备设置之探测器设置

主要是电离室的选择与电离室有效测量点的设置

偏置是负值
（有效点位置）

偏置是正值
（有效点位置）

圆柱形电离室设置有效点示意图

平板及半导体电离室设置有效点示意图

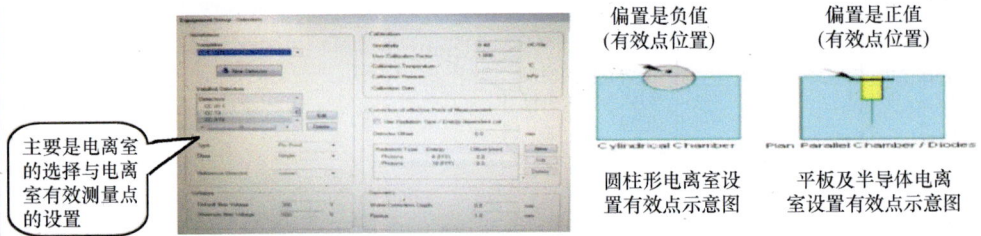

图4-27 设备定义设置——探测器设置

创建扫描序列

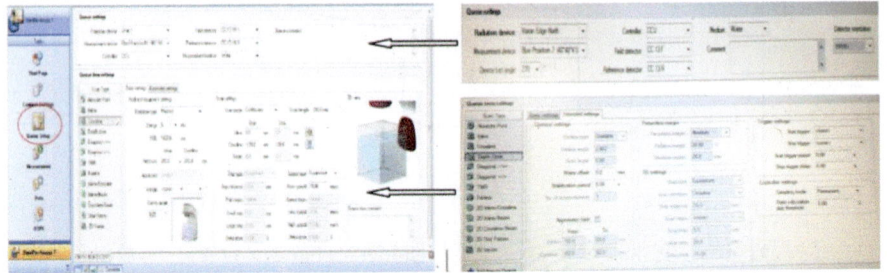

图4-28 Queue Setup界面图

连接CCU

只有连接正确时，这里所有的符号才呈绿色

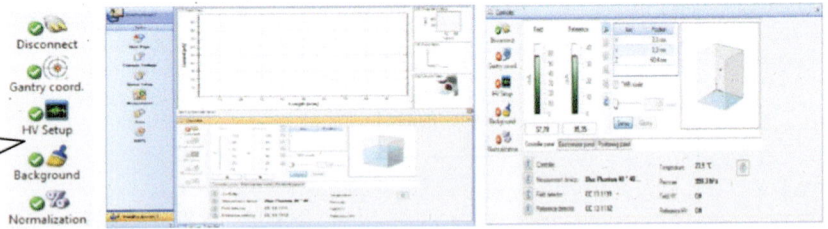

图4-29 测量扫描连接界面

测量

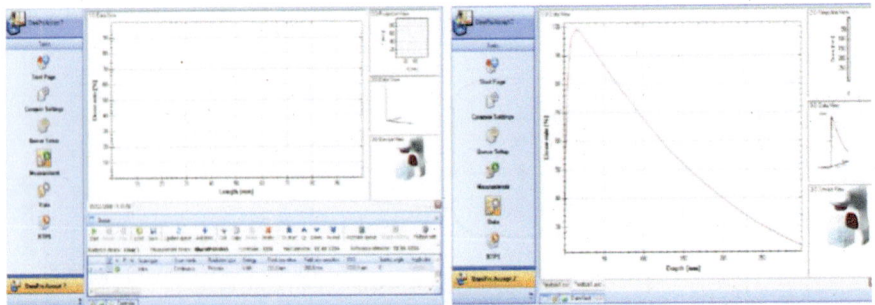

图4-30 测量界面与测量结果示意图

数据分析

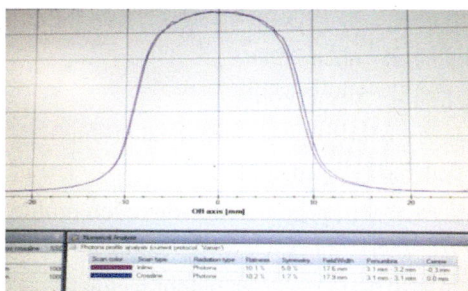

图4-31　扫描测量所得的Profile曲线分析图

数据存储

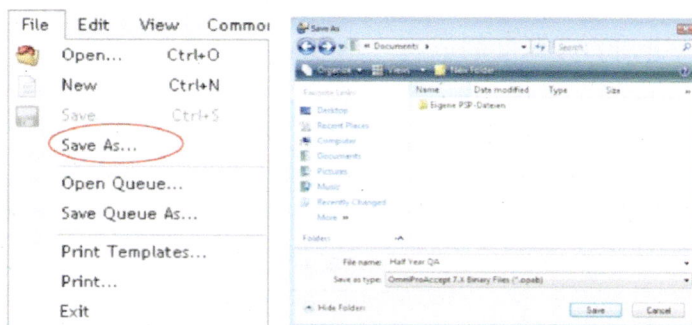

图4-32　数据存储示意图

第二节　医用直线加速器建模数据测量

治疗计划系统对加速器进行建模时，要收集加速器的束流特性参数，以便模型建成后进行参考比较，所以数据采集是治疗计划系统应用之前必不可少的环节，数据采集的精度直接影响到TPS建模的精度，从而影响到治疗精度，所以测量人员必须由熟悉数据测量的高年资物理师负责，认真阅读厂家对数据采集的要求。

一、光子线建模数据测量

光子线是目前放射治疗的主要射线，光子线的建模数据采集，因不同厂家建模算法各异，在采集内容的要求上会有差异。采集测量工具主要有：三维水箱、测量电离室、参考电离室、剂量仪、平衡帽、固体水等。光子线测量时所用的电离室一般用空腔电离室，电离室尺寸应小于所需测量射野边长的1/4，不然将有体积效应，导致中心剂量被低估，半影区扩展等问题。对于≥（4×4）cm^{2}的射野，一般使用体积大于0.1cm^{3}的电离室，如IBA的CC13、PTW的31010等；（2×2）cm^{2}至（4×4）cm^{2}可以使用IBA的CC01或者PTW的PinPoint；小于（2×2）cm^{2}的射野可以使用灵敏体积更小的电离室，如钻石电离室、半导体电离室（光子线专用）等[2]。测量小野时推荐电离室方向与射束平行，即竖直放置，具体小野测量方法与注意事项请参考相关文献[3]-[6]。测量时一般需要在射野边缘放置参考电离室，用来消除束流信号的噪声，参考电离室一般与测量电离室相同。对于小野测量，参考电离室的放置可能会影响测量电离室的信号收集，所以对于出束十分稳定的加速器，可以不使用参考电离室。或者使用穿透电离室，放置在机头处。

因不同厂家所需测量光子线建模数据条件有所差异，本节以美国瓦里安Eclipse计划系统算法配置所需实测数据来阐述光子线建模数据测量的内容和方法步骤[7-9]。其他计划系统算法配置所需实测数据内容详见附录表。对于 Eclipse 计划系统每个档光子线能量，应测量的内容有：

· 开野百分深度剂量（open PDD）；
· 开野的离轴比剂量（open profile）；
· 最大开野对角方向离轴比剂量（diagonal profile）；
· 楔形野百分深度剂量（wedge PDD）；
· 楔形野楔形方向离轴比剂量（wedge-direction profile）；
· 楔形野纵轴方向离轴比剂量（non-wedge-direction profile）；
· 开野 MU 表（输出因子）（open output factor）；
· 楔形野 MU 表（输出因子）或楔形因子（wedge output eactor or wedge factor）；
· MLC 透射因子及 DLG（MLC transmission factor and dosimetric leaf gap）；
· 挡块透射因子和托架因子（block transmission factor and tray factor）。

（一）开野百分深度剂量

对应于不同单位的每个加速器上的各个光子能量，射野中心轴上的 PDD 必须在开野情况下测量，所谓开野，就是射野仅仅是由加速器的二级准直器形成的。在数据建模的过程中，开野 PDD 被用来确定光子射线的能量光谱。

1. 测量要求　测量要求见表 4-1。

表 4-1　测量要求表

数据要求	具体描述
数据类型	开野百分深度剂量
扫描条件	固定源模体距离 SSD 100cm，等中心在水模体表面
扫描深度	测量至深度大于 30 cm
扫描精度	0.1cm，最大不超过 0.2cm，输出数据步长最大 5mm（可不等间距）
扫描野	射野边长应是厘米的整数值，探头测量有意义的最小整数正方野、（3×3）cm²、（4×4）cm²、（6×6）cm²、（8×8）cm²、（10×10）cm²、（12×12）cm²、（15×15）cm²、（20×20）cm²、（25×25）cm²、（30×30）cm²、（35×35）cm²、（40×40）cm²
其他	不同射野的百分深度剂量可分别相对于它们的最大剂量深度归一，也可以全部归一在（10×10）cm² 射野的最大深度上

2. 注意事项

（1）做 IMRT 调强计划时可能需要测量比较小的射野，例如（3×3）cm² 或者更小，当有临床使用需要时，请确保测量到该射野的百分深度剂量曲线及离轴比曲线，当射野小于（4×4）cm² 时，请使用足够小的探测器以确保测量数据的准确性。

（2）PDD 曲线扫描深度必须达到最深离轴比剂量曲线的深度。

（3）在测量 PDD 曲线时，必须考虑到测量电离室或其他探头的有效测量点问题。

（4）如果没有（40×40）cm² 的射野，则以最大射野代替。

（5）随着计划系统软件版本号的升级，测量内容会有稍微变动。

3. 测量设置示意图　开野 PDD 测量设置示意图和俯视图见图 4-33 和图 4-34。

4. 开野 PDD 扫描确认清单　开野 PDD 测量确认清单见表 4-2。

表 4-2　开野 PDD 测量确认清单

射野大小 /cm²	最小方野	3×3	4×4	6×6	8×8	10×10	12×12	15×15	20×20	30×30	35×35	40×40

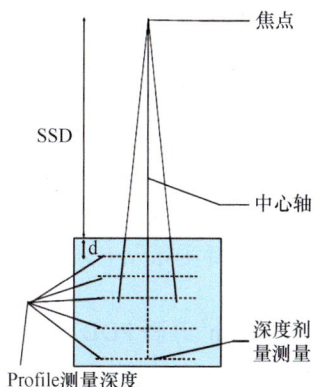

图 4-33　开野 PDD 测量设置示意图　　图 4-34　开野 PDD 测量射野俯视图

5. 开野 PDD 扫描结果示意图　开野 PDD 测量扫描结果示意图见图 4-35。

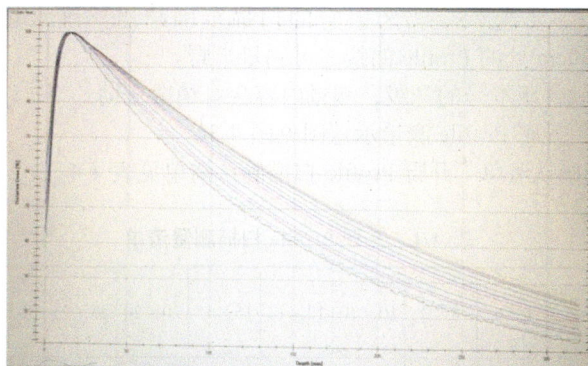

图 4-35　开野 PDD 测量扫描结果示意图

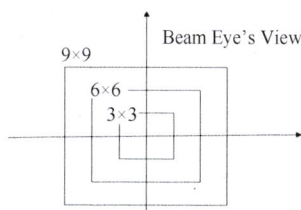

（二）开野的离轴比剂量

对应于不同单位的每个加速器上的各个光子能量，开野 Profile 必须沿着 X 轴方向和 Y 轴方向且经过中心轴线测量。在数据建模的过程中，该测量所得的开野 Profile 被用来确定射野内的剂量分布以及射野外的穿射线及散射线。测量 Profile 的扫描范围应尽可能超出射野边界多一些范围。

1. 测量要求　测量要求见表 4-3。

表 4-3　测量要求表

数据要求	具体描述
数据类型	开野的离轴比剂量
扫描条件	固定源模体距离 SSD=100cm，等中心在水模体表面
扫描深度	开野的离轴比剂量应至少 5 个深度进行测量，建议的测量深度为：Dmax、5 cm、10 cm、20 cm、30 cm
扫描精度	0.1cm，最大不超过 0.2cm，输出数据步长最大 2.5mm（可不等间距）
扫描范围	大于每侧射野边界至少 5cm
测量要求	所有离轴比剂量的测量应在同一方向，要求在下准直器（X Jaw）的方向（Crossline）。对称性＜2%，平坦度＜2%（最大不得超过 3%）
扫描射野	射野边长应是厘米的整数值，探头测量有意义的最小整数正方野、（3×3）cm²、（4×4）cm²、（6×6）cm²、（8×8）cm²、（10×10）cm²、（12×12）cm²、（15×15）cm²、（20×20）cm²、（25×25）cm²、（30×30）cm²、（35×35）cm²、（40×40）cm²
其他	对全野的离轴比剂量，系统将其两侧的数据取平均后储存，故射野中心轴的对准至关重要。对 AAA 算法模型，离轴比剂量的对称性偏差太大或射野外测量范围不够均可导致算法无法配置，故建议在测量离轴量时用水箱附带的软件分析测量结果，若对称性不好请及时调整水箱设置

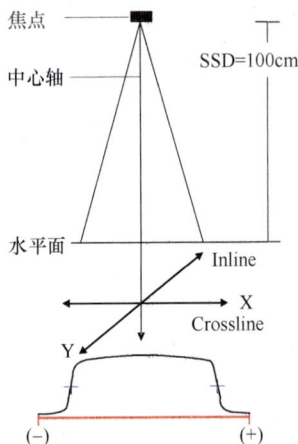

图 4-36　开野 Profile 测量示意图

2. 注意事项

（1）做 IMRT 调强计划时可能需要测量比较小的射野，例如（3×3）cm² 或者更小。当有临床使用需要时，请确保测量到该射野的百分深度剂量曲线及离轴比曲线，当射野小于（4×4）cm² 时，请使用足够小的探测器以确保测量数据的准确性。

（2）要求表格中射野大小是在 SSD=100cm 处，即水模体表面的大小。随着测量深度的加深，测量实际大小须进行额外计算，扫描范围应是实际大小 + 至少 5cm。

（3）Dmax 代表（10×10）cm² 开野 PDD 曲线上百分深度剂量最大点深度。

（4）瓦里安 Eclipse 算法只要求测量 Crossline 方向的 Profile 曲线即可，其他模型或者算法可能对 Crossline 和 Inline 方向的 Profile 都需要测，视建模的具体要求而定。

（5）当照射野的扫描范围超出三维水箱的测量范围时，比如（40×40）cm² 的水下 30cm 处的 Profile 曲线，可测量半野。

（6）随着计划系统软件版本号的升级，测量内容会有稍微变动。

3. 测量设置示意图　开野 Profile 测量示意图见图 4-36。

4. 开野 Profile 扫描确认清单　开野 Profile 扫描确认清单见表 4-4。

表 4-4　开野 Profile 扫描测量清单

射野大小 /cm²　　深度 /cm	3×3	4×4	6×6	8×8	10×10	12×12	15×15	20×20	25×25	30×30	35×35	40×40	40×40 Diagonal
Dmax													
5													
10													
20													
30													

5. 开野 Profile 扫描结果示意图　开野 Profile 扫描结果示意图见图 4-37。

（三）最大开野对角方向离轴比剂量

最大开野对角方向离轴比剂量测量方法类似开野的离轴比剂量，只不过只测最大正方照射野（（40×40）cm²），测量深度与开野的离轴比剂量一致，测量可以直接用三维水箱的对角线扫描方式扫描。瓦里安 Eclipse 算法要求可将小机头旋转45°，水箱探头的移动方向不变，即 Crossline 方向。基于射野比较大，可测量半野。因与开野离轴比剂量测量一样，这里不再详细阐述。

（四）楔形野百分深度剂量

对应于不同单位的每个加速器上的各个光子能量，楔形野中心轴上的 PDD 必须在加楔形板情

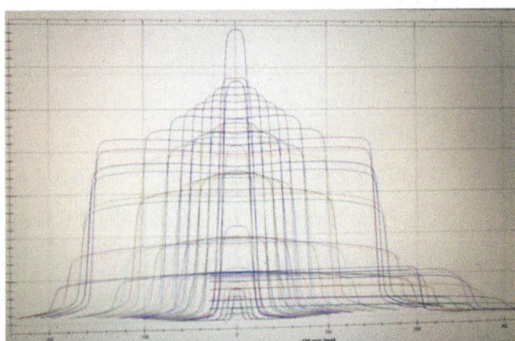

图 4-37　开野 Profile 扫描结果示意图

况下测量，在数据建模的过程中，该楔形野 PDD 数据被用来确定楔形野光子射线的能量光谱。

1. 测量要求　测量要求见表 4-5。

表 4-5　测量要求表

数据要求	具体描述
数据类型	楔形野百分深度剂量
扫描条件	固定源模体距离 SSD=100 cm，等中心在水模体表面。机头附件上插挂各固体楔形板（通常有 15°、30°、45°、60° 四种）
扫描深度	看最深的 Profile 测量深度，如果最深的 Profile 测量深度是 30 cm，则扫描深度至少为 30 cm。
扫描精度	0.1 cm，最大不超过 0.2 cm，输出数据步长最大 5 mm（可不等间距）
扫描野	射野边长应是厘米的整数值，探头测量有意义的最小整数正方野、（3×3）cm²、（4×4）cm²、（6×6）cm²、（8×8）cm²、（10×10）cm²、（12×12）cm²、（15×15）cm²、（20×20）cm²、（25×25）cm²、（30×30）cm²、（35×35）cm²、（40×40）cm²
其他	由于不同楔形板有不同的最大野，与开野 PDD 不同的是通常扫描野扫到最大的边界方野，再加最大允许的矩形野

2. 注意事项

（1）楔形板 PDD 曲线扫描深度必须达到最深离轴比剂量曲线的深度。

（2）在测量楔形板 PDD 曲线时，必须考虑到测量电离室或其他探头的有效测量点问题。

（3）楔形板 PDD 曲线的射野大小必须与开野射野大小一致，如超出楔形板允许大小时，只测允许的最大矩形野。

（4）楔形板在插入楔形板插槽时，需要保持各个楔形板插入方向一致。

（5）随着计划系统软件版本号的升级，测量内容会有稍微变动。

3. 测量设置示意图　楔形野 PDD 测量设置示意图见图 4-38。

4. 楔形野 PDD 扫描确认清单　楔形野 PDD 扫描确认清单见表 4-6。

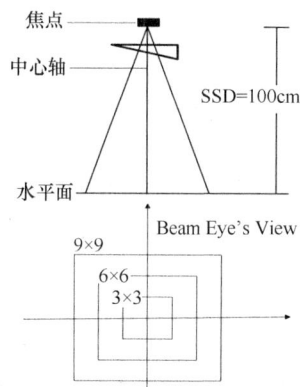

图 4-38　楔形野 PDD 测量设置示意图

表 4-6　楔形野 PDD 扫描测量确认清单

对于 15° 和 30° 楔形滤片：

射野大小 /cm²	3×3	4×4	6×6	8×8	10×10	12×12	15×15	20×20	25×25	30×30	30×40

对于 45° 楔形滤片：

射野大小 /cm²	3×3	4×4	6×6	8×8	10×10	12×12	15×15	20×20	20×40

对于 60° 楔形滤片：

射野大小 /cm²	3×3	4×4	6×6	8×8	10×10	12×12	15×15	15×40

5. 楔形野 PDD 扫描结果示意图　楔形野 PDD 扫描测量结果见图 4-39。

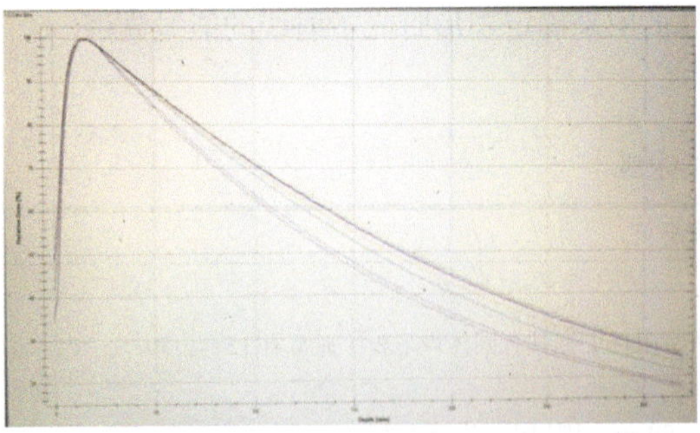

图 4-39　楔形野 PDD 扫描测量结果示意图

1. 测量要求　测量要求见表 4-7。

（五）楔形野楔形方向离轴比剂量

楔形野楔形方向离轴比剂量的测量方法与开野的离轴比剂量测量条件相同并沿着楔形剂量变化的方向进行，测量的边长、深度应在楔形滤片允许的范围内与开野完全一致，另外再加上楔形滤片最大允许矩形野（如（30×40）cm^2——15°、30°；（20×40）cm^2——45°；（15×40）cm^2——60°），要求在测量时固定一个楔形滤片插入方向（如 Right 方向）。

表 4-7　测量要求表

数据要求	具体描述
数据类型	楔形野楔形方向的离轴比剂量
扫描条件	固定源皮距 SSD=100 cm，等中心在水模体表面。机头附件上插挂各固体楔形板（通常有 15°、30°、45°、60° 四种）
扫描深度	楔形野的离轴比剂量应至少在 5 个深度进行测量，建议的测量深度为：Dmax、5 cm、10 cm、20 cm、百分深度剂量的最大测量深度
扫描精度	0.1 cm，最大不超过 0.2 cm，输出数据步长最大 2.5 mm（可不等间距）
扫描范围	大于每侧射野边界至少 5cm
测量要求	所有离轴比剂量的测量应在同一方向，要求在下对光栅叶的方向（Crossline），同时此方向为楔形方向。
扫描射野	射野边长应是厘米的整数值，探头测量有意义的最小整数正方野，（3×3）cm^2、（4×4）cm^2、（6×6）cm^2、（8×8）cm^2、（10×10）cm^2、（12×12）cm^2、（15×15）cm^2、（20×20）cm^2、（25×25）cm^2、（30×30）cm^2、（35×35）cm^2、（40×40）cm^2
其他	由于不同楔形板有不同的最大野，与开野 Profile 不同的是通常扫描野扫到最大的边界方野，再加最大允许的矩形野

2. 注意事项

（1）要求表格中射野大小是在 SSD=100 cm 处，即水模体表面的大小，随着测量深度的加深，测量实际大小须进行额外计算，扫描范围应是实际大小 + 至少 5 cm。

（2）Dmax 代表（10×10）cm^2 开野 PDD 曲线上百分深度剂量最大点深度。

（3）这里的楔形野离轴比剂量，实际上是指楔形板楔形方向上的离轴比剂量，因此在插楔形板时，选择楔形板 Right 或者 Left 方向，水箱扫描为下对光栅叶的方向（Crossline）。

（4）随着计划系统软件版本号的升级，测量内容会有稍微变动。

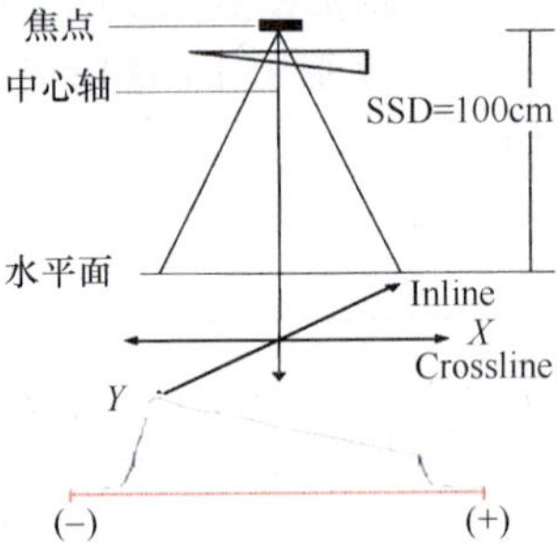

图 4-40　楔形野楔形方向 Profile 扫描测量设置示意图

3. 测量设置示意图　楔形野楔形方向 Profile 扫描测量设置见图 4-40。

4. 楔形野楔形方向 Profile 扫描测量清单　楔形野楔形方向 Profile 扫描测量清单见表 4-8。

表 4-8　楔形野楔形方向 Profile 扫描测量清单

对于 15° 和 30° 楔形滤片：

深度 /cm	射野大小 /cm^2											
	3×3	4×4	6×6	8×8	10×10	12×12	15×15	20×20	25×25	30×30	30×40	30×40Long.
Dmax												
5												

续表

对于15° 和30° 楔形滤片：

深度 /cm	射野大小 /cm²											
	3×3	4×4	6×6	8×8	10×10	12×12	15×15	20×20	25×25	30×30	30×40	30×40Long.
10												
20												
30												

对于45° 楔形滤片：

深度 /cm	射野大小 /cm²									
	3×3	4×4	6×6	8×8	10×10	12×12	15×15	20×20	20×40	20×40Long.
Dmax										
5										
10										
20										
30										

对于60° 楔形滤片：

深度 /cm	射野大小 /cm²									
	3×3	4×4	6×6	8×8	10×10	12×12	15×15	15×40	15×40Long.
Dmax									
5									
10									
20									
30									

5. 楔形野楔形方向 Profile 扫描测量结果示意图 楔形野楔形方向 Profile 扫描测量结果示意图见图 4-41。

（六）楔形野纵轴方向离轴比剂量

该离轴比剂量的测量面积为楔形滤片最大允许矩形野（如（30×40）cm²——15°、30°）、10 cm 深度，水箱的测量轴不变，将楔形滤片拉出后转90° 插入（In 或 Out 方向，即非楔形剂量变化的方向）。基于射野比较大，可测量半野。因与楔形野楔形方向 Profile 测量一样，这里不再详细阐述。

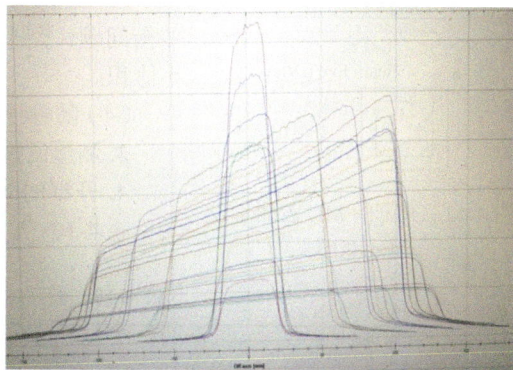

图 4-41 楔形野楔形方向 Profile 扫描测量结果示意图

（七）开野 MU 表

瓦里安 Eclipse 计划系统算法里的开放野 MU 表，实际上就是开野的总散射因子表，测 PBC MU 表时探头的位置选择应与 PDD 的归一方法一致。被测野的长宽为：最小整数边长、3 cm、4 cm、6 cm、8 cm、10 cm、12 cm、15 cm、20 cm、25 cm、30 cm、35 cm、最大整数边长（40 cm）的任意组合，数据以 ASCII MU 表格式储存。对 PBC 算法，测量条件与定标方法一致（如源皮距 100 cm，探头位于（10×10）cm² 射野的最大剂量深度）。对 AAA 模型，MU 表的测量条件与源皮距无关，但要避免机头散射电子线的影响，推荐条件为源至探头距离为 100 cm，探头位于水下 5 cm（≤ 15 MV）或 10 cm（> 15 MV）。其中

$$F_{output} = R_{open} / R_{10 \times 10}$$

1. 开野 MU 表测量要求　开野 MU 表测量要求见表 4-9。

表 4-9　测量要求表

数据要求	具体描述
数据类型	开野 MU 表
扫描条件	SPD=95 cm，探头位于水下 5 cm
扫描深度	探头位于水下 5 cm（≤ 15 MV）或 10 cm（> 15 MV）
参考射野	（10×10）cm²
测量射野	射野边长应是厘米的整数值，探头测量有意义的最小整数正方野、（3×3）cm²、（4×4）cm²、（6×6）cm²、（8×8）cm²、（10×10）cm²、（12×12）cm²、（15×15）cm²、（20×20）cm²、（25×25）cm²、（30×30）cm²、（35×35）cm²、（40×40）cm²

2. 注意事项

（1）不同厂家建模需求不一样，所测的内容会相差很大，瓦里安 Eclipse 计划系统主要用到 AAA 算法，因此这里只要测 SPD=95 cm、水下 5 cm 下的不同射野的输出值即可。而其他计划系统有可能要求测 SSD=100 cm、水下 Dmax 下的不同射野的输出剂量率与相同条件下 Dmax 处（10×10）cm² 射野输出剂量率的比值，即开野的总散射因子，以及空气中的输出剂量率与参考射野（10×10）cm² 在空气中的输出剂量率之比，即开野的准直器散射因子。

（2）当射野小于（4×4）cm² 时，必须考虑使用灵敏体积更小的电离室，如钻石电离室、半导体电离室（光子线专用）等，测量小野时推荐电离室方向与射束平行，即竖直放置。而大于（4×4）cm² 时，不建议用小探头进行测量。大小探头之间校准因子需要进行交叉校准，推荐用（10×10）cm² 射野。

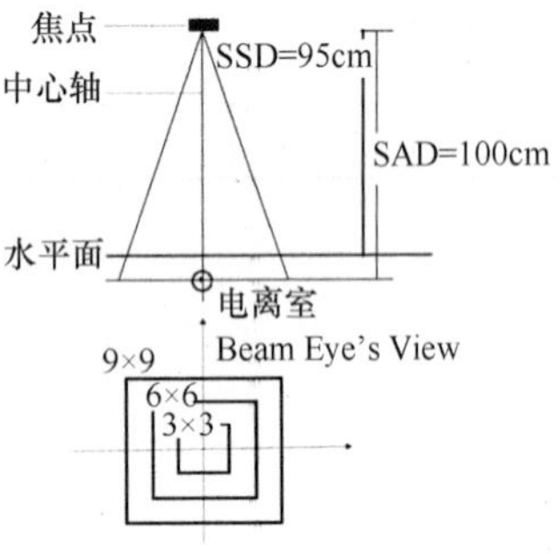

（3）当用其他计划系统测量空气中的剂量率时，必须考虑电子平衡问题，测量时须带平衡帽。建议使用金属平衡帽，这样可以减小体积。

（4）随着计划系统软件版本号的升级，测量内容会有稍微变动。

3. 测量设置示意图　开野的 MU 表测量设置示意图见图 4-42。

4. 开野的 MU 表测量结果登记表　开野的 MU 表测量结果登记表见表 4-10。

图 4-42　开野的 MU 表测量设置示意图

表 4-10　开野的 MU 表测量结果登记表

Y/X	3	4	6	8	10	12	15	20	25	30	35	40
3												
4												
6												
8												
10												

续表

Y/X	3	4	6	8	10	12	15	20	25	30	35	40
12												
15												
20												
25												
30												
35												
40												

（八）楔形野 MU 表或楔形因子

楔形野 MU 表的测量方法与开野的 MU 测量方法一样（楔形野允许范围内的整数射野边长的任意组合）。

$$F_{\text{output\_wedge}} = R_{\text{wedge}} / R_{\text{ref\_wedge}10\times10}$$

若愿简化，也可以借用开野的 MU 表，但需要再测一个楔形因子（这种做法得到的楔形野 MU 可能精度稍差）

$$F_{\text{wedge}} = R_{\text{wedge}10\times10,\ d=10\text{cm}} / R_{\text{open}10\times10,\ d=10\text{cm}}$$

动态楔形和增强动态楔形野无须额外测量数据。

1. 楔形野 MU 表测量要求　楔形野 MU 表测量要求见表 4-11。

表 4-11　楔形野 MU 测量要求

数据要求	具体描述
数据类型	楔形野 MU 表
扫描条件	SSD=95cm，探头位于水下 5 cm。机头附件上插挂各固体楔形板（通常有 15°、30°、45°、60° 四种）
扫描深度	探头位于水下 5 cm（≤15 MV）或 10 cm（＞15 MV）
参考射野	（10×10）cm²
测量射野	射野边长应是厘米的整数值，探头测量有意义的最小整数正方野、（3×3）cm²、（4×4）cm²、（6×6）cm²、（8×8）cm²、（10×10）cm²、（12×12）cm²、（15×15）cm²、（20×20）cm²、（25×25）cm²、（30×30）cm²、（35×35）cm²、（40×40）cm²

2. 注意事项

（1）在插楔形板时，需要与测 PDD、Profile 时一致的方向。

（2）楔形板 MU 表的射野大小必须与测楔形野 PDD、Profile 时射野大小一致。

（3）当射野小于（4×4）cm² 时，必须考虑使用灵敏体积更小的电离室，如钻石电离室、半导体电离室（光子线专用）等，测量小野时推荐电离室方向与射束平行，即竖直放置。而大于（4×4）cm² 时，不建议用小探头进行测量。大小探头之间需要比对转化。

（4）随着计划系统软件版本号的升级，测量内容会有稍微变动。

3. 楔形野 MU 表测量设置示意图　楔形野 MU 表测量设置示意图见图 4-43。

4. 楔形野的 MU 表测量结果登记表　楔形野的 MU 表测量结果登记表见表 4-12。

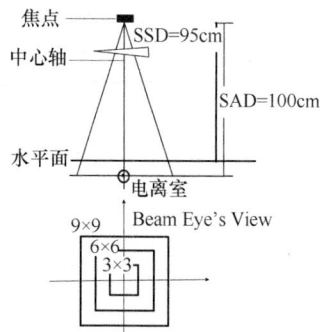

图 4-43　楔形野的 MU 表测量设置示意图

表 4-12 楔形野的 MU 表测量结果登记表

楔形野机器量表（60°）												
Y/X	3	4	6	8	10	12	15	20	25	30	35	40
3												
4												
6												
8												
10												
12												
15												
20												
25												
30												
35												
40												

注：15°、30°、45° 楔形滤片野的机器量表格式同上，但它们的最大楔形宽度与最大非楔形方向野长的组合不一样。

（九）MLC 透射因子及 DLG

MLC 的透射应测量叶片中和叶片间透射的平均值，使用较大电离室并垂直于叶片方向 测量。在等中心条件下测量，深度可等同 MU 表条件，也可以分别在 5cm 和 10cm 测量两组数据，再取平均

$$F_{MLC} = R_{MLC\ closed\ field\ 10\times10} / R_{MLC\ open\ field\ 10\times10}$$

DLG 测量需要一组 MLC 文件，推荐与测量 MU 表相同的测量条件。具体方法及 MLC file 请参见 MyVarian.com 网站上的 Dosimetric Leaf Gap Measurement Exercise.PDF 及附带的 DLG 测量文件。简要步骤如下：

（1）运行 R_{open} 文件预热，运行 $R_{T,A}$、$R_{T,B}$ 文件获得 $R_{T,A}$、$R_{T,B}$ 值。根据公式 $R_T = (R_{T,A} + R_{T,B})/2$ 获得 R_T。

（2）运行间隙分别为 2、4、6、10、14、16、20 的文件，获得各自的 R_g 值。

（3）根据公式 $R_{gT} = R_{T*}(1 - g[mm]/120[mm])$ 获得各自的 R_{gT}，其中 g 为间隙值。

（4）根据公式 $R_{g'} = R_g - R_{gT}$ 获得各自的 $R_{g'}$。

（5）根据获得的 $R_{g'}$，与 g 建立 $g(R_{g'}) = aR_{g'} + b$ 函数关系式，截距 b 的绝对值就是所测的 DLG。

以上步骤中各测量条件都是 SPD=95cm，水下 5cm 下所测得。

（十）挡块透射因子和托架因子

挡块透射因子通常定义 SSD=100 cm，标准（10×10）cm²，加挡铅和不加挡铅的吸收剂量率在水中参考点 Dmax 深度处的比值。而瓦里安 Eclipse 计划系统算法配置则是要求测（3×3）cm²，加挡铅和不加挡铅的吸收剂量率在水中参考点 5 cm 深度处的比值（SSD=95 cm）。公式表示如下：

$$F_{transmission} = R_{tray+block\ 3\times3} / R_{tray\ 3\times3}$$

托架因子通常定义 SSD=100 cm，标准（10×10）cm²，加托架和不加托架的吸收剂量在水中参考点 Dmax 深度处的比值。而瓦里安 Eclipse 计划系统算法配置则是要求测（20×20）cm²，SSD=95 cm，加挡铅和不加挡铅的吸收剂量率在水中参考点 5 cm 深度处的比值。公式表示如下：

$$F_{tray} = R_{tray} / R_{open}$$

二、电子线建模数据测量

高能电子线在现代肿瘤放射治疗中有着重要的地位，特别是对浅表肿瘤的治疗。因电子线的

剂量特性而能避免靶区后深部组织的照射，这是电子线优于高能 X 射线的地方，也是电子线最重要的剂量学特性。现代医用直线加速器除能提供两挡高能 X 射线外，通常还提供能量范围在 4 ～ 25MeV 的数挡高能电子线。因此，建模也需要求提供相关的电子线测量数据。

电子线测量与光子线测量一样，需要用到三维水箱、测量电离室、参考电离室、剂量仪、平衡帽、固体水等。如果有低于 6MeV 的电子线，还需用平板电离室来测量，以减免腔内散射扰动效应[10]。

电子线的测量内容因计划系统剂量算法不同而有所不同，一般要测不同限光筒的百分深度剂量、不同限光筒的离轴比分布、空气中不同限光筒离轴比分布及限光筒散射因子。本章节要阐述的电子线建模数据测量主要以瓦里安的 Eclipse 计划系统算法配置所需，而瓦里安的 Eclipse 计划系统电子线计算最新版本都用 eMC 算法[11]，在 Eclipse13 版以前还支持 PBC 和 GGPB 算法，13版以后不再支持。eMC 算法测量内容主要有：

- 开野测量内容
  - 水中深度剂量曲线；
  - 水中绝对剂量；
  - 空气中离轴比剂量。
- 限光筒野测量内容
  - 水中深度剂量曲线；
  - 水中绝对剂量。
- 可选测量内容
  - 空气中离轴比剂量。

（一）开野测量内容

不加装限光筒，将铅门开至（40×40）cm² 进行测量，每个能量都需测量。此数据须在 Service 模式下测量，以便 override 相关联锁。

1. 水中深度剂量曲线

（1）测量设置要求：测量设置要求见表 4-13。

（2）注意事项：

1）R_p 代表该能量的电子射程。

2）当能量小于 6MeV 时，需要用平板电离室测量，以减少腔内扰动效应干扰。

3）水箱测量得到的最初曲线是电离曲线，必须经过软件转换为百分深度剂量曲线[12]。

4）测量时须考虑有效测量点问题。

（3）测量设置示意图：电子线开野水中深度剂量曲线设置图如图 4-44 所示。

表 4-13　设置要求表

数据要求	具体描述
数据类型	电子线开野水中深度剂量曲线
扫描条件	SSD=100 cm，水中测量
扫描深度	大于等于 R_p+5 cm
射野大小	（40×40）cm²
测量能量	所有电子线能量

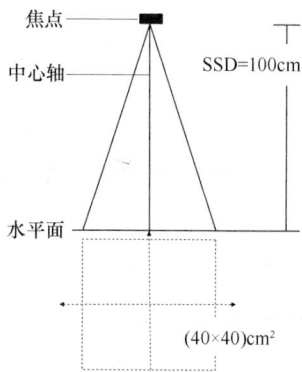

图 4-44　电子线开野水中深度剂量曲线设置图

（4）测量清单表：电子线开野水中深度剂量曲线测量清单表见表 4-14。

2. 水中绝对剂量

（1）测量设置要求：测量设置要求见表 4-15。

表 4-14　电子线开野水中深度剂量曲线测量清单表

无限光筒时水中 PDD	
SSD=100 cm，无限光筒，射野大小（40×40）cm²	
能量	PDD

表 4-15　设置要求表

数据要求	具体描述
数据类型	电子线开野水中绝对剂量
测量条件	SSD=100 cm，水中测量
测量深度	Dmax 或者附近深度
射野大小	（40×40）cm²
测量能量	所有电子线能量

（2）注意事项：

1）当能量小于 6MeV 时，需要用平板电离室测量，以减少腔内扰动效应干扰。

2）测量时须考虑有效测量点问题。

3）表示为 cGy/MU，Eclipse13.6 无须测此项。

（3）测量设置示意图：如图 4-45 所示。

（4）测量结果表：见表 4-16。

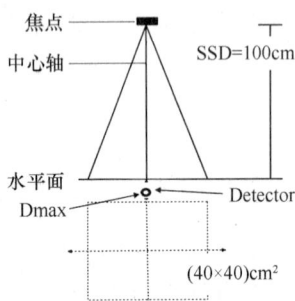

图 4-45　电子线开野水中绝对剂量测量设置图

表 4-16　电子线开野水中绝对剂量测量结果表

无限光筒时水中绝对剂量测量	
SSD=100 cm，无限光筒，射野大小（40×40）cm²	
能量	绝对剂量/（cGy/MU）

表 4-17　设置要求表

数据要求	具体描述
数据类型	电子线开野空气中离轴比剂量
扫描条件	源 - 探头距离 95 cm，空气中测量
扫描深度	—
射野大小	（40×40）cm²
测量能量	所有电子线能量

（4）测量清单表：见表 4-18。

3. 空气中离轴比剂量

（1）测量设置要求：测量设置要求见表 4-17。

（2）注意事项：

1）空气中测量需考虑电子平衡问题，需带平衡帽。

2）当能量小于 6MeV 时，需要用平板电离室测量，已减少腔内扰动效应干扰。

3）测量宽度至少与最大限光筒的对角线长度一致。

（3）测量设置示意图：如图 4-46 所示。

（二）限光筒测量内容

对于每个能量和每个限光筒测量。因此在测量时需要安装限光筒，因限光筒下端离机架旋转等中心仅有 5 cm 的空隙，所以在安装限光筒时，需要升降水箱，防止安装过程中与水箱碰撞。

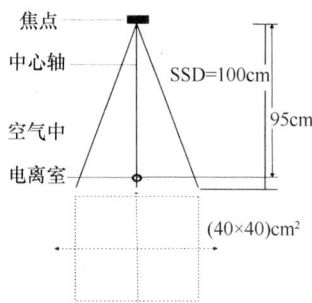

图 4-46　电子线开野空气中
离轴量测量设置示意图

表 4-18　电子线开野空气中离轴量测量清单

无限光筒时空气中离轴比 Profile	
SDD=95 cm，空气中测量，射野大小（40×40）cm²	
能量	Profile

1. 水中深度剂量曲线

（1）测量设置要求：测量设置要求见表 4-19。

（2）注意事项：

1）R_p 代表该能量的电子射程。

2）当能量小于 6MeV 时，需要用平板电离室测量，以减少腔内扰动效应干扰。

3）水箱测量得到的最初曲线是电离曲线，必须经过软件转换为百分深度剂量曲线。

4）测量时须考虑有效测量点问题。

（3）测量设置示意图如图 4-47 所示。

表 4-19　设置要求表

数据要求	具体描述
数据类型	电子线限光筒下水中深度剂量曲线
扫描条件	SSD=100 cm，水中测量，挂限光筒
扫描深度	测量至 R_p 后 3～5 cm
射野大小	各个限光筒大小
测量能量	所有电子线能量

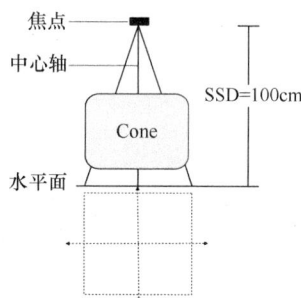

图 4-47　电子线限光筒下水
中 PDD 测量设置示意图

（4）测量清单表：因所有的能量都要测量，所以我们通常用同一能量不同限光筒的方式对测量曲线加以分类，每一种能量清单见表 4-20。

2. 水中绝对剂量

（1）测量设置要求：设置要求见表 4-21。

表 4-20　电子线同一能量不同限光筒下水中 PDD 测量清单

每个限光筒水中 PDD	
SSD=100cm，测量至射程后 3～5cm	
筒大小	PDD
6×6	
10×10	
15×15	
20×20	
25×25	
6×10	

表 4-21　设置要求表

数据要求	具体描述
数据类型	电子线各限光筒下水中绝对剂量
测量条件	SSD=100 cm，水中测量，挂各个限光筒
测量深度	Dmax 或者附近深度
射野大小	各个限光筒大小
测量能量	所有电子线能量

（2）注意事项：

1）当能量小于 6MeV 时，需要用平板电离室测量，以减少腔内扰动效应干扰。

2）测量时须考虑有效测量点问题。

3）表示为 cGy/MU。

（3）测量设置示意图：如图 4-48 所示。

（4）测量结果表：测量结果见表 4-22。

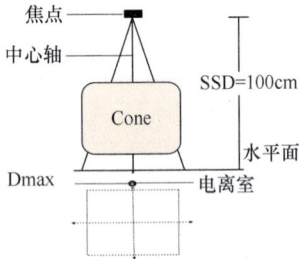

图 4-48　电子线限光筒下水
中绝对测量设置示意图

表 4-22　电子线限光筒下水中绝对测量结果表

绝对剂量	
SSD=100cm，深度 = 每个能量的 Dmax 或者附近深度	
筒大小	绝对剂量 /（cGy/MU）
6×6	
10×10	
15×15	
20×20	
25×25	
6×10	

（三）可选测量内容

空气中离轴比剂量的内容方法与第二节第（一）部分第 3 小节相同，只不过这里测量的野大小是每个装上限光筒后的野大小，而不是（40×40）cm²，具体见测量清单。这里其测量要求、注意事项、示意图不再复述。测量清单见表 4-23。

表 4-23　电子线空气中离轴量清单

不带限光筒时空气中的 Profile	无限光筒，铅门大小为装上限光筒后自动跟随大小，测量方向为 X/Y 的其中一个或者两个方向皆测					
源探头 SDD=95cm						
能量	限光筒					
	A06	A10	A15	A20	A25	A6×10
4E	20×20	20×20	20×20	25×25	30×30	16×13
6E	20×20	20×20	20×20	25×25	30×30	16×13
9E	20×20	20×20	20×20	25×25	30×30	16×13
12E	11×11	14×14	17×17	25×25	30×30	16×11
15E	11×11	14×14	17×17	23×23	28×28	16×10
16E	11×11	14×14	17×17	23×23	28×28	16×10
18E	11×11	14×14	17×17	22×22	27×27	16×10
20E	11×11	14×14	17×17	22×22	27×27	16×10
22E	11×11	14×14	17×17	22×22	27×27	16×10

第三节　计划系统建模

计划系统在投入临床使用之前，一重要工作就是对其进行数据建模，所谓建模，简单地讲就是把加速器的实际相关数据输入计划系统，通过参数拟合，确保治疗计划系统最终所形成的剂量分布与实际加速器出束所形成的剂量分布保持一致。目前国内建模过程通常是由加速器厂方来完成，加速器使用单位的物理师很少参与此部分工作。为了使大家能对建模有个初步的了解，本章节将对 RayStation 治疗计划系统、Monaco 治疗计划系统以及 Philips Pinnacle³ 计划系统的光子线建模作一个简单的介绍。

一、RayStation 物理建模介绍

（一）数据要求

RayStation 安装之前，需要对医院加速器进行数据采集，以便完成后续的建模工作。采集的数据被用来建立物理模型，错误的数据导致建模失败，TPS 无法进行临床使用，因此数据采集工作临床意义重大，须谨慎对待。具体数据采集要求内容详见附录 B，采集方法、操作步骤及注意事项可借鉴第二章节内容。

（二）建模流程

RayStation 计划系统是 RaySearch Labs 公司的产品，目前国内发布最新的版本是 4.7.5。主要模块包含 3D-CRT（正向和逆向），SMLC（静态调强），DMLC（动态调强），VMAT（CDR 和 VDR），MCO（多目标优化），IDR（图像形变配准），ART（自适应治疗），BAP（乳腺癌自动计划），FBP（后备计划）等 [13]。物理层面上，RayStation 提供开放的建模工具，供客户调试物理模型，以便于质控和临床工作。本节仅讨论基于筒串卷积 CCC（collapsed cone convolution）算法的光子建模。使用这一算法进行患者体内剂量计算时，需要知道每台加速器的能谱和加速器治疗机头射线的能量通量，能谱分布通过拟合测量的 PDD 曲线获取，能量通量通过拟合横向 Profile 曲线获取 [14]。因此，模型调试的过程就是不断调节模型中的参数，以实测曲线为目标进行不断逆向优化的过程。图 4-49 展示了 RayStation 建模流程框图。

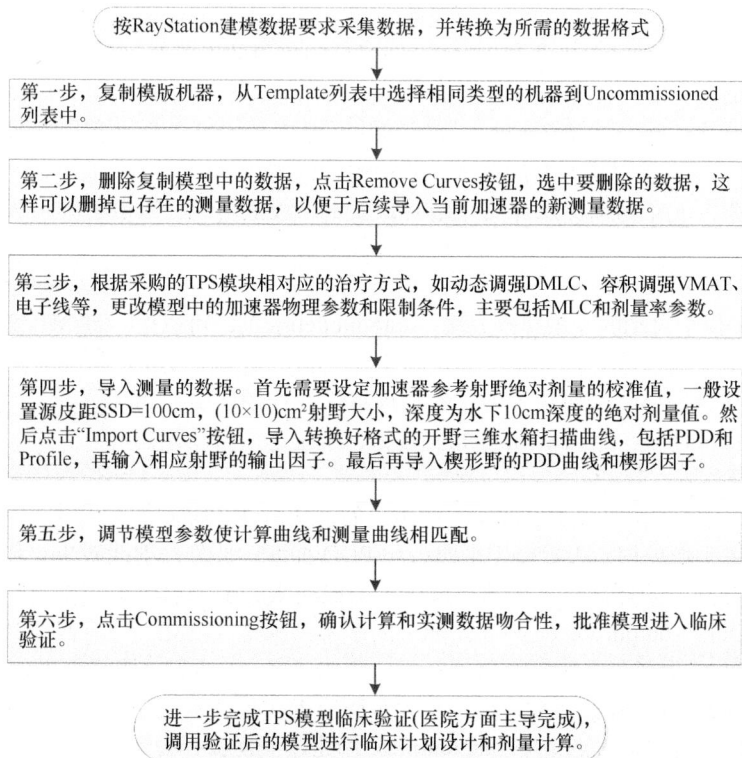

图 4-49　RayStation 建模流程图

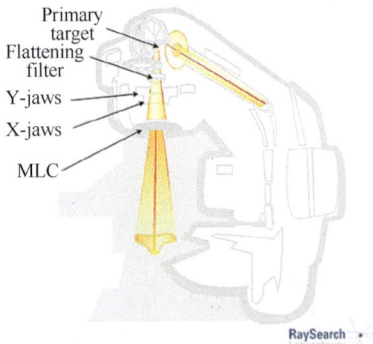

图 4-50　21EX 加速器机头源示意图

我们以瓦里安常规的 Varian-21EX 为例，介绍 RayStation 光子算法及模型调试。直线加速器中加速的粒子类型为电子，利用电场对电子加速，磁场使其偏转，形成单一能量的窄束。电子束击中重金属主靶，一部分产生轫致辐射，得到不同能量的光子（与管电压大小有关）。与靶相互作用产生的光子近似于从一点发出的，几何尺寸很小，称为主源（primary source）。在大部分直线加速器治疗头中存在一均整块（FF 模式），该均整块中心处较厚，边缘较薄，主源发出的射线经过均整块后会得到较均匀的束流分布。某些直线加速器不带均整块（FFF 模式），与 FF 模式比较，其输出束流分布不均匀，但输出剂量率显著提高。主源光子与均整块相互作用（光电效应、康普顿效应等），得到散射光子，近似于二维的点源，分布在均整块各处，称为次级源（secondary source）。光子在运输过程中，也会产生少量电子，模型中我们采用电子源对其描述。典型 21EX 加速器机头源示意图，如图 4-50 所示。

主源强度分布近似于椭球形状，用二维的高斯分布函数描述主源的强度，使用方差的大小分别表示主源 X 和 Y 方向的宽度，主源的位置是确定的，即距离机器等中心 100 cm 的位置。次级源强度分布近似于球形，使用 X 和 Y 方向宽度相等的高斯分布描述，其位置在均整块附近。不考虑楔形板情况下，主源和次级源的权重和为 1，次级源权重较小，约 10%。RayStation 对电子污染部分单独处理，模型中电子源分为两部分，即主源位置处的直接电子源和次级源位置的间接电子源。需要注意，FFF 模式的加速器，光子次级源仍然存在，权重较小，而间接电子源则可忽略。

患者体内的剂量分三步进行：能量通量的计算、单位质量释放总能量 Terma 和散射点核 Kernel 追踪。建模时对主源、次级源和电子源采用不同的数学模型描述其通量分布，经过 Jaw 和 MLC，修正模型参数，计算得到等中心平面的通量。等中心平面的通量分布是二维分布，对其进行网格化处理，每个网格的通量大小是不同的，通过反向投射的方式对可见源分布进行积分处理[15]。然后根据等中心通量计算出患者表面处的通量，再使用质能衰减系数对患者体内的每一体素进行刻度，得到每一体素比释总能量 Terma，最后和散射点核 Kernel 进行卷积得到各体素剂量。需要注意的事，散射 Kernel 是用蒙卡方法在水介质中模拟散射得到的，每个能量谱对应一个 Kernel，它描述了每个体素的光子与周围水介质作用时，发生一级散射、二级散射和多级残留剂量的吸收过程。临床使用中需要对不同能量的 Kernel 作叠加处理，同时还需要使用放射距离对其修正。

RayStation 提供全自动的光子建模方法（auto modeling），可以按照系统提供的模板完成模型大部分参数的调试工作。为了得到更精准的数据模型，操作者需要清楚模型各参数的物理意义及作用区域。当机器处于可编辑状态时，点击 Auto modeling 按钮，系统进入自动建模模式，如图 4-51 所示。

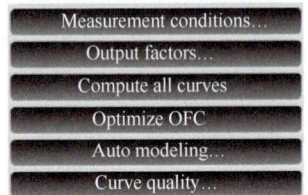

图 4-51　调取自动建模工具箱

"Optimize OFC" 在建模时经常被反复使用，如前文所述，探测器的尺寸大小、输出因子测量深度、输出因子大小作为初始参数被用来归一化 PDD 曲线。此外，射线对 Jaw 作用产生的背向射线，被电离室监测到，同样需要考虑到模型中，一般说来，随着射野范围增大，背向射线变多，RayStation 使用 OFC（output factor correction）因子来刻画这一变化。一旦修改其他模型参数，则需要重新优化 OFC，重新获取背向散射的补偿。点击 Auto modeling 按钮进入，如图 4-52 所示。也可以通过点击 Add、Insert 按钮创建单个建模步骤或者一整套建模序列，如果使用这些序列得到比较好的建模效果，可以通过点击 Create template 创建建模模板，为下次调用做准备。同时，系统为用户预设了建模模板，点击 Load template 按钮就可以调用。

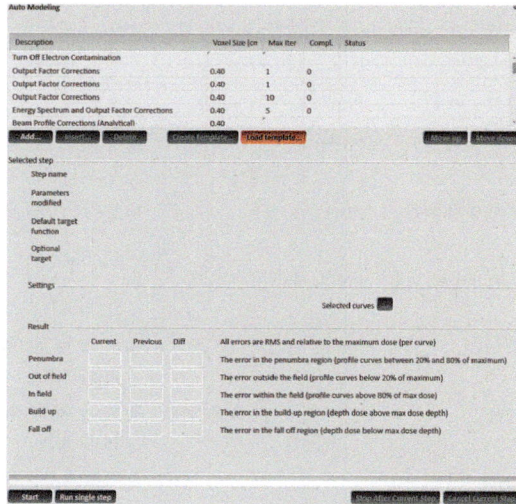

图 4-52　自动建模选择列表

　　自动建模过程包含优化、计算和修正这三个步骤，它们对 PDD 和 Profile 的不同区域起作用，按照作用方式的不同，我们把 PDD 和 Profile 分为以下几个区域进行调节，区域定义如表 4-24 所示。

表 4-24　PDD 和 Profile 建模调节区域划分

射野	PDD 曲线		Profile 曲线		
	建成区	跌落区	平坦区	半影区	散射区
开野	最大剂量之前的区域	最大剂量之后的区域	大于 80% 最大剂量的区域	20%～80% 最大剂量区域	小于 20% 最大剂量的区域
楔形野	最大剂量之前的区域	最大剂量之后的区域	楔形区	无定义	楔形区以外的区域

　　如前所述，自动建模的过程是逆向优化的过程，以实测数据为优化目标，进行多参数的拟合，公式如 $x^2 = \sum_c \sum_i (m_i^c - p_i^c)^2$，其中 m_i^c 表示所选 c 曲线 i 采样点测量数据值，p_i^c 表示对应的计算值，x^2 对所选曲线所有采样点进行求和，目标值越小越好。每一步优化都会影响模型的部分参数，而模型中参数存在相互制约的关系，它们共同作用决定着数据拟合的质量。因此，在整个模型的调试过程中，需要反复地进行迭代，直到寻找到最优的结果。当达到最大迭代次数或者目标值时，就会触发优化停止运行，这时，系统会选择最后的一次迭代结果作为模型新的参数。优化过程对模型参数及曲线区域的影响如表 4-25 所示。

表 4-25　优化步骤影响参数及作用曲线区域

自动建模优化步骤	影响参数	作用区域	默认野	可选择野
电子污染	电子能谱参数 ε0 和 c，直接电子源的宽度和权重，间接电子源的权重	2mm 深度到最大剂量点深度处，即 PDD 建成区	最小、最大及参考射野	可作用于所有的 PDD 曲线
能谱和输出因子修正	光子能谱、输出因子修正和剂量归一	PDD 的跌落区	所有的 PDD 曲线	所有的 PDD 曲线
能谱（参数化）	能谱、输出因子修正和剂量归一	PDD 的跌落区	所有的 PDD 曲线	所有的 PDD 曲线
主源	主源高斯分布 X 和 Y 方向的宽度	X 和 Y 方向的半影区	最小和参考射野的所有 Profile 曲线	所有的 Profile 曲线
次级源	宽度和权重	Profile 曲线	参考射野	所有的 profile 曲线

自动建模优化步骤	影响参数	作用区域	默认野	可选择野
离轴能谱的软化	离轴能谱等效水厚度	Profile 曲线的平坦区	最大射野	所有的 Profile 曲线
能量强度的修正	强度修正因子和剂量归一因子	Profile 曲线的平坦区	最大射野	所有的 Profile 曲线
输出因子的修正	输出因子的修正和剂量归一	PDD 的跌落区	所有的 PDD 曲线	所有的 PDD 曲线
楔形板形状	沿 X 和 Y 方向的透射系数	Profile 曲线所有区域	每一个楔形板的最大野的 Profile 曲线	楔形板的所有野
楔形板	到源点的有效距离、宽度和权重	Profile 曲线所有区域	每一个楔形板的所有 Profile 曲线	楔形板的所有野
楔形因子的修正	楔形因子的修正	楔形野的 PDD 曲线跌落区	每一个楔形板的所有 PDD 曲线	楔形板的所有 PDD 曲线
圆形准直器因子的修正	圆形准直器输出因子的修正	圆行准直器野的 PDD 曲线	所有圆形准直器的 PDD 曲线	所有圆形准直器 PDD 曲线

除了上述优化步骤外，模型中有些参数是通过计算来进行获取的，输入测量的曲线，使用参数计算得到曲线计算值，比较其差异进行调节。表 4-26 列出了建模过程中所用的计算步骤及作用方法。

表 4-26　计算步骤影响参数及作用区域

动建模优化	影响的参数	作用区域	默认射野大小	可选择曲线
离轴能谱软化（解析）	离轴能谱等效水厚度	Profile 曲线的平坦区	最大野不同深度的 Profile 曲线，需要包含一个 5～15cm 的深度和大于 20cm 两个深度	如果选择多条曲线，仅最大野起作用
准直器参数（解析）	用于 Jaw 和 MLC 的曲率、增益、补偿	整条曲线的半影区	所有曲线	所有曲线
射野曲线修正（解析）	Profile 的修正和剂量的归一	Profile 曲线的平坦区	最大野不同深度的 Profile 曲线	如果选择多条曲线，仅最大野起作用
关闭电子污染区	把电子源和均整块的权重设置为 0	无	进行光子能谱建模时，去除掉电子污染对其造成的影响	关闭电子污染区

表 4-26 中离轴能谱软化解析算法过程如下：首先获取不同深度处计算数据 Profile 的比值，然后再获取相对应的测量数据 Profile 比值，最后为了使两者比值相同，需要使用等效水深度加以修正。为得到精确的离轴能谱软化曲线，需要在 Profile 曲线平坦区设置参考点。准直器参数修正算法如下：首先计算测量 Profile 曲线和计算 Profile 曲线的半高宽度，然后重新刻度半高宽到中心点，再次使用偏移量、增益和补偿作为多项式系数对计算出的半高宽度进行修正，最后把多项式的系数设置为准直器参数。能量强度的修正算法如下：首先设置所设参考点的修正系数为 1，其次计算 Profile 曲线平坦区内计算值和测量值的比值，最后设置修正系数为比值大小。为得到精确的射野曲线修正系数，需要在 Profile 曲线平坦区设置足够多的参考点。除此之外，关闭电子污染区，设定初始参数。

楔形野建模时，首先调节楔形野的 Profile 曲线的形状，楔形板的类型不同，调节方法也不一样。对于医科达的动态楔形板，使用系统提供的初始参数，进行自动拟合，可以得到较好的结果；对于物理楔形板，需要预先设置合理的参数，才能进行自动拟合楔形曲线。根据最大楔形野的尺寸，输入 X 和 Y 方向的调节范围，并在该范围内，输入合理的控制点数目，通过调节 X 和 Y 范围内的控制点透射率得到楔形板的曲线。控制点的数目太多会影响曲线计算的效率，太少会导致楔形野曲线达不到临床要求。当拟合完最大楔形野的 Profile 曲线时，接着需要考虑其 PDD 曲线，材料因子会对 PDD 起调节作用，增加材料厚度时，射线质会变硬，射线低能部分减少。楔形散射源（wedge scatter source）参数的调节也会影响楔形 PDD 曲线的形状，一般使用自动拟合方法获取源宽度和权重大小值。改变以上参数后，可能会对楔形 Profile 曲线的形状产生影响，需要再次进行楔形 Profile 曲线的自动拟合，调节各控制点的透射率达到较好的数据拟合结果。最后，运行楔形板因子自动修正，各楔形 PDD 曲线和 Profile 曲线达到较好的拟合结果。

对于大部分加速器数据，使用自动建模步骤可以得到较好的模型参数。然而有时候，仍然需要采用人工干预的方法才能得到比较理想的模型。人工建模时，首先调节光子能谱，光子能谱是由 PDD 曲线反卷积得到的，为了防止电子污染影响光子能谱，一般来说，要把电子污染源先关闭。RayStation 中光子能谱中最低能量为 0.5MeV，一般来说，自动建模时，0.5MeV 的能量权重会比较大，需要人为进行修正，把 0.5MeV 的能量权重降低。然后再运行 OFC，观察计算曲线和实测曲线在 PDD 跌落区的匹配关系，如图 4-53 所示。

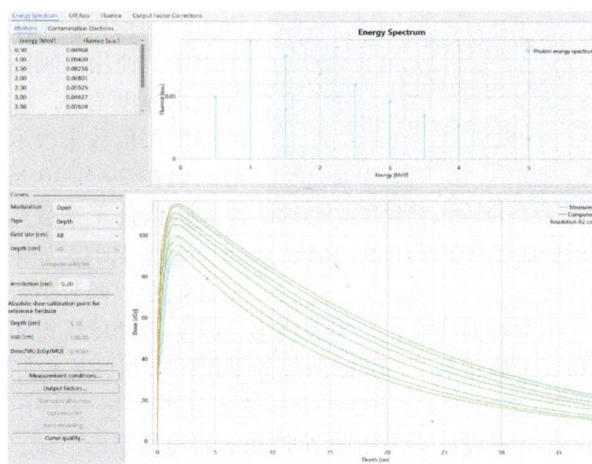

图 4-53 光子能谱与 PDD 曲线的关系

PDD 曲线跌落区调整好之后，打开电子污染，调节 PDD 建成区的匹配。如前所述，PDD 的建成区描述了电子能谱的分布，它由以下两个参数进行描述，公式 $f(E) \propto E^c e^{-E/E_0}$，其中参数 E_0 表示指数衰减幅度，c 表示减少低能电子份额。一般说来，6MeV 光子和 c 的值都在 $0 \sim 1$ 范围内，初始情况下，设置 $E_0=1$，$c=0$，查看大野 PDD 建成区，根据匹配情况得到较好的参数组合，如图 4-54 所示。其中，RayStation 在 PDD 建成区 $0 \sim 2$mm 处没有较好的参数去拟合，基于两个部分的考虑：①这部分电子平衡很难建立，测量的数据是不准确的。②由于剂量计算时，需要对电子线做单独处理，所以与光子相比较，电子源权重相对较小，剂量贡献份额较小，而 $0 \sim 2$mm 对电子能谱的影响基本可以忽略。

电子源权重和宽度对 PDD 建成区也有较大影响，如图 4-55 所示。

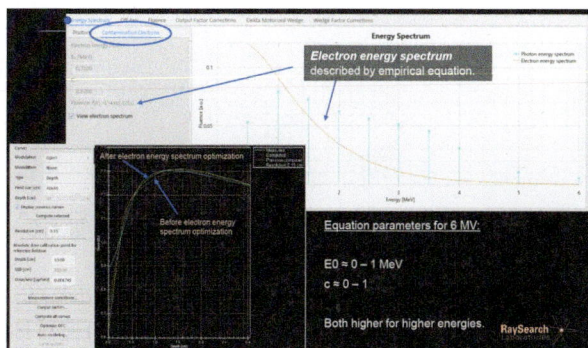

图 4-54 E_0 和 c 参数对 PDD 建成区的影响

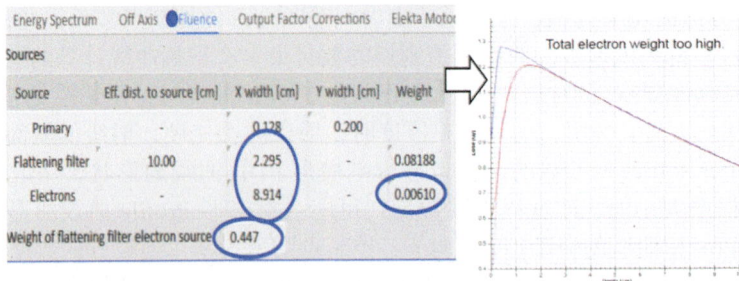

图 4-55　电子污染源对 PDD 建成区的影响

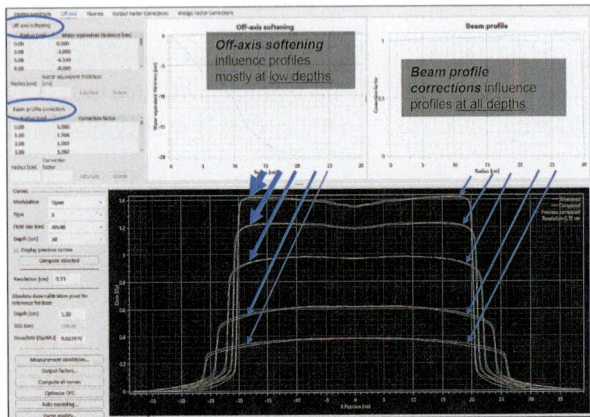

图 4-56　离轴能谱软化和射野曲线修正对 Profile 曲线的影响

当 PDD 曲线拟合完成后，需要调节 Profile 曲线的平坦区。通过调节离轴能谱软化 Off-axis softening 和射野曲线修正 Beam profile corrections 这两个参数来调节 Profile 曲线的平坦区。首先，观察扫描最大射野的 Profile，选择适当的控制点调节 Profile 曲线平坦区。使用离轴能谱软化时，中心点处的等效水厚度为 0，随着半径的增大，等效水的厚度用负数来表示，其绝对值逐渐变大，最大值在 20 ～ 30cm。对于射野曲线修正，平坦区内修正系数基本在 1 左右，幅度偏差不会超过 10%，如果偏差较大，有可能是模型其他参数调节不合理造成的。当所有深度的 Profile 匹配不好时，使用射野曲线修正，当表浅部分深度 Profile 匹配不好时，使用离轴能谱软化功能调整。经过自动和人工修正后，Profile 曲线的平坦区会得到比较好的匹配结果，如图 4-56 所示。

Profile 曲线的平坦区调节完成后，需要调节 Profile 曲线的半影区域，半影区主要是由主源 X 方向和 Y 方向的高斯分布宽度、次级源高斯宽度、权重以及次级源到主源的距离综合决定的，图 4-57 所示为初级源对半影的影响。如前文所述，主源分布近似于一个椭球状，因此 X 和 Y 方向的高斯宽度是不同的，需要分别调整。在对其调节时，选择小野，X 和 Y 的宽度值越小，对应的 Profile 半影区就会越陡峭。

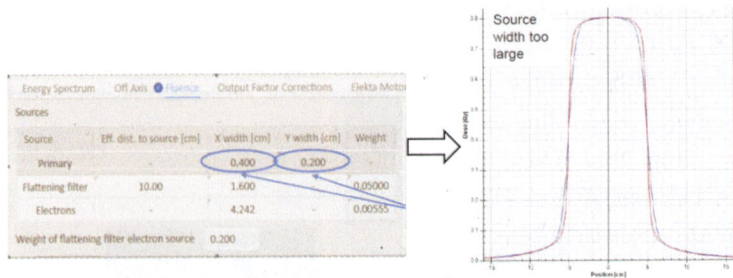

图 4-57　初级源对半影的影响

次级源影响 Profile 曲线平区向野外区的过渡这一部分范围，其强度稍弱，尺寸大，数学上一般采用圆球高斯分布对其描述，这样 X 和 Y 方向是对称的，宽度相同。宽度越大、权重越小，Profile 曲线野外区域计算值越低，如图 4-58 所示。次级源到主源物理距离一般是固定值，模型中可以微调该值的范围，该值调高时，对 Profile 曲线野内肩部的影响，同样的对野外也有影响，距离越大，计算值会低一些。

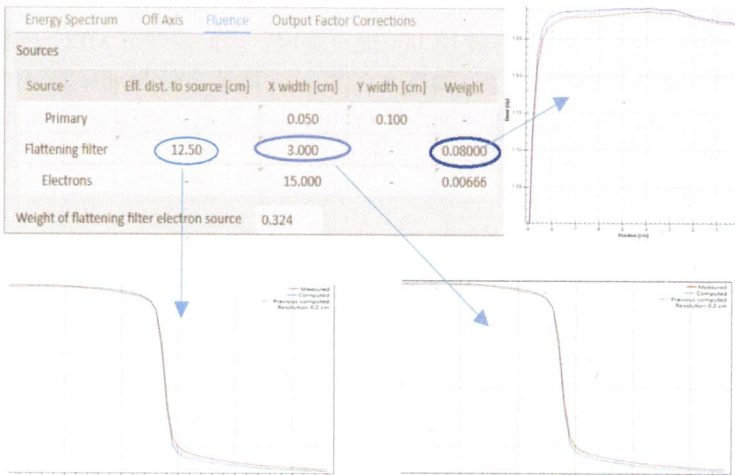

图 4-58　距离、宽度和权重对 Profile 曲线的影响

　　最后调节多叶光栅 MLC 对 Profile 曲线的影响，MLC 的结构最为复杂，我们先介绍它对源投射到通量平面的处理方式，MLC 的结构如图 4-59 所示。根据 MLC 对源投射的处理方式，我们把 MLC 分为四部分：开野、MLC 主体、MLC 尖端、MLC 榫槽。进行通量计算时，先对 MLC 形成的各种射野采用等效方野处理，然后对 MLC 的榫槽、尖端和精确位置进行参数化修正。MLC 叶片的侧面采用榫槽（凸凹槽）的结构来减少叶片间的漏射线；同时，MLC 的前端设置了尖端，是为了减少射野半影。射线穿过榫槽区和尖端区域时，透射率较 MLC 主体高，RayStation 建模时采用 MLC 主体透射系数均方根对榫槽和尖端区域的透射系数进行修正。建模时，MLC 尖端和榫槽区域在等中心平面的投射范围是一变量。因此通过调节 MLC 主体的透射率、尖端区域和榫槽区的范围使得离轴曲线野外计算值和实测值一致。调节尖端区域宽度时，系统默认 MLC 尖端为平坦值，这与 MLC 实际设计结构是不相符的，如图 4-60 所示。

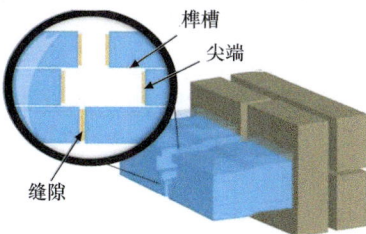

图 4-59　多叶准直器的物理构造

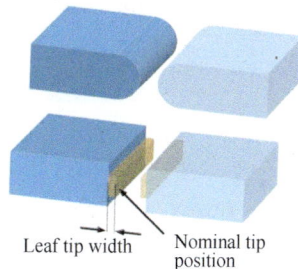

图 4-60　MLC 叶片尖端宽度

　　为了修正叶片尖端引入的误差，建模时，我们使用补偿（offset），增益（gain）和曲率（curvature）这三个参数对其进行调整。利用这三个参数修正叶片名义位置（nominal tip position）到实际位置，修正多项式为

$$x_{\mathrm{eff}} = x - \mathrm{offset} + \mathrm{gain} * x - \mathrm{curvature} * x^2，左侧修正$$
$$x_{\mathrm{eff}} = x + \mathrm{offset} + \mathrm{gain} * x + \mathrm{curvature} * x^2，右侧修正$$

　　公式 x_{eff} 表示叶片的实际位置，x 表示名义位置。MLC 位置参数是在等中心平面上定义的，补偿值为正，离轴比曲线向外平移；增益为正，会使得较大方野的离轴比曲线平坦区变宽，同时野外部分保持不变；曲率为正，左侧 MLC 向左移动，右侧 MLC 向右移动；这些参数都有特定的运动范围，当超过某些范围时，从计算的离轴曲线上无法判断出来，因此须谨慎对待上述参数的调节，

通过进入 Beam 3D modeling 模块对 MLC 参数进行修正。有几种方法对 MLC 参数进行调试，本节介绍意大利 G.Mazzini 医院调试使用的方法[16]。

如前文所述，建立模型采集的数据使用 Jaw 准直获取，因此要调节 MLC 上述参数，需仅采用 MLC 准直的数据才可调节 MLC 的参数，如图 4-61 所示。调节小野 Profile 时，使用 Offset 进行拟合其半高宽范围，然后再观察（20×20）cm² 野 Profile 的半高宽，通过调节 Gain 拟合，最后观察最大范围射野 Profile，使用 Curvature 参数进行拟合。

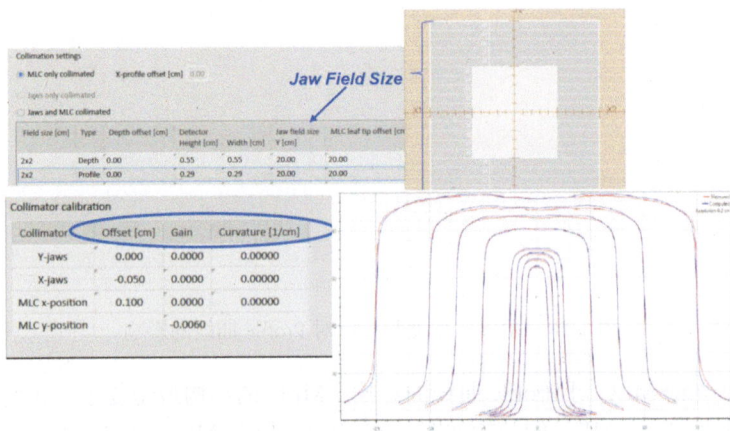

图 4-61　调节 MLC 参数对 Profile 的影响

接着，调节 MLC 的透射系数，图 4-62 所示不同颜色所代表各区域的透射系数。

如前文所述，MLC 榫槽和叶片尖端的透射系数是 MLC 本体透射系数的均方根，因此 MLC 本体透射一旦确定，其榫槽和尖端的透射也随之确定。RayStation 推荐的测量 MLC 透射的方法如图 4-63 所示。

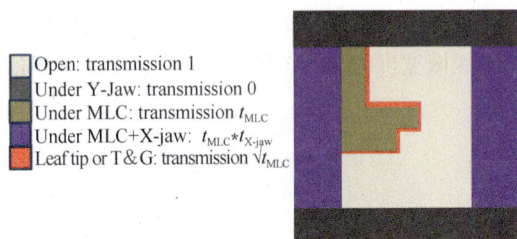

图 4-62　透射区系数

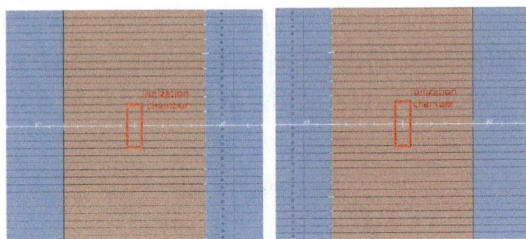

图 4-63　MLC 透射系数的测量方法

MLC 完全闭合，在过中心的位置测量，例如 MLC-X1 位置 -2cm，MLC-X2 位置 2cm，Jaw-X1 位置 10cm，Jaw-X2 位置 0cm，Y-jaw 射野（20×20）cm² 范围大小。使用 0.6cm³ 电离室，放置在水下 5cm 处测量其透射系数。

接着，我们再来调节 MLC 榫槽和尖端在等中心的透射范围，方法如下：

（1）进入 Beam 3D modeling 模块，设计一些条状野的计划，如图 4-64 所示。

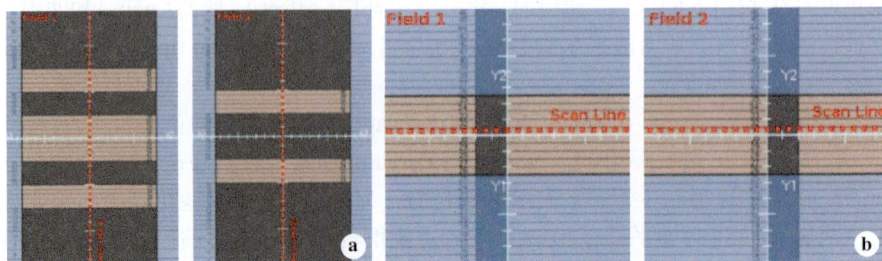

图 4-64　MLC 榫槽和尖端等中心距离投影

a 用于测量 MLC 榫槽的条状野；b 用于测量 MLC 尖端的条状野

（2）计划设计好以后，传输到加速器进行执行，最后使用胶片或者空间分辨率较高的设备进行实测，然后设置模型中尖端的距离为 0.1～0.5cm 进行等间分布，得到 5 组不同的模型，分别进行剂量计算，比较实测值和剂量计算值的差别；尖端参数确定好以后，采用同样的方法，设置模型中榫槽的距离为 0.02～0.1cm 进行等间分布，得到 5 组不同模型。分别进行剂量计算，比较实测值和剂量计算值的差别。最后采用比较分析，确定最佳的参数，示例如图 4-65 所示。

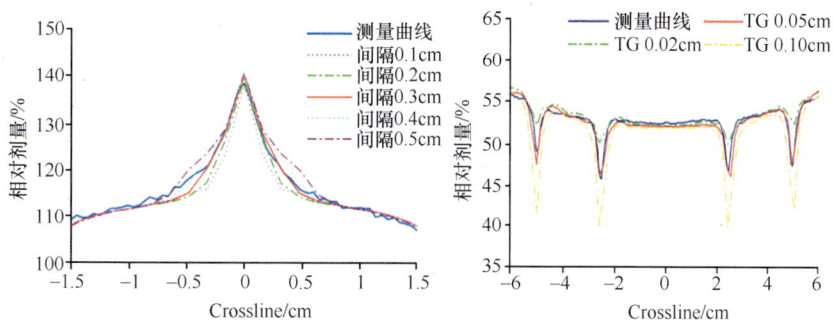

图 4-65　根据实测值确定最优的榫槽和尖端距离

以上介绍是 MLC 的调试过程，持续时间会比较久，也可以采用根据临床计划结果的反馈对这些参数进行调节拟合，详细操作参考第六章患者计划剂量验证章节。

（三）拟合结果

模型拟合结果完成后，有两种方法可以直观地显示数据的质量：查看计算曲线和测量曲线的匹配关系（计算曲线为蓝色，测量曲线为红色），如图 4-66 所示。

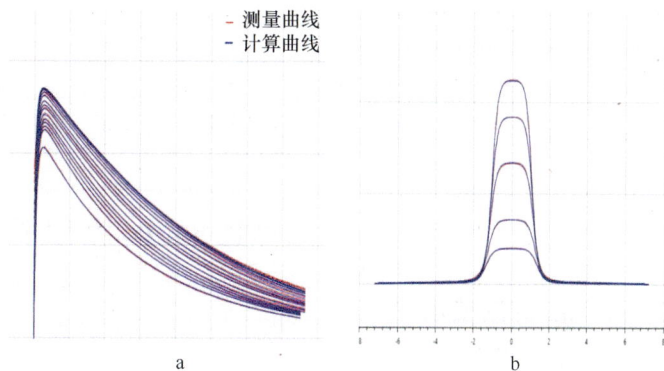

图 4-66　计算曲线和测量曲线的匹配关系

a 射野 PDD 曲线拟合结果；b（2×2）cm² 射野 X 方向 Profile 曲线拟合结果，其中红色为测量曲线，蓝色为根据模型参数计算得到的曲线

除了人为判断拟合结果外，RayStation 还提供数据区域量化表，分段评估数据的质量。如图 4-67 所示。在评估 PDD 曲线拟合结果时，采用 γ 分析评估整个区域的匹配情况，如图 4-68 所示。

图 4-67　数据区域量化表示意图

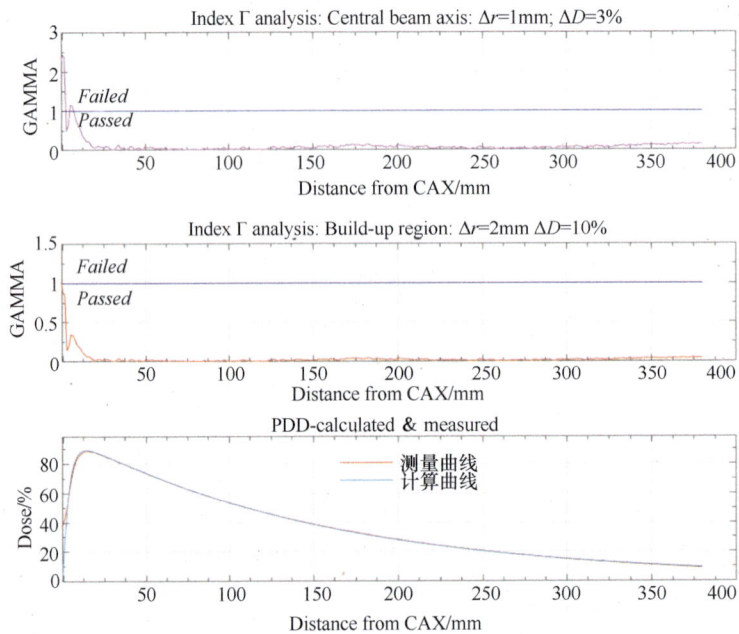

图 4-68　Gamma 分析结果

二、Monaco 物理建模介绍

（一）数据要求

Elekta 公司的 TPS 产品 Monaco®（最新版本为 5.11.02）为客户提供了三种剂量算法，分别是 XVMC Monte Carlo、Collapsed Cone Algorithm 和 VMC++ Electron Monte Carlo。针对不同的算法，厂商会制作不同的物理模型，其中 Collapsed Cone Algorithm 算法和 RayStation 相类似，此处不再赘述。另外，Monaco® 的物理建模工具尚未开放给客户，仅由厂商提供专业的物理建模服务。待加速器验收通过以后，客户需根据 Monaco® 建模数据采集要求采集相应数据，并通过 Elekta Physics Platform（EPP）在线平台（https：//beamdata.elekta.com）提交数据，厂商会在两周内提供客户相应的物理模型，供用户验收测试。

Monaco 对光子、电子线的建模数据采集要求可参见本书的附录 A，具体采集方法、操作步骤及注意事项可借鉴本章第二节内容。

（二）建模流程

通过不断地调整一系列物理参数，使 Monaco 剂量计算结果无限逼近于实际测量数据。采集数据的质量很大程度上会影响建模进程和模型质量。对不同的算法，建模过程基本一致，但调整的参数不同，鉴于篇幅限定，具体参数调整不进行详述。如对蒙卡建模有兴趣可以参考 Cashmore 等将虚源模型（virtual source model，VSM）应用于无均整器模式 FFF 的相关研究[17]。如对 CC 建模有兴趣，请参考 Ahnesjö 等的相关研究[18]。建模流程可参考图 4-69 所示。

按Monaco建模数据要求采集数据，并在EPP在线平台提交数据

第一步，检查数据完整性，并与Elekta数据库进行比较，以确认采集数据可以建模。

第二步，转换水箱数据格式，在建模工具中创建机器，将采集数据导入建模工具。

第三步，调节模型参数使计算曲线和测量曲线相匹配，直到拟合结果达到要求。

第四步，将模型导入Monaco中完成QA计划和绝对剂量验证，并制作相应的模型文档，并由另一位建模物理师对模型文件进行审核。确认无误以后，两位物理师签名确认。

第五步，Elekta将制作好的模型发给医院客户。

进一步完成TPS模型临床验证(医院方面主导完成)，调用验证后的模型进行临床计划设计和剂量计算。

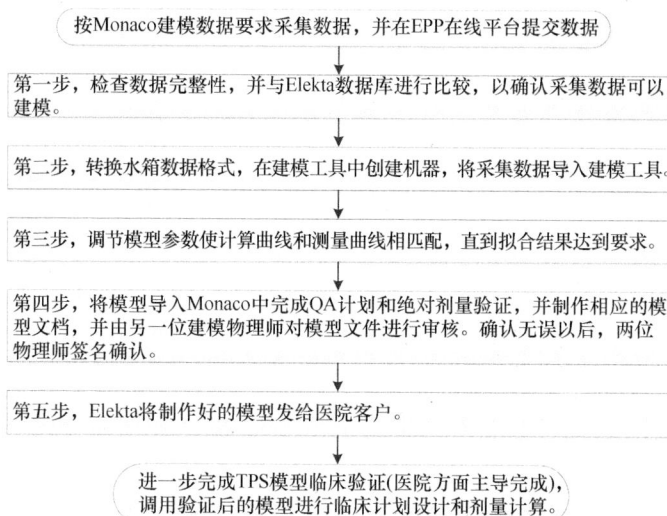

图 4-69　Monaco 物理建模服务流程

（三）拟合结果

三类模型的建模拟合结果需达到表 4-27 所示的标准[19]。具体建模结果可以参看厂商提供的模型文件夹中的 Model Validation PDF 文档。目前暂不提供电子线模型的 Validation 报告。

表 4-27　Monaco 数据拟合标准

项目	光子建模标准		电子建模标准
	XVMC Monte Carlo	Collapsed Cone	VMC++ Electron Monte Carlo
中心轴剂量（central ray）	2%	2%	3%
Profile 野内区域 High Dose，Low Gradient	2%	2%	3%
Profile 半影区域 High Gradient/（30%/cm）	2%/2mm	2%/2mm	3%/3mm
Profile 野外低剂量区域 Low Dose，Low Gradient	2%	2%	3%
输出因子（output factors）	1%	2%	2%

图 4-70 和图 4-71 以医科达加速器 6MV 去均整器模式 FFF 的蒙卡建模结果为例，分别展示了 PDD 曲线，Profile 曲线和输出因子的拟合情况[17]。可以看到模型计算量和实测量之间都有较好的匹配。

三、Philips Pinnacle³ 光子线建模介绍

（一）Pinnacle 物理数据库的基本结构

Pinnacle 对加速器物理数据做了分类处理的机制，用以保护患者计划数据的安全。可以理解为 Pinnacle 拥有两类物理数据库[20]：

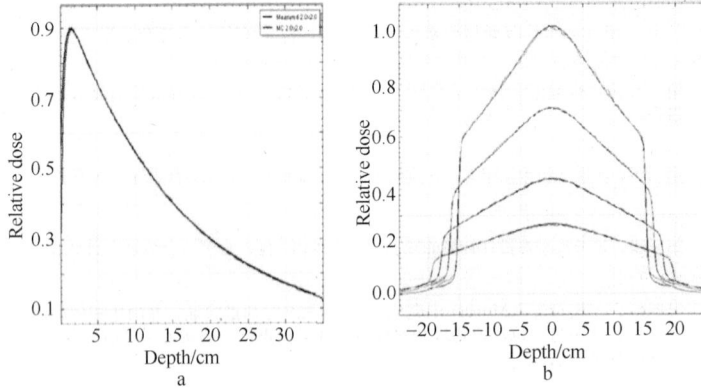

图 4-70　PDD 曲线和输出因子的拟合情况

a 显示了（2×2）cm² 射野 PDD 拟合结果：红色为基于 VSM 模型的蒙卡计算值，黑色是测量的 PDD 曲线；b 显示了（30×30）cm² 射野的
Profile 曲线拟合结果（X 方向，深度：Dmax，5cm，10cm 和 20cm）：黑色是测量的离轴比曲线，彩色为基于 VSM 模型的蒙卡计算曲线

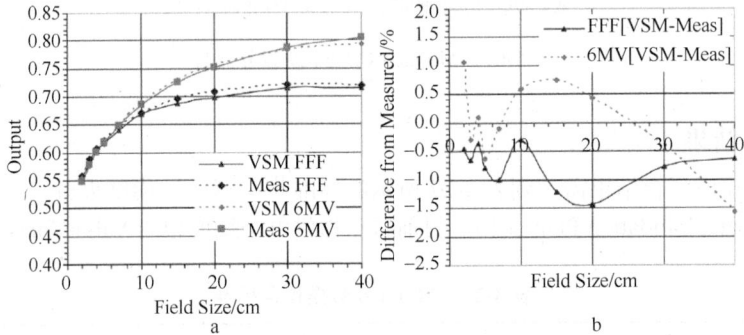

图 4-71　Profile 曲线和输出因子拟合情况

a 6MV FFF 机型与 6MV FF 机型的 VSM 模型计算输出因子（绝对量，实线表示）与实测输出因子（绝对量，虚线表示）的比较；
b 输出因子（绝对量）的差异（计算值 - 测量值），基于 VSM 模型的计算值与实测值之间的差距在 1.5% 以内

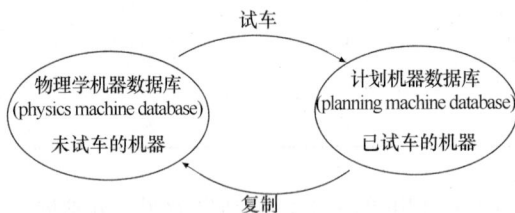

图 4-72　Pinnacle 物理数据库关联图

• 未试车机器数据库。这是一个"实验"数据库；存储在其中的机器正处于拟合过程中，还未最终完成，是不会被用于计划设计的；

• 已试车机器数据库。一旦机器数据已拟合完成并准备好用于计划，即会将其从未试车机器数据库中移除，然后添加到已试车机器数据库中，该过程称为试车（commission）。经过试车后的机器才能在做计划时被启用。两个数据库之间的关系如图 4-72 所示。

机器试车时，会记录当前日期作为该机器数据的标识。要在机器试车后再次对其进行修改，必须先将其复制回未试车机器数据库中，修改完成后再重新对机器试车。重新试车后的机器数据会覆盖旧机器数据，但旧机器数据并不会被删除，而是转变为"旧版本"（old version）机器数据。

创建一个新的患者计划时，软件默认关联的是最近一次试车的机器数据；而打开一个使用旧版本机器数据设计的已有患者计划时，系统会提示选择"旧版本"还是"当前版本"（current version），选择"旧版本"进入计划，则计划会保留当时的剂量信息，选择"当前版本"进入计划，则需要重新计算剂量。

（二）Pinnacle³ 物理模式简介

在 Pinnacle³ 中进行加速器数据拟合，首先要进入物理模式；在物理模式中用户可以使用以下常用功能：

·CT 值 - 密度映射表（CT to density table），将定位 CT 的 CT 值与物理密度值对应。在剂量计算过程中，通过将三维像素的 CT 值与物理密度对应，确定患者空间体中每个三维像素的患者异质性信息。

·光子线物理学工具（photon physics tool）。

·立体定向物理学工具（stereo physics tool）。

·电子线物理学工具（electron physics tool）。

在上述三个物理学工具中，用户可以输入和编辑机器信息、输入实测射束数据以及调整射束模型参数，也就是俗称的"建模"。

访问 Pinnacle[3] 物理模式步骤如下：

（1）启动 Pinnacle 软件；

（2）在 Launch Pad 菜单中，点击 Institution（机构）按钮，在列表中选择一个机构；

注：每个机构的物理数据都是独立的，如果要在某个机构内添加新的物理模型，必须先选中该机构。

（3）回到 Launch Pad 菜单，依次点击 Configure ＞ Default Tool，在 Tool and Version 列表中选择用于数据拟合的软件版本；

注：在 Pinnacle[3] 中可以允许多个软件版本共存，但不同的版本对应的物理数据可能是不兼容的，所以必须先选中当前使用的软件版本，再进入物理模式。

（4）回到 Launch Pad 菜单，点击 Physics 按钮，在下一个提示中输入物理模式的密码，默认密码为 physics，正确输入密码后便出现 Physics Tools 窗口。

（三）光子线建模流程

在物理模式中，用户可以完成光子线建模、电子线建模、立体定向建模（选配）以及内照射建模（选配），这里主要介绍光子线建模的基本流程。

1. 进入光子线物理学工具　在光子线物理学工具中，用户可以创建一个新的加速器模型、编辑机器信息、导入测量的光子线数据并进行拟合。

进入 Physics Tools 窗口，点击 Photon Physics Tool 按钮便会弹出其对应窗口，如图 4-73 所示。Machine List 列表显示的是未试车机器数据，Energy List 是该机器所包含的光子线能量；点击 Read Measured Data 可以读出已经导入的测量数据，若该机器尚未导入任何测量数据，则 Read Measured Data 按钮为灰色。在 Measurement Geometry List 中读出的测量数据按射野大小分组，Profile List 则显示某个射野下的所有测量数据，包括 PDD 及 Profile，如图 4-74 所示。

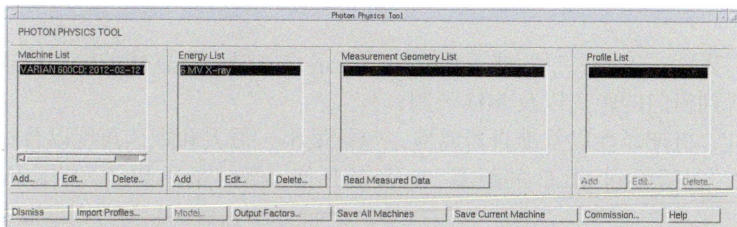

图 4-73　Photon Physics Tool 界面窗口

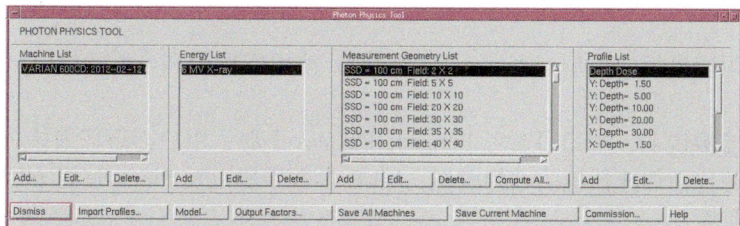

图 4-74　Photon Physics Tool 界面详细几何测量参数列表窗口

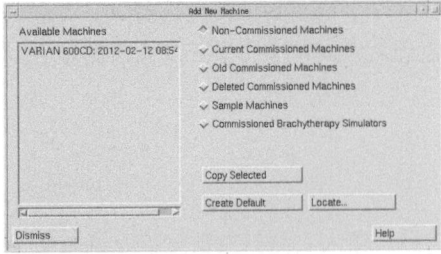

图 4-75　Add New Machine（添加新机器）
窗口

2. 添加新机器　点击 Machine List 下的 Add 按钮，即会出现 Add New Machine（添加新机器）窗口，如图 4-75 所示。

Create Default 按钮会在 Machine List 里创建一个全新的机器，用户需要从零开始编辑所有的机械参数，一般不推荐采用这种方式来创建新的机器；在 Available Machines 列表右侧有 6 个选项，用户可以从其中复制一个现有的机器进行编辑，6 个选项各自意义如下：

• Non-Commissioned Machines（未试车机器）是 Machine List 里所显示的机器，也就是用户当前可以编辑的机器；

• Current Commissioned Machines（已试车机器）是用户已经完成试车的机器，也就是当前做计划可以使用的机器；已试车机器不会显示在 Machine List 中，所以用户也不能进行修改或编辑，从而保证了临床数据的安全；

• Old Commissioned Machines（原有已试车机器）是当前计划可使用机器的旧版本；

• Deleted Commissioned Machines（删除的已试车机器）是已从计划机器数据库中删除的已试车机器。但是并未从系统中彻底删除原始文件；

• Sample Machines（样机）是系统自带的一些常见机型的模板，可作为用户创建机器数据的基础；

• Commissioned Brachytherapy Simulators（已试车的近距离放射治疗模拟器）是已进行近距离放射治疗试车的模拟器版本。

在 Available Machines 列表中选中可用的机器，点击 Copy Selected 按钮将选中机器数据复制到 Machine List 中。

注：因为样机中提供的机型普遍比较陈旧且种类不够齐全，用户找不到任何可供复制的相关机型模板时，建议向厂家工程师索取相应机型的模板，而不是从零开始自行编辑一个新的机器。

点击 Locate 按钮可从本地文件中寻找可用的机器数据，在弹出的 Machine Locator 窗口中选择文件路径为 /PrimaryPatientData/NewPatients/Institution_xx/Physics 目录下的 ReadOnlyMachineDB 或者 ReadWriteMachineDB；所选目录中的机器将按其机器 ID（如 Machine.3）列出，选择机器并单击 Copy Located 按钮，将创建该机器数据的一个副本到 Machine List 中。

3. 编辑机器的机械信息　回到 Machine List 列表，选择某个机器然后点击下方的 Edit 按钮，将会出现 Machine Editor 窗口，用户可在此编辑与该机器相关的所有机械信息，包括：

• 机器名称；

• 准直器铅门属性，包括：铅门能否独立，以及最小、最大和默认的铅门位置设置；

• 源轴距、源到铅门的距离以及 MU 限制；

• 治疗床属性、机架属性以及准直器属性，包括最小、最大和默认角度以及正旋转方向设定

• MLC 属性，包括源到 MLC 的距离、叶片的几何参数、最小和最大叶片位置、弧形端面和运动速度等；

• 电子线限光筒数据、立体定向准直器数据（如果机器用于立体定向放射外科学）、容差表设置等；

• 机器上可用楔形板的类型、密度和物理剖面。使用楔形板和可能的楔形板方向时，还必须输入铅门限制。

注：具体的参数说明，用户可参考 Pinnacle Physics 手册；用户必须仔细核对每一项机械参数的设置，参数来源包括加速器机头结构图纸、MLC 参数手册以及 Pinnacle 官方发布的针对特定机型的推荐参数手册等。

4. 添加光子线能量　机器的机械参数编辑完成后，进入 Energy List 添加光子线能量。点击 Energy List 的 Add 按钮为该机器模型创建一个新的能量，以 6MV 光子线为例，如图 4-76 所示，逐步完成下述内容：

- 在 Energy Name 栏输入该能量名称，通常是 6MV 或 6X；
- 在 Energy（MV）栏输入对应的标称能量值；
- 如果该机器会用铅挡块来制订三维适形计划，则需要测量挡铅的穿透因子和托盘穿透因子并输入；
- 设置该能量是否为 FFF Beam；
- 编辑可执行的剂量率表。

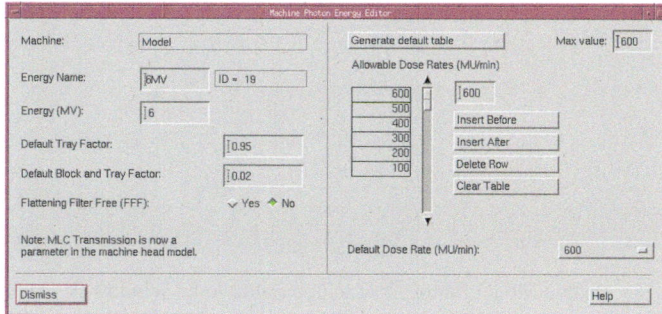

图 4-76　Machine Photon Energy 编辑窗口界面

5. 导入实测数据　点击 Import Profiles 为该能量导入实测数据。如果是复制的已有机器作为基础，则需将原有数据全部删除后再导入实测数据。

三维水箱测量的数据需要经过必要的处理，比如适当的平滑、对中、插值（推荐 1mm 分辨率）等，然后转换为 Pinnacle 所能支持的数据格式。

导入的测量数据按射野大小进行分组排列，选中某个射野，在 Profile List 中选中测量曲线，点击下方的 Edit，将会弹出 Machine Data Editor 窗口；系统会对每一条测量曲线进行自检，对于不能用于自动拟合的数据会给出错误提示，见图 4-77 中红色字体，点击 View Problems 按钮将会出现具体的错误信息，用户可以通过 Profile Tools 里提供的数据处理工具对曲线做针对性的修正，直至红色报错信息消失；含错误的数据将无法用于自动建模（Auto-Modeling），因此用户须按此步骤检查每一条测量曲线。

6. 开始光子线建模　创建好机器，并在该机器中导入某光子能量的所有实测数据后，就可以开始该光子能量的射束建模过程。由于 Pinnacle^3 光子剂量算法基于模型而不是基于测量数据，软件仅利用实测数据作为模型所计算数据的比较。通过反复调整模型的参数，评估实测与计算数据之间的一致性，最终确认精确反映机器输出特征的剂量模型。Pinnacle^3 提供对建模过程的多级控制。可以通过反复更改参数并查看所得剂量分布来手动为射束建模；也可以使用自动建模选项，让软件自动优化各项参数。在建模过程中也可同时使用手动和自动选项，通常可先使用自动建模程序优化得到一个模型，再手动微调部分参数以获得更精确的模型。

回到 Photon Physics Tool 窗口，点击 Model 按钮将会同时弹出 Photon Model Editor 及 Machine Data Model Window 两个窗口，如图 4-78 所示。Photon Model Editor 包含加速器模型的所有建模参数，Machine Data Model

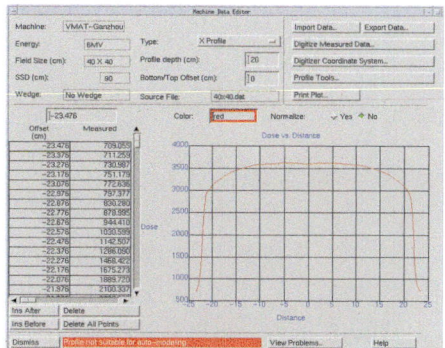

图 4-77　系统自检测量数据提示示意图

Window 则显示测量曲线和拟合曲线的对比。

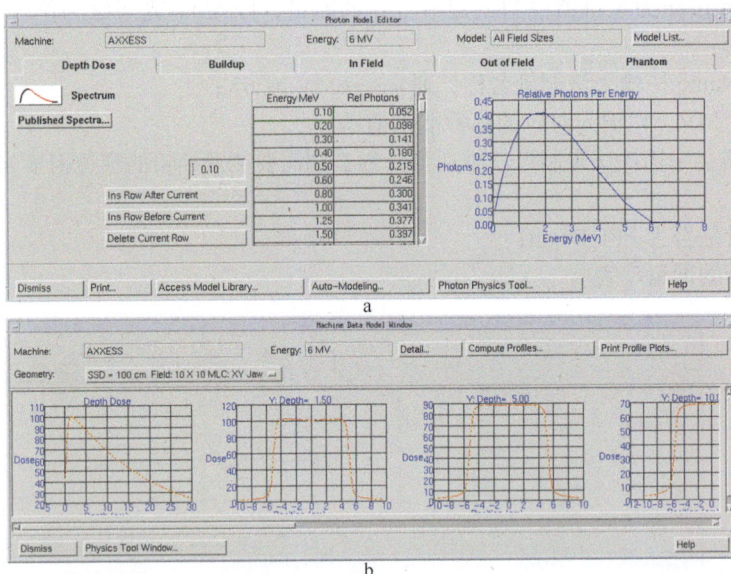

图 4-78　Photon Model Editor 及 Machine Data Model Window 窗口示意图

在 Photon Model Editor 窗口中，用户可以输入、浏览、调整物理模型的所有相关参数，主要包括以下几类：

- Depth Dose-Spectrum：光子能谱参数，模拟射线束的能量，对应的是 PDD 建成以后的区域；
- Buildup：模拟电子污染的参数，对应的是 PPD 建成区；
- In Field：包括 Profile 的离轴光子注量及射线质软化等参数，对应的是射野内的区域；
- Out of Field：包括射野半影、JAW 及 MLC 的穿透因子等参数，对应的是射野半影区及野外区域；
- Phantom：可以在此设置建模计算所采用的分辨率以及虚拟水模体的几何尺寸。

点击 Access Model Library 按钮将进入模型库，如图 4-79 所示，用户可以从模型库中选择与当前机器的机型、能量相匹配的模型，将其复制到当前模型（即 Copy From Library To Current Model）；也可以把当前模型的参数添加到模型库中保存为一个新模型（即 Add Current Model To Library）。

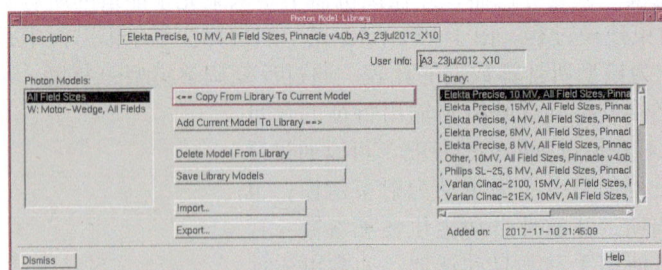

图 4-79　模型库窗口示意图

导入一个模型后，回到 Photon Physics Tool 窗口，点击 Compute All 按钮，将计算全部数据；计算完成后，在 Machine Data Model Window 窗口可以比较计算结果与实测结果，黄色线为计算值，红色线为实测值；此时主要观察 PDD 曲线，如果对于各个射野而言，计算值和实测值都比较接近，说明从模型库中导入的参数能比较好地模拟射线能谱，则可以此为基础开始整个模型参数的调节；反之，如果计算值和实测值相差较大，则需要从模型库中另选一个模型进行尝试。

如果在模型库里找不到与当前能量相匹配的模型，则可以在模型参数编辑（即 Photon Model Editor）窗口，选择 Depth Dose 后点击 Published Spectra 按钮，从系统提供的公开能谱中选择与当前能量相匹配的进行尝试，如图 4-80 所示。

在为当前能量找到一个较为合适的能谱之后，便可以利用系统提供的自动建模程序进行模型参数的自动优化，自动建模开始之前需要对一些参数进行手动的预调整：

• 到模型参数编辑（即 Photon Model Editor）窗口，进入 Build Up 选项卡，指定 Max Depth 参数，Max Depth 定义为接收电子污染剂量的最大深度。对于较低能量（4～8 MV），建议的起始值为 D_{max} 加 1.0 cm 到 1.5 cm；对于较高能量，建议的起始值为 D_{max} 加 2.0 cm；

• 进入 In Field 选项卡，将 Modeled As 设置为 Arbitrary Profile 方式；进入 Arbitrary Profile Editor，点击 Create Arbitrary Profile 为模型创建一条默认离轴通量曲线；

• 进入 Out of Field 选项卡，将两个方向的 Effective Source Size 均设为 0.1，如图 4-81 所示；

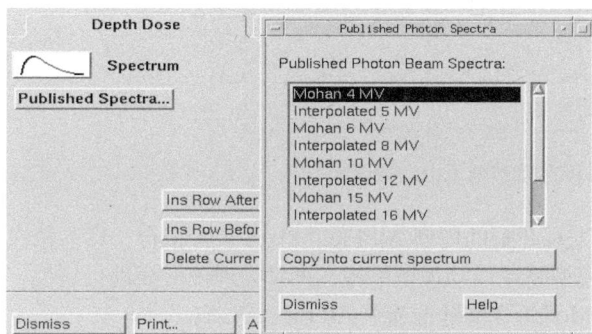

图 4-80　系统公开能谱选择窗口示意图　　　图 4-81　半影 Effective Source Size 设置窗口图

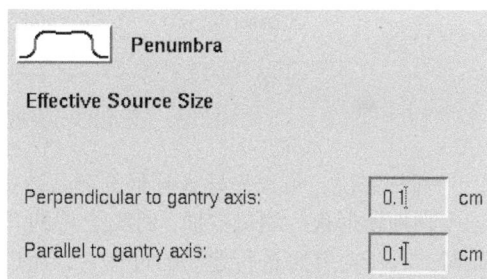

• 进入 Phantom 选项卡，对计算网格分表率（即 Fluence grid resolution）进行设置，默认为 0.4cm，这也是 Pinnacle 软件对治疗计划进行剂量计算时默认的分辨率；如果临床计划对剂量计算的精细度有更高的要求，比如要求统一使用 0.3cm 的分辨率来对患者计划进行剂量计算，那建模过程中最好也使用 0.3cm 的分辨率，故需将 Fluence grid resolution 参数设置为 0.3cm。

上述参数的预设置完成后，回到 Photon Model Editor 窗口点击 Auto-Modeling 按钮进入模型参数的自动优化程序（即 Optimization Sequencer），如图 4-82 所示。

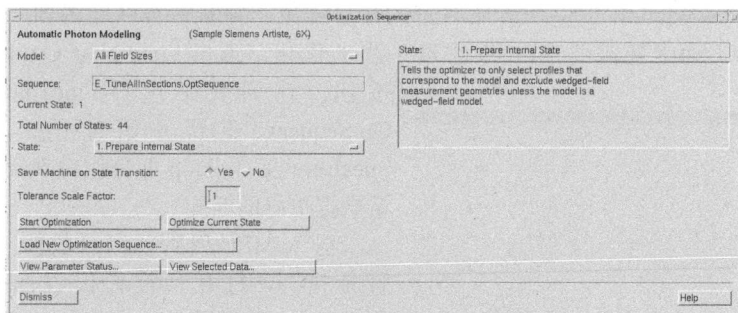

图 4-82　自动模型优化界面示意图

系统提供多个自动优化程序，可以进行全局的模型优化或局部的模型优化。窗口内各项内容的具体意义如下：

• State——查看自动优化过程中当前步骤的状态，或者可选择一个步骤并从该状态开始优化；

• Save Machine on State Transition——指定是否在完成优化程序的每一步骤后保存自动建模结果。

• Tolerance Scale Factor——覆盖当前状态的正常公差值。如果某个特定步骤未产生可接受的结果，则可减少此值并再次优化该状态。通常不必更改此值。

• Start Optimization——开始优化。

• Optimize Current State——优化当前选定的状态。

• Load New Optimization Sequence——选择新优化程序。

• View Parameter Status 和 View Selected Data——查看自动建模过程状态的相关信息。

在图 4-83 的 Model 右侧的菜单里选择模型，下拉菜单里会列出开野（即 Open Field）及物理楔形板（即 Wedge Field）对应的模型，其中开野模型的名称一般为 All Field Sizes，物理楔形板则按楔形角度来命名，如图 4-83 所示。

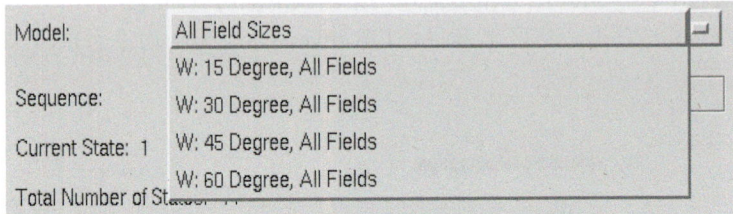

图 4-83　物理楔形板在模型列表中示意图

通常来说，可以先导入开野的测量数据，先对开野的模型 All Field Sizes 进行拟合，然后依次导入物理楔形板的测量数据，将拟合好的开野模型复制给物理楔形板，再对物理楔形板进行建模。此时，处于对开野进行建模的过程中，所以在 Model 菜单里先选中 All Field Sizes。

点击 Load New Optimization Sequence 按钮，选择 E_TuneAllInSections.OptSequence，此程序用于对开野模型参数进行自动优化；随后点击 Start Optimization 按钮开始自动拟合；为了提高计算速度，可以将 Machine Data Model Window 窗口最小化。自动建模的过程中，用户可以在 State 状态栏查看当前步骤及所优化参数的详细信息。自动建模有可能出现中断并伴随报错信息，最常见的错误是局部参数超出了系统允许的极限值，这种情况下可以按照提示，先保留当前参数状态，手动将报错信息中所涉及的那些参数调节到允许范围内，然后再继续进行优化。如果重复报同样的错误，那么需要检查一下导入的测量数据是不是存在异常。

开野的自动建模程序（E_TuneAllInSections.OptSequence）一共有 44 步，全部完成后打开 Machine Data Model Window 浏览所有照射野的计算结果，判断是否已经得到一个满意的模型；根据笔者的经验，通常还需要对 PDD 作进一步的优化，点击 Load New Optimization Sequence 按钮，在列表中选择 FineTuneECAndSpectrum.OptSequence 重新开始优化，此程序将针对 Spectrum 及 Buildup 部分作局部优化从而获得与测量数据更好的匹配。

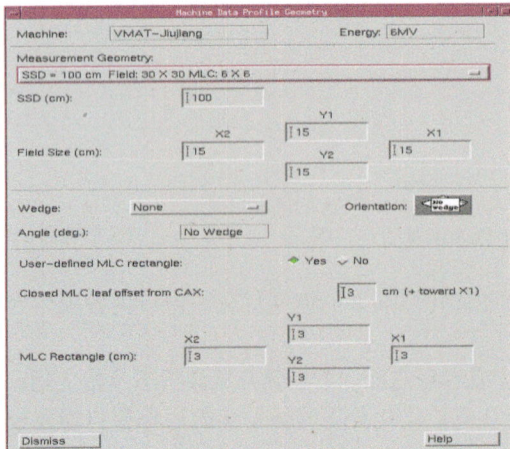

图 4-84　MLC 射野的 Profile 图拟合时的设置窗口

导入 MLC 射野的测量数据，所谓的 MLC 射野是指 Jaw 打开到较大位置如（30×30）cm²、单独由 MLC 形成（3×3）cm²、（4×4）cm²、（6×6）cm² 等射野，用三维水箱测量 MLC 射野的 Profile，扫描时射野外至少测量到 5 cm 以上；将 MLC 射野测量数据导入时，需要对射野属性进行特别编辑以区别开野，如图 4-84 所示，这是一个 Jaw 开到（30×30）cm²，MLC 形成（6×6）cm² 的射野，User-defined MLC rectangle 选择 Yes，然后如实编辑射野大小信息。

MLC 射野数据导入后,进入 Photon Model Editor 窗口,选择 Out of Filed 选项,手动调节 MLC Transmission 参数,直至 MLC 射野 Profile 野外的计算结果与测量值相匹配。另外也可以测量 MLC 的穿透因子后直接输入到模型中,如图 4-85 所示。

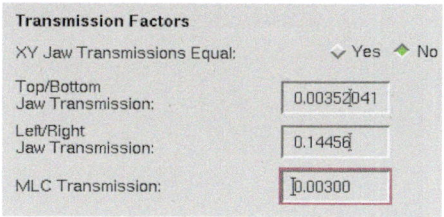

图 4-85 穿透因子输入界面图

有了满意的开野模型后,便可以开始为物理楔形野进行建模;先导入 15° 的楔形野测量数据,然后打开 Photon Model Editor 窗口,点击右上角的 Model List 按钮,在弹出的 Photon Model List 窗口中,选中 All Field Sizes 并点击 Copy To Wedge 将开野模型复制给 15° 楔形板;如果列表中已经存在楔形野模型,应将其先删除再进行复制;随后进入 Optimization Sequencer,如图 4-86 所示,在 Model 栏选择 15° 楔形板模型,点击 Load New Optimization Sequence 按钮,在列表中选择 E_TuneAllForWedge.OptSequence 对楔形野参数进行全局性的优化,优化结束后对结果进行评估,如果觉得需要改进,可以调取 FineTuneModifierScatter. OptSequence 进一步优化。随后导入 30° 楔形板的测量数据,将 15° 楔形板的模型复制给 30° 楔形板并对其进行自动建模;依次类推,完成所有楔形野的数据建模。

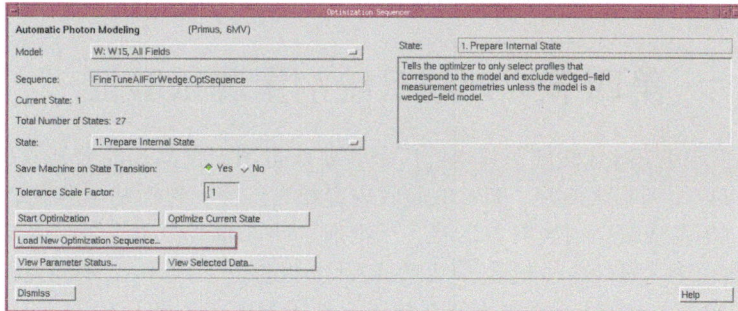

图 4-86 15° 楔形板自动优化界面窗口

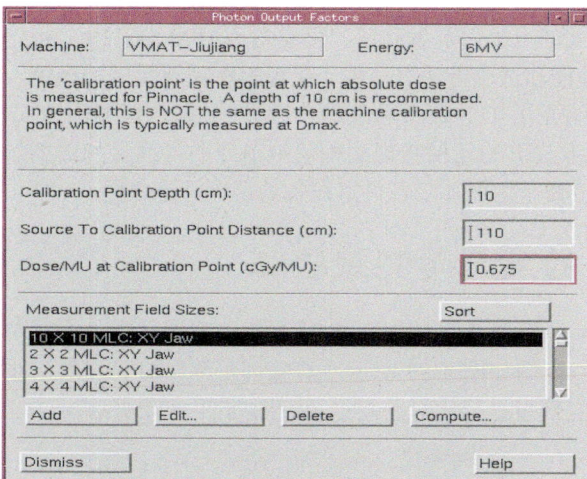

图 4-87 光子输出因子输入界面窗口图

当开野及楔形野都获得较满意的模型后,便可以输入射野相对输出因子。在 Photon Physics Tool 中点击 Output Factors 进入光子输出因子添加窗口,如图 4-87 所示。按顺序依次输出开野及楔形野的输出因子。开野及楔形野的输出因子都归一到开野 (10×10) cm^2。在光子输出因子界面依次完成下面步骤:

• 在 Calibration Point Depth 一栏输入测量深度,通常为 10 cm;

• 在 Source To Calibration Point Distance 一栏,输入源 - 探头距离,通常是 110 cm;

• 在 Dose/MU at Calibration Point 一栏,输出 SSD=100 cm,开野 (10×10) cm^2 在水下 10 cm 处的百分深度剂量,即 PDD$_{10cm}$。

• 全部输出因子都添加完成后,点击 Compute 按钮进行计算,系统会自动生成 OFp 和 OFc 用于 MU 计算。

最后一步,对机器进行试车,试车前必须确保每个能量的 PDD、Profile 及输出因子都计算完成。

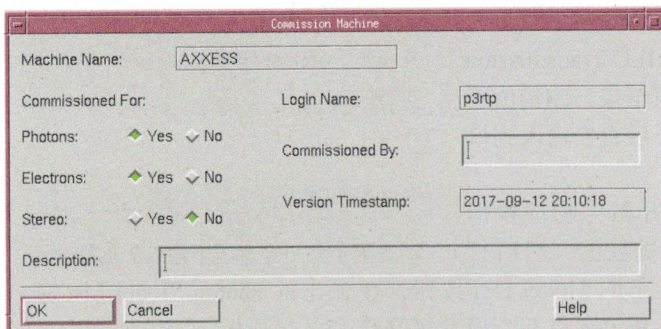

图 4-88　机器试车窗口界面图

进入 Photon Physics Tool 窗口，点击右下角的 Commission 按钮，进入如图 4-88 所示的试车窗口界面，在窗口界面依次完成下述步骤，从而最终完成对机器的试车。

• 根据实际情况，选择打开或关闭光子线、电子线、立体定向；

• 在 Commissioned By 中填写试车人员名称，此项必须填写；

• 在 Description 中填写机器的相关描述信息。

• 试车成功后会有提示，随后在 Machine List 里该机器会消失，因为经过试车的机器模型已经由 Non-Commissioned Machines 转入 Current Commissioned Machines。

备注：这里的 Commission 只是 Pinnacle 软件内部的一个操作步骤，并不等同于 TPS 系统的 Commissionning 工作，用户需要根据 AAPM TG53 号报告或其他的国际、国内性规范制订详细的 TPS 验收流程，验收通过后方可投入临床使用。

第四节　计划系统剂量测试验证

TPS 属于第三类医疗器械软件，其生产厂家需要取得国家食品药品监督管理总局（CFDA）颁发的证书才可以应用到临床治疗。TPS 的验收内容相当广泛，包括基于图像定义患者的解剖结构、描述多叶准直器形成复杂射野开口形状、三维剂量计算的算法和计划评估工具、剂量体积直方图等，详细内容可参考 TG53 号报告[21] 和 IAEA430 报告[22]。其中，剂量检测是非常重要的一个方面。目前，针对不同的粒子类型（如重粒子、光子和电子）和治疗方式（IMRT、VMAT 和 IMPT），检测标准要求不尽相同，没有统一的标准。有关点剂量验证和常规射野验证，请参考 IAEA-TECDOC-1583 或者《YY/T 0895—2013 放射治疗计划系统的调试典型外照射治疗技术的测试》，有关应用于 IMRT 和 VMAT 两种治疗方式的点和面剂量验证，可参考 AAPM TG119 号报告和《YY/T 0889—2013 调强放射治疗计划系统性能和试验方法》。由于验证过程需要特定的模体，过程也较复杂。本节我们将按以上参考文献介绍光子 TPS 模型验收的典型外照射均匀模体下的点测试，以及主要针对 IMRT 和 VMAT 两种治疗方式下的几种常规病种模拟治疗的点剂量和面剂量测试验收，仅为临床提供参考，具体情况，还须临床物理师结合科室设备的情况具体分析。

一、均匀模体下的点剂量测试验证

模型验收时，我们先选取（40×40×40）cm³ 等效水模体对 TPS 计算的点剂量进行检测。等效水模体可通过计划系统构建生成，其等效水 3D 图如图 4-89 所示。实际剂量测量时，选取三维的水箱对点剂量进行测量，从而和 TPS 计算的点剂量进行比对。测量示意图如图 4-90 所示。

（一）均匀模体下点测试验证内容

➢ 开放小野的剂量计算检测 [取（4×4）cm²]；
➢ 开放标准野的剂量计算检测 [取（10×10）cm²]；
➢ 开放大野的剂量计算检测 [取（25×25）cm²]；
➢ 楔形小野的剂量计算检测 [取（4×4）cm²]；
➢ 楔形标准野的剂量计算检测 [取（10×10）cm²]；
➢ 楔形大野的剂量计算检测 [取（15×15）cm²]。

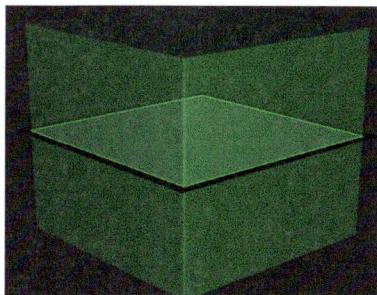

图 4-89 （40×40×40）cm³ 等效水 3D 图

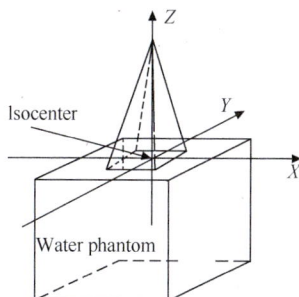

图 4-90 水箱测量示意图

（二）均匀模体下点测试验证评估标准

均匀模体下点测试验证评估误差一般按公式（4.1）计算，其中 D_{cal} 为计划计算的数据，D_{meas} 为加速器实测数据。

$$\mathrm{Error_1}（\%）= \frac{100 \times (D_{cal} - D_{meas})}{D_{meas}} \quad （4.1）$$

相对归一偏差，即相对于相同深度中心轴上的剂量，按公式（4.2）计算，其中 D_{cal} 为计划计算的数据，D_{meas} 为加速器实测数据，$D_{meas, cax}$ 为同一深度中心轴上测量的数据。

$$\mathrm{Error_2}（\%）= 100 \times (D_{cal} - D_{meas}) / D_{meas, cax} \quad （4.2）$$

具体评估标准[23, 24] 见表 4-28。

表 4-28 评估标准

序号	测试内容	评估公式	允许误差
1	均质，简单的几何条件		
	方野和矩形野中心数据	4.1	2%
	射野离轴数据	4.2	3%
2	复杂的几何条件		
	（楔形野、非均匀模体、不规则射野、非对称准直器设置）；		
	中心轴和离轴数据	4.1	3%
3	射野边缘外		
	简单的几何条件	4.2	3%
	复杂的几何条件	4.2	4%

（三）均匀模体下点测试验证示意图

图 4-91 主要用来帮助用户理解上述不同射野验证中各个感兴趣点的具体位置。图 4-91 分别为野（4×4）cm²、（10×10）cm²、（25×25）cm² 在 SSD = 100 cm 情况下的各感兴趣点具体位置示意图。其中（4×4）cm² 时离轴位置在 1 cm 和 5 cm，（10×10）cm² 时离轴位置在 3 cm 和 9 cm，（25×25）cm² 时离轴位置在 9 cm 和 19 cm，深度分别在 Dmax、5 cm、10 cm、20 cm 处。

图 4-92 为带楔形野测试下感兴趣点具体位置示意图，野大小除了最大野变为（15×15）cm² 外，小野和标准野与开放野测量时是一样的，这主要是因为 60° 楔形板最大楔形方向宽度为 15 cm。另由于楔形板的存在，楔形方向野的剂量是不对称的，因此相对开放野而言，楔形野测量的点左右两侧都是要测的。其中（4×4）cm² 时离轴位置在 ±1 cm 和 ±5 cm，（10×10）cm² 时离轴位置在 ±3 cm 和 ±9 cm，（15×15）cm² 时离轴位置在 ±5 cm 和 ±13 cm 处。测量深度与开放野一致，分别是 Dmax、5 cm、10 cm、20 cm 处。

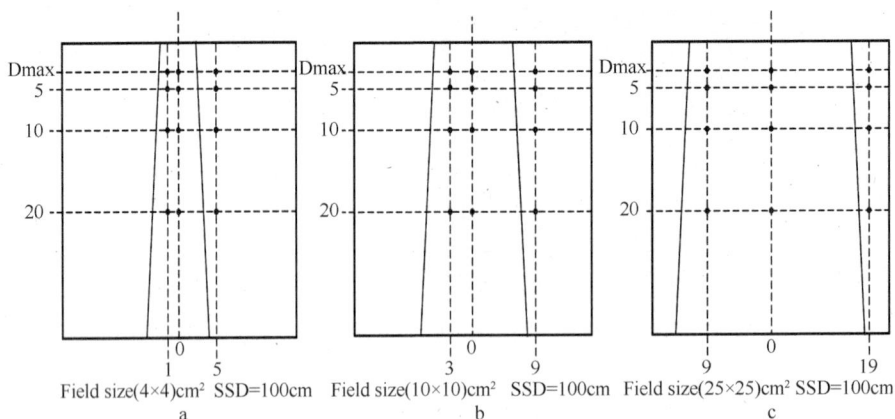

图 4-91　开放野测试感兴趣点具体位置示意图

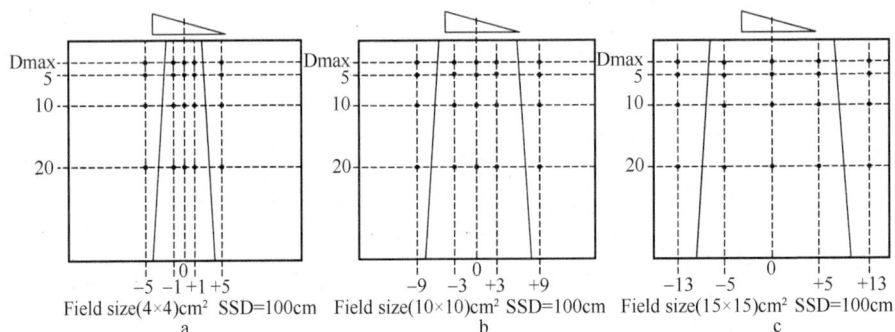

图 4-92　楔形野测试感兴趣点具体位置示意图

在做加速器实际测量时，注意选择合理的电离室，考虑到最小射野为（4×4）cm²，可以选择 0.6cm³ Farmer 指形电离进行测量，使用前需要对其进行标定，注意实测时的有效测量点。除了点剂量测试外，均匀模体下可以做输出因子、不同深度下的射野宽度、射野不同深度下的半影宽度等参数的测量验证，这里不再详细叙述，具体方法请参考相关文献 [25]，[26]。

二、非均匀模体下的非剂量测试验证

（一）非均匀模体测试验证的模体要求

非均匀模体目前市面上有很多种，如美国 Computerized Imaging Reference Systems Inc（CIRS）公司的 Model 002LFC 胸部模体，德国 Euromechanics Medical Gmb 公司的 EasyBody 模体，加拿大 Modus Medical Devices Inc 公司的 Quasar 模体。模体内部通常含有不同密度的材料，相比较而言，CIRS 的胸部模体比较类似人体，如图 4-93 所示。下面非剂量测试验证过程，均使用此模体来完成测

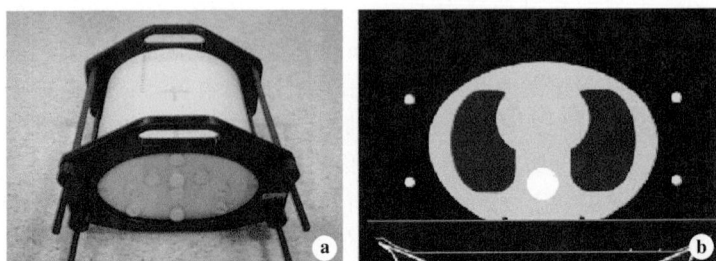

图 4-93　CIRS 的 Model 002LFC 胸部模体图

a CIRS Model 002LFC 胸部模体实体图；b CIRS Model 002LFC 胸部模体 CT 横断面图

试。此模体内部插棒可插不同型号的小型空气电离室，如 PTW31010 的 0.125cm³ 电离室，IBA 的 CC01 电离室等。有关用此模体小型空气电离室来做点剂量测试的方法，请参考文献 IAEA-TECDOS-1583，本章节不再叙述。

（二）数字化轮廓勾画的验证

本测试的目的是验证计划系统轮廓勾画的性能。主要对使用数字化仪输入计划系统的模体横断面，与原模体数字化轮廓进行比较，或者用 CT 扫描后输入计划的 CT 横断面图像与原模体数字化轮廓进行比较。

比较内容如图 4-94 所示，比较距离 A（AP 方向直径）、B（RL 方向直径）、C（10 号孔的 RL 方向直径）、D（过 6 号和 7 号孔中心的肺横断面的高度）、E（过 5 号孔中心的肺横断面的宽度）。

比较的结果填入表 4-29 中，其中偏差会受轮廓勾画时的图像窗宽和窗位的影响，偏差为 1 ~ 2 mm。比较的偏差允许范围一般不超过 2 mm。

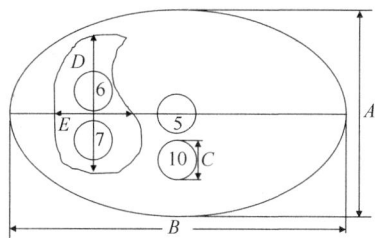

图 4-94　数字化轮廓勾画比较示意图

表 4-29　轮廓尺寸的比较

轮廓类型	测量的距离				
	A	B	C	D	E
原版					
数字化					
CT 图像					

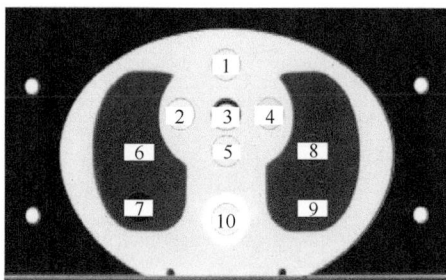

图 4-95　参考插件推荐摆放位置示意图

插件 1、5 为等效水，插件 2 为肌肉的等效物，插件 3 为充满水的注射器，插件 4 脂肪的等效物，插件 6、8、9 为肺的等效物，插件 7 为空气，插件 10 为骨的等效物参考插件推荐摆放位置。

本测试除了验证计划系统轮廓勾画的性能外，也可以对计划系统的图像坐标系统作可靠性验证，用来判断计划系统的坐标系统与 CT 扫描时的坐标系统一致。

（三）计划系统 CT 值到相对电子密度转换的验证确定

本测试的目的是确定并修改计划系统中使用的 CT 值到相对电子密度（RED）曲线。体模应当使用现有的 CT 来扫描，扫描条件为：体位采用仰卧位，头先进，X 射线管电压、FOV、CT 图像重建核、扫描层厚和层距等参数推荐采用所在部门使用的典型胸部扫描条件。图 4-95 为给出 CT 扫描时插孔的标号，以及经制造商确认的电子密度参考插件推荐摆放位置。

当模体 CT 扫好后，导入计划系统，利用计划系统的勾画功能，勾画出各种选定的非均质、水和空气，勾画时，感兴趣的平均直径应在嵌入物的 0.5 倍半径附近，不应选在嵌入物的边缘，勾画完成后，读取其平均 CT 值，看 CT 值是否与原 CT 值有 ±20 的偏差。如果偏差较大，且 CT 重新校准后无法消除，就要将新的 CT 值的 RED 数据输入计划系统中。

三、几种常规病种 IMRT 或 VMAT 模拟治疗下的测试验证

（一）模拟测试条件

测试中配合使用的医用电子加速器应符合 GB 15213 和 GB 9706.5 的规定。测试模体宜用水等

效材料制成，总厚度为 15 ～ 20 cm，每一块模体的形状为正方形或长方形，宽度为 20 ～ 30 cm。模体应有电离室插孔，可插入电离室进行点剂量测量，也可使用胶片在冠状面进行剂量分布的测量。

（二）剂量计算标准

在作点剂量测试时，应选择适合 IMRT 或 VMAT 测试的电离室，宜使用灵敏体积小的电离室，如 0.125cm³ 电离室。电离室放置在测试规定的测量点，测量各方向上射野累积的复合剂量。对于大部分测试例，点剂量测试至少应在两个位置进行，一个位于靶区内，另一个位于危及器官内。为了避免测量过低剂量的问题，测量位置的计算剂量至少为 30cGy。点剂量计算的准确性按照式（4.3）来计算，其中 D_{cal} 为计划计算的数据，D_{meas} 为加速器实测数据，D_p 为靶区实际得到的分次处方剂量。靶区内测量点，系统计算的剂量值与实测剂量值之间的误差不应超过 ±4.5%；在危及器官内测量点，系统计算的剂量值与实测值之间的误差不应超过 ±4.7%。

$$Error_3[\%] = 100 \times (D_{cal} - D_{meas}) / D_p \qquad (4.3)$$

在做面剂量测试时，应选择合适 IMRT 或 VMAT 剂量分布测量的胶片，并对所使用的胶片进行灰度-剂量标定。将胶片测量所获得的剂量分布与系统计算的剂量分布进行配准对比，要求测量平面内符合 ±3%/3 mm 要求的点与参与计算点的百分比，复合射野时不应小于 88%，单野时不应小于 93%[27, 28]。

（三）模拟测试例内容

1. 模拟多靶区的 IMRT 或 VMAT 测试

测试设计：设计 3 个同轴相邻的圆柱形靶区，每一个靶区直径为 4 cm，长为 4 cm，如图 4-96 所示。射野设计时，设置 7 野均分的固定野调强计划，或者容积调强治疗方式。分别给予不同的处方剂量，中间靶区剂量最大，上部靶区给予中间靶区 50% 的剂量，下部靶区给予中间靶区 25% 的剂量。

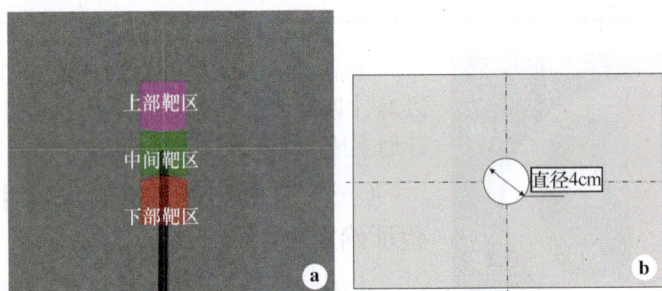

图 4-96 多靶区（上部靶区、中间靶区和下部靶区）示意图

a 多靶区俯视图；b 多靶区剖面图

表 4-30 模拟多靶区计划的剂量目标

计划参数	剂量目标
中间靶区 D99	> 5000
中间靶区 D10	< 5300
上部靶区 D99	> 2500
上部靶区 D10	< 3500
下部靶区 D99	> 1250
下部靶区 D10	< 2500

剂量目标：三个靶区计划的剂量目标用 99% 体积所接受的剂量（D99）和 10% 体积接受的剂量（D10）表示。每一计划参数的剂量目标应达到或者尽量接近表 4-30 的要求。处方剂量为中间靶区 99% 体积得到的最小剂量（D99）。

测量点和测量区域：中间靶区的中心处，以及其他两个靶区的中心处，测量区域为模体内等中心平面，点用电离室测量，中心平面用胶片测量。测量误差标准要符合本小节第（二）部分剂量计算标准所述要求。

2. 模拟前列腺肿瘤测试

测试设计：模拟的前列腺 CTV 大致是一个后部凹陷的椭圆体。RL、AP 和 SI 尺寸分别为 4.0 cm、2.6 cm 和 6.5 cm。前列腺 PTV 在 CTV 周围扩张 0.6 cm。直肠是一个直径为 1.5 cm 的圆柱体，紧靠前列腺凹陷的后侧。PTV 在最宽的 PTV 层面上包括约 1/3 的直肠体积。膀胱呈椭圆形，RL、AP 和 SI 尺寸分别为 5.0 cm、4.0 cm 和 5.0 cm，并且以前列腺的前部为中心，如图4-97所示。分别采用7野等间隔IMRT和单弧VMAT技术进行照射。

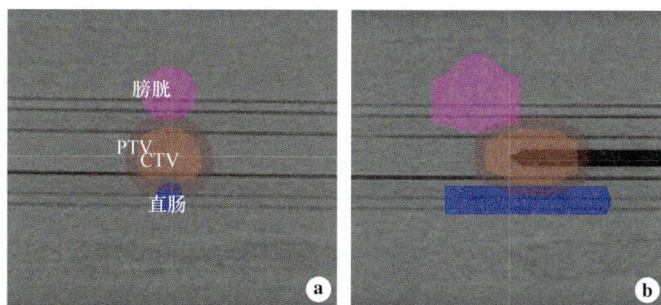

图 4-97　前列腺肿瘤位置示意图
a 前列腺肿瘤模拟横断面示意图；b 前列腺肿瘤模拟矢状面示意图

剂量目标：对于前列腺PTV而言，剂量目标定义为D95和D5。对于直肠和膀胱，使用D30和D10。每一计划参数的剂量目标应达到或者尽量接近表4-31的要求。处方剂量为前列腺95%体积得到的最小剂量（D95）。

测量点和测量区域：靶区测量点为等中心，即前列腺PTV中心处；危及器官测量点为等中心点下方2.5cm处，即直肠中心处；测量区域为模体内等中心平面。点用电离室测量，中心平面用胶片测量。测量误差标准要符合本小节第（二）部分剂量计算标准所述要求。

表 4-31　模拟前列腺计划的剂量目标

计划参数	剂量目标
前列腺 D95	> 7560
前列腺 D5	< 8300
直肠 D30	> 7000
直肠 D10	< 7500
膀胱 D30	> 7000
膀胱 D10	< 7500

3. 模拟头颈肿瘤测试

测试设计：模拟的头/颈部PTV包括所有从颅底到上颈部的体积，还包括颈后淋巴结。PTV距离皮肤表面至少0.6cm。脊髓和PTV之间有约1.5cm的间隙。两侧腮腺定义为危及器官，如图4-98所示。分别采用9野等间隔IMRT和2弧VMAT技术进行照射。

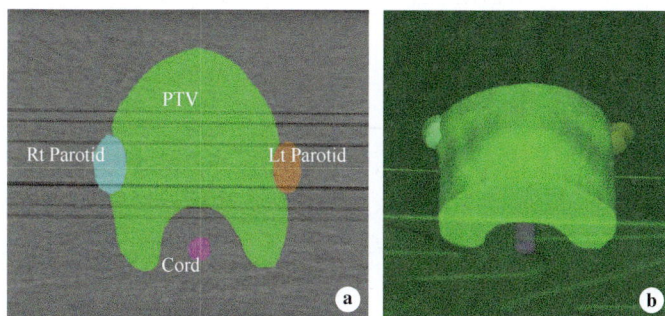

图 4-98　头颈肿瘤位置示意图
a 头颈肿瘤模拟横断面示意图；b 头颈肿瘤模拟立体示意图

表 4-32　模拟头颈肿瘤计划的剂量目标

计划参数	剂量目标
头颈 PTVD90	> 5000
头颈 PTVD99	< 4650
头颈 PTVD20	> 5500
脊髓 Dmax	< 4000
腮腺 D50	< 2000

剂量目标：对于头颈部PTV而言，剂量目标定义为D99，D90和D20。对于正常结构来说，D50用于腮腺，最大剂量用于脊髓。每一计划参数的剂量目标应达到或者尽量接近表4-32的要求。处方剂量为PTV90%体积得到的最小剂量（D90）。

测量点和测量区域：靶区测量点为等中心，即PTV中心处；危及器官测量点为等中心点下方4cm处，即脊髓中心处；测量区域为模体内等中心平面，包含腮腺，另测等中心下方 4 cm 处所在平面，穿过脊髓。点用电离室测量，中心平面用胶片测量。测量误差标准要符合本小节第（二）部分剂量计算标准所述要求。

4. 模拟 C 型靶区测试

测试设计：模拟的中心是一个危及器官，呈圆柱形，截面半径 1 cm，长度 10 cm。C 型靶区围绕在其周围。PTV 内缘距离危及器官之间的间距为 0.5 cm，PTV 的内缘半径为 1.5 cm，外弧半径为 3.7 cm，PTV 长 8 cm，如图 4-99 所示。分别采用 9 野等间隔 IMRT 和 2 弧 VMAT 技术进行照射。

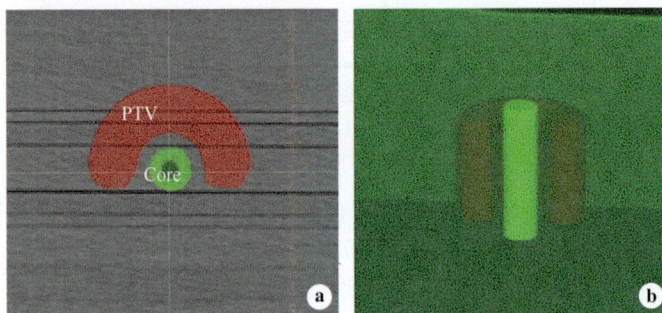

图 4-99　C 型靶区位置示意图

a C 型靶区模拟横断面示意图；b C 型靶区模拟立体示意图

剂量目标：对于 C 型靶区测试通常分两种情况进行。简单情形下，中心脊髓保持在靶剂量的 50%；相对复杂的情形下，中心脊髓保持在靶剂量的 20%。后一种情形较难实现，并且测试系统也可能难以实施。对于 C 型 PTV，剂量目标定义为 D95 和 D10。对于正常组织脊髓而言，使用 D10。对每一计划参数的剂量目标应达到或者尽量接近表 4-33、表 4-34 的要求。处方剂量为 PTV95% 体积得到的最小剂量（D95）。

表 4-33　模拟 C 型靶区计划的剂量目标（简单情况）

计划参数	剂量目标
C 型靶区 PTV D95	> 5000
C 型靶区 PTV D10	< 5500
中心圆柱体 D10	< 2500

表 4-34　模拟 C 型靶区计划的剂量目标（复杂情况）

计划参数	剂量目标
C 型靶区 PTV D95	> 5000
C 型靶区 PTV D10	< 5500
中心圆柱体 D10	< 1000

测量点和测量区域：靶区测量点为等中心上方 2.5 cm 处，即 PTV 中心处；危及器官测量点为等中心点，即中心圆柱体脊髓中心处；测量区域为模体内等中心平面，另测等中心上方 2.5 cm 处所在平面，即 PTV 中心所在平面。点用电离室测量，中心平面用胶片测量。测量误差标准要符合本小节第（二）部分剂量计算标准所述要求。

参 考 文 献

[1] Michel B. Blue Phantom 2 with OmniPro-Accept 用户手册 . 2008.

[2] 王学涛，陈少文，戴振晖，等 . 瓦里安加速器 6 MV X 线小野数据测量与计算比较 . 中华放射肿瘤学杂志，2012，21（6）：557-559.

[3] Laub W U，Wong T.The volume effect of detectors in the dosimetry of small fields used in IMRT. Med. Phys，2003，30（3）：341-347.

[4] Crop F，Reynaert N，Pittomvils G，et al. The influence of small field sizes，penumbra，spot size and measurement depth on perturbation factors for microionization chambers.Phys. Med. Biol.，2009，54（9）：2951-2969.

[5] Das I J，Ding G X，Ahnesjö A.，Small fields：non-equilibrium radiation dosimetry. Med. Phys.，2008，35：206-215.

[6] Benmakhlouf H，Sempau J，Andreo P. Output correction factors for nine small field detectors in 6 MV radiation therapy photon beams：a penelope Monte Carlo study. Med. Phys. 2014，41（4）：041711.

[7] Varian Medical Systems. Eclipse Beamdata Collection Requirement. 2013.

[8] Varian Medical Systems. C 系列加速器 13.5-13.6 数据采集要求 2.0 版 . 2016.

[9] Varian Medical Systems. Measurement For Algorithms. 2005.

[10] Pitchford G. Radiation dosimetry：electron beams with energies between 1 and 50 MeV, in：ICRU Report 35. International Commission on Radiation Units and Measurements，Bethesda，Md.（1984）[J]. Clinical Radiology，1986，37（1）：104-104.

[11] Varian Medical Systems. Eclipse Photon and Electron Algorithms Reference Guide.2015.

[12] 杨军 . 影响三维水箱数据采集结果的关键性因素研究 . 北京：清华大学，2015.

[13] RaySearch. RayStation 4 User Manual.

[14] RaySearch. RayStation 4 Physics Manual.

[15] Das I J，Cheng C W，Watts R J，et al. TG-106 of the Therapy Physics Committee of the AAPM.Accelerator beam data commissioning equipment and procedures：report of the TG-106 of the Therapy Physics Committee of the AAPM. Med. Phys，2008，35（9）：4186-4215.

[16] RaySearch. RayStation 4 Reference Manual.

[17] Cashmore J，Golubev S，Dumont J L，et al. Validation of a virtual source model for Monte Carlo dose calculations of a flattening filter freelinac. Med. Phys.，2012，39（6）：3262-3269.

[18] Ahnesjö A，Weber L，Murman A，et al.Beam modeling and verification of a photon beam multisource model. Med. Phys.，2005，32（6）：1722-1737.

[19] van Dyk J，Barnett R B，Cygler J E，et al.Commissioning and quality assurance of treatment planning computers. Int. J. Radiat. Oncol. Biol. Phys.，1993，26（2）：261-273.

[20] Philips Medical Systems 453560445231A. Pinnacle3 物理学使用说明 .9 版 .2009.

[21] Fraass B，Doppke K，Hunt M，et al. American association of physicists in medicine radiation therapy committee task group 53：quality assurance for clinical radiotherapy treatment planning. Med. Phys.，1998，25（10）：1773-1829.

[22] Technical Reports Series No.430.Commissioning and quality assurance of computerized planning systems for radiation treatment of cancer. Vienna：Internatioal Atomic Energy Agency. 2004.

[23] Commissioning of Radiotherapy Treatment Plannng Systems：Testing for typical external beam treatment techniques（IAEA-TECDOS-1583）. International Atomic Energy Agency. 2008.

[24] 放射治疗计划系统的调试：典型外照射治疗技术的测试 . 国家食品药品监督管理总局 . 2013 年 10 月 21 日发布 .

[25] 黄晓延，黄劭敏，张黎，等 . 三维治疗计划系统的剂量学验证 . 中华放射肿瘤学杂志，2006，15（6）：496-500.

[26] 张玉海，夏火生，韩守云，等 . 三维治疗计划系统参数检测与剂量验证 . 中国医学物理学杂志，2007，24（3）：163-165.

[27] Ezzell G A，Burmeister J W，Dogan N，et al. IMRT commissiong：multiple institution planning and dosimetry comparisons，a report from AAPM Task Group 119.Med. Phys.，2009，36（11）：5359-5373.

[28] 调强放射治疗计划系统性能和试验方法 . 国家食品药品监督管理总局 . 2013 年 10 月 21 日发布 .

第五章 直线加速器常规周期性QA

第一节 概 述

一、周期性质量控制的重要性

"每一个癌症患者都应该得到最好的对待和治疗,以期达到肿瘤的治愈、长期控制或缓解",这是癌症治疗的主要目标[1]。因此,肿瘤放射治疗部门应制订质量控制计划,明确所能提供的服务。治疗团队领导负责建立"质量控制体系",建立所有的质量控制规程及组织结构,确定QA的责任、程序、流程并保证患者质量管理的资源,以期达到这一目标。

肿瘤放射治疗物理师负责治疗设备的校准,确定放射治疗患者接受辐射剂量的分布(即计划剂量分布计算或直接进行测量),核查患者每周的照射剂量。肿瘤放射治疗物理师应确保治疗机根据安装验收后的规格运转,并为放射治疗计划的执行提供准确的数据。物理师应负责建立书面的QA程序,其中包括测试的内容、允许误差和频率等,充分了解设备相关的安全问题并对机器故障作出适当的反应。另外,须由有资质的物理师对质量控制的规程进行年度审查。

具体某一台放射治疗设备的质量保证程序也需要团队成员的分工合作,各种任务和责任分配给物理师、剂量师、治疗师或加速器工程师,一般建议指定专人负责某一台治疗设备的质量控制计划。肿瘤放射治疗物理师在制订QA计划时应对临床使用设备验收和调试时的基准值进行深入了解。国际电工委员会(IEC),美国医学物理学家协会(AAPM)和美国医学物理学院(ACMP)等机构组织也分别发布并描述了验收测试的程序和条件,我国也在2013年发布了最新版的医用电子加速器验收试验和周期检验规程(GB/T 19046—2013)[2]。实际工作中可以参考这些规程和方法,为新安装的或翻新的设备以及大修后的设备确定基准性能值,一旦建立了基准值,就应制订周期性QA测试的协议并进行周期性检测,以便监测设备运行参数的稳定性。

二、质量控制的目的和内容

加速器QA的目的是确保机器的参数不能明显偏离验收与测试时所获取的基准值。很多基准值须输入治疗计划系统,用以建立治疗机的模型,这些数据直接影响每一位患者的治疗计划。但由于机械故障、物理事故或部件故障等,机器性能可能发生意外变化,相关参数也可能会偏离其基准值。此外,主要部件(波导、偏转磁铁)的更换或老化也可能改变机器性能的原始参数。因此,在建立周期性QA程序时,必须考虑这些失效模式。质量控制的最终目的是将处方剂量精确地照射到所定义的靶区上,并避免危及器官受到意外的超剂量照射。

参考AAPM TG-142报告,加速器周期性QA的主要内容包括设备的安全性能、机械性能、射束性能、剂量稳定性、允许误差及测试的频率等[3]。根据临床开展的治疗技术制订每日、每周、每月及年度检测表格。随着放疗技术的不断发展,测试的内容和参数的数量也随之增加,如机载影像系统(OBI,包括二维X射线成像及锥形束CT)及呼吸门控等装置。特别是对用于立体定向放射治疗(SRS/SBRT)的设备须额外增加不同的测试项目和容差,AAPM为此也发布了相关指南[4]。周期性QA表格内的各项参数值都必须在容差范围内,这一点对于保证治疗机工作在精准的安全状态非常重要。

第二节 常规机械 QA 内容和评价标准

一、机架相关 QA

（一）光距尺准确性（1mm）

光距尺（ODI）SSD = 100 cm 位置准确性

1. 将校准后的前指针固定在机架（gantry）头上作为标定标准；

2. 在床面平铺一张白纸，升床至与前指针头接触，微调；

3. 保持床面不动，查看光距尺读数，要求偏差小于 1mm（图 5-1）。

（二）机架等中心（1mm）

1. 将床升至 SSD= 100cm 处，在治疗机头和治疗床头放置校准后的前指针；

2. 将机架转至 0°、90°、180°、270°，调整前指针位置使两个针端在机架旋转时偏离最小（图 5-2）；

3. 观察在机架旋转过程中针尖端的变动范围。

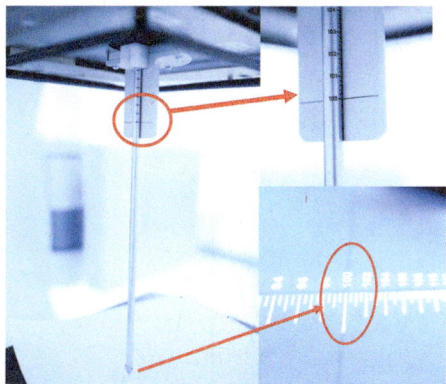

图 5-1　检测 SSD = 100cm

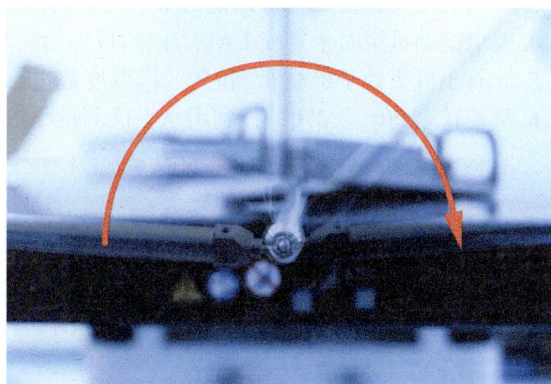

图 5-2　旋转机架，观察前指针尖端随转动的变化范围

（三）机架旋转精度

1. 将机架转至 0°、90°、270°、180° 附近；

2. 再进一步使用水平仪确保机架处于相应角度位置（图 5-3）；

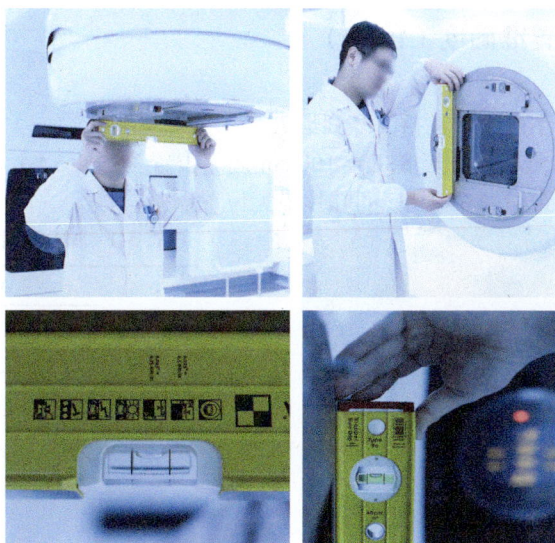

图 5-3　通过水平仪确保机架角度到位

3. 读取机架角度读数与实际位置进行比较。

二、小机头相关 QA

（一）旋转等中心（误差半径小于 1mm）

1. 机架角 0°，打开射野，升床至 SSD=100cm 的位置；

2. 在治疗床（couch）上铺好坐标纸，确保纸面平整，使坐标纸某个参考点对准光野十字线（图 5-4）；

3. 旋转准直器，从 90° 至 270°，观察并记录参考点和十字线中心的最大偏离值，即为误差半径（或参考验收加速器验收部分使用前指针进行评估）。

（二）小机头旋转精度

1. 把铅门开到最大，小机头（collimator）处于 0°；

2. 在地面十字线交点投影附近做参考标记；

3. 转动机架角，根据参考标记与十字线横向投影的重合情况微调标记点和小机头角度；

4. 要求摆动机架时十字线 LAT 方向的投影始终与标记点重合；

5. 此时小机头处于机械 0° 位置，读取度数进行对比；

6. 机架转至 90°、270°，利用水平仪测量小机头对应角度（图 5-5）。

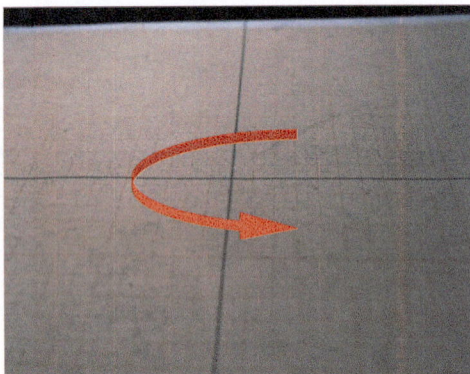

图 5-4 旋转准直器观察"十"字线偏差（改善图片质量）

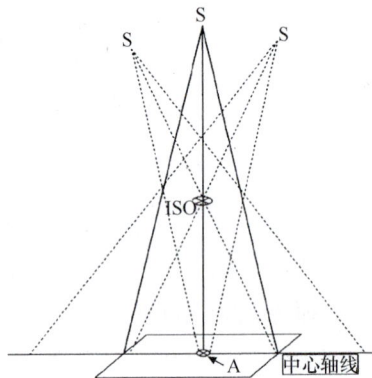

图 5-5 小机头机械 0° 校准示意图

（三）多叶光栅位置准确度（1mm）

1.方法一

（1）设置机架 0°，小机头 0° 铅门开到最大；

（2）在床面平铺坐标纸，升床至 SSD = 100 cm 调整位置（图 5-6）；

（3）按表 5-1 设置并记录每个 MLC 的叶片最大位置误差。

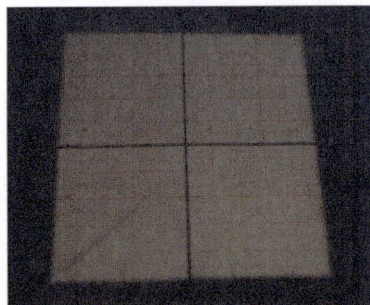

图 5-6 观察铅门、MLC 叶片到位精度

表 5-1 MLC 偏移记录表

位置 /cm	MLC			
	X_1	叶片	X_2	叶片
15				
10				
0				
−10				

2.方法二　采用picket fence（AAPM TG54）测试序列，通过一系列子野和叶片的配对和穿透系数的测量等，可获取更准确的结果。

（四）铅门位置准确度（1mm）

1.设置机架0°，小机头0°铅门开到最大；

2.在床面平铺坐标纸，升床至SSD＝100 cm调整位置；

3.按表5-2设置并记录铅门的最大位置误差（非对称必须存在0.0、10.0的位置）。

表5-2　铅门偏移记录表

位置/cm	X铅门		Y铅门	
	X_1	X_2	Y_1	Y_2
15				
10				
0				
−2				

（五）光野、射野一致性

1.方法一

1）测量仪器：免冲洗胶片、检查模块；

2）在SSD＝100cm位置，设置好检查模块并插入胶片；

3）按表5-3分别就对称野：15×15；非对称野以（X_1，X_2，Y_1，Y_2）的格式进行曝光；

4）比较胶片曝光边缘与标记点是否重合。

2.方法二　参考加速器验收部分光野射野一致性验收内容（表5-3）。

表5-3　光野、射野一致性记录表

6MV		X_1	X_2	Y_1	Y_2
	对称				
非对称	10, 0, 0, 10				
	0, 10, 0, 10				
	10, 0, 10, 0				
	0, 10, 10, 0				
10MV		X_1	X_2	Y_1	Y_2
	对称				
非对称	10, 0, 0, 10				
	0, 10, 0, 10				
	10, 0, 10, 0				
	0, 10, 10, 0				

（六）射野、机械等中心一致性

参考加速器验收部分机架旋转辐射带验收部分内容。

三、治疗床相关QA

（一）等中心（2mm）

1.机架角0°，准直器0°，打开射野；

2.治疗床升至SSD=100cm位置，铺好坐标纸，确保纸面平整,使坐标纸某个参考点对准光野十字线；

3.转动治疗床（图5-7），从90°至270°，记录并观察参考点和十字线中心的最大偏离值，即

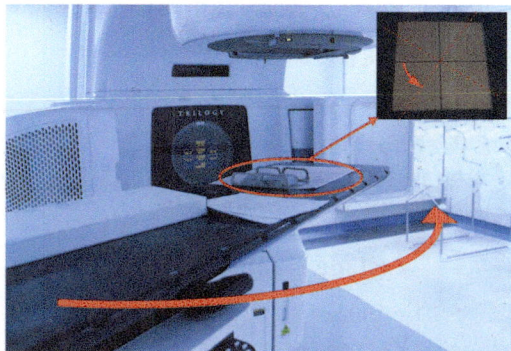

图5-7　旋转治疗床观察参考点与十字线交点的偏差情况

误差半径。

（二）治疗床平动到位精度

1. 将床升至 SSD＝100cm，床角 0°；

2. 如图 5-8 将钢尺置于治疗床面，利用激光灯对准某一刻度作为初始值，测试进出（longitudinal）、左右（lateral）方向 ±20cm 位置的误差；

3. 将钢尺挂于加速器准直器上自然下垂，测量升降（vertical）方向 ±20cm 的误差（图 5-9）。

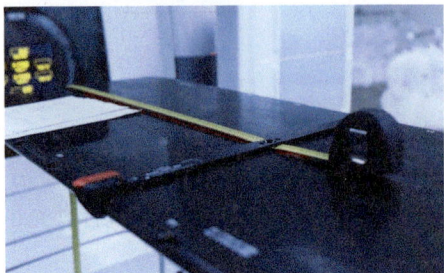

图 5-8　固定钢距尺进行平动测量

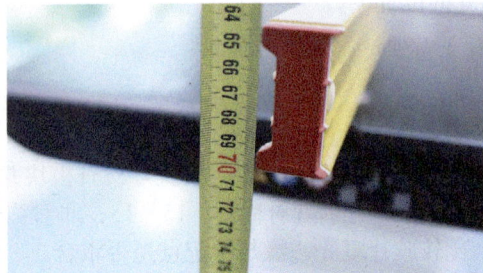

图 5-9　记录读数偏差

将测量数据记录于表 5-4 中。

表 5-4　治疗床平动到位精度

	Lng	Lat	Vrt
+20cm/10cm			
−20cm/10cm			

（三）治疗床角度精确性（1°）

1）将床转至 0°　SSD=100cm 附近（若考虑更大的光野范围则可将床降到最低）；

2）在床面做标记，调节床角度；

3）通过进出床时床面标记始终处于激光 / 十字线上，找到床角 0° 位置，读取读数；

4）90°、270° 位置检测方法与 0° 相同。

（四）治疗床面下降幅度

在床头放置 75kg 模体，进出床通过矫正的激光灯判断床头下降的情况。

（五）治疗床运动范围

检查床运动范围是否与厂商标定的范围一致。

四、OBI 系统 QA

OBI（on-board Imager）系统 QA 主要包含以下三部分内容：①安全和联锁；②机械精度检测；③图像质量检测。下面以瓦里安公司加速器 OBI 系统为例进行说明。

（一）机械：等中心

1. 方法一　利用等中心模块进行 OBI 等中心验证。

KVS：OBI/Maintenance 下进行。设置：透视模式＋ABC，偏差小于 2mm（仅作简单检查）。

2. 方法二　参考 kV 探测器和 kV 源旋转中心（轴）与加速器机架旋转中心（轴）的重合一致性验收部分内容。

（二）Blade Calibration

SSD＝100cm，机架角为 90° 下进行；

检测 10×10 到位情况（使用 motion control service 保存备份）。

（三）CBCT 图像 QA

按图 5-11 摆放 Catphan 模体采集 CBCT 图像，对图像质量进行评估。

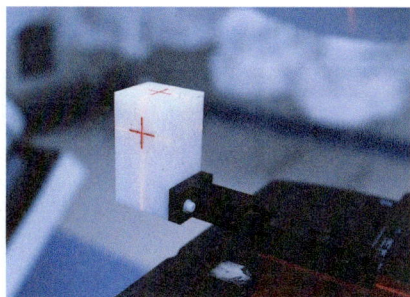

图 5-10 等中心模块

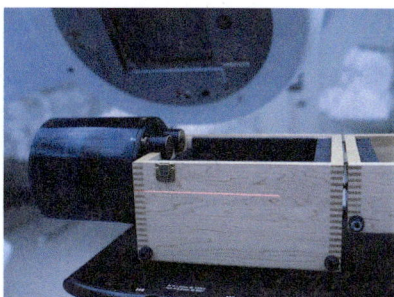

图 5-11 利用 Catphan 模体对图像质量进行评估

使用相关模块可进行下述相关内容的图像质量保证：几何精确度、低对比分辨率、空间分辨率、均匀性矫正、HU 值 Calibration

（四）CBCT 系统 QA

关闭 OBI，打开 CBCT.app 选择 Maintenance Workspace 界面，执行 Calibration QA（图 5-12）。

1. 进行图像系统线性、坏点 /Image system（dual gain）矫正

（1）准备：确保没有附件（即 Bow-tie）源到探测器没有遮挡，选择 Dual Gain；

（2）首先进行 Dark filed 图像（图 5-13）采集；

（3）执行 DRS（dose rate sequence）程序（图 5-14）；

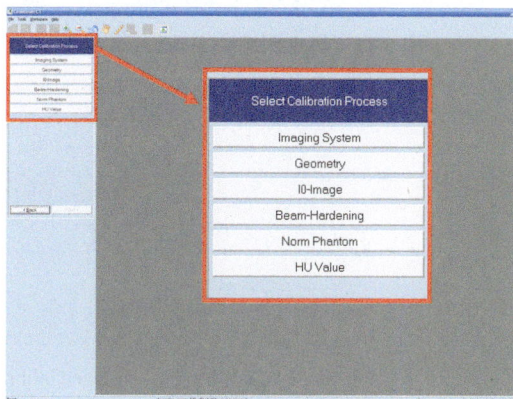

图 5-12 CBCT 图像质量 QA 界面

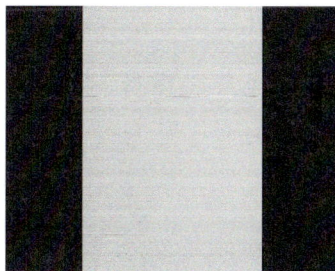

图 5-13 Dark field 图像

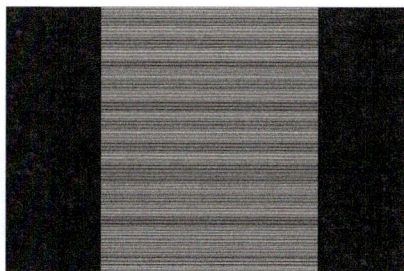

图 5-14 dose rate sequence 图像

（4）评估坏点情况。在评估程序中，会显示坏点图（图 5-15）以及坏点数，一般约 6000，小于 70000 即可，若高于 70000，则点击 "Cancel" 不要执行（apply）校验结果，仔细确认过程并重复上述步骤，如果坏点数还是高于 70000，则联系加速器程师；

（5）执行 Apply to Mode（s）。如果符合要求，则点击 "Apply to Mode（s）" 进行矫正（图 5-16）。

2. I_0-Image 校正 I_0 图像校正用于环状伪影相关的矫正，对 Full fan 和 Half fan 都要进行校正，其 I_0-Image Calibration 分别见图 5-17 和图 5-18。

（1）准备：确保没有附件（即 Bow-tie），源到探测器之间没有遮挡；

（2）运行 I_0-Image 程序；

（3）评估：利用窗宽窗位工具评估图像一致性，图像尽可能均匀（更少的坏点和黑线）；

（4）执行：如果图像一致性好，点击 Apply。

图 5-15　坏点图（pixel defect map）

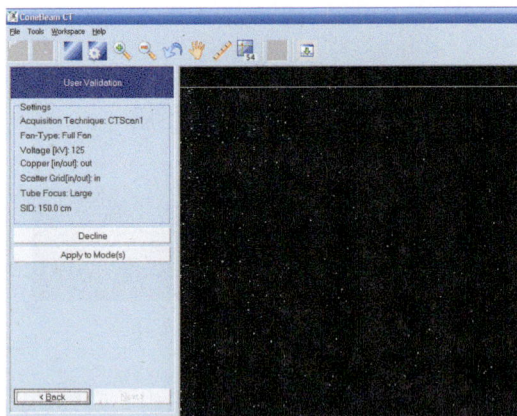

图 5-16　修正坏点

图 5-17　Half fan 的 I_0-Image Calibration

图 5-18　Full fan 的 I_0-Image Calibration

3. Normalization Scans　对 Full fan 和 Half fan 进行杯状伪影矫正。

（1）准备：针对不同序列（Full fan 或 Half fan）安装相应的 Bow-tie 和 Norm 模体（图 5-19、图 5-20）；

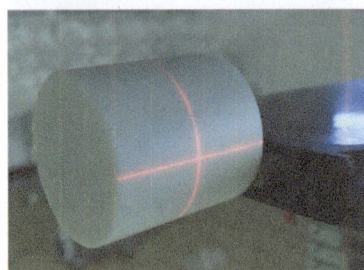

图 5-19　头颈部：白色小模块

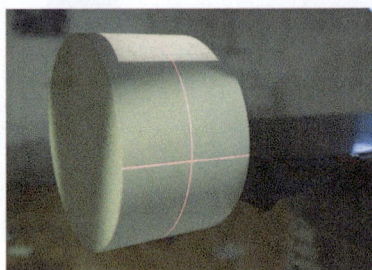

图 5-20　体部：黄色大模块

（2）运行 Norm Phantom 程序：选择相应的序列进行扫描（图 5-21、图 5-22）；

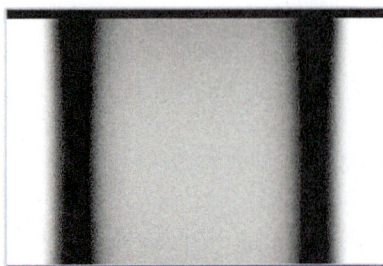

图 5-21　Half fan I_0-Image Calibration

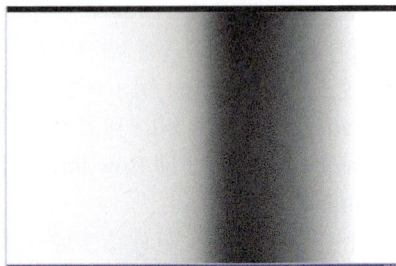

图 5-22　Full fan I_0-Image Calibration

（3）执行 Apply to Mode（s）。

4. HU 对应表矫正

（1）如图 5-23 所示安置 Catphan 模体，确保 HU 矫正模块被放置在等中心，进行 CBCT 采集；

（2）扫描 Catphan 模体，对 HU 矫正模块的相应物质进行电子密度赋值矫正（图 5-24），矫正赋值表见表 5-5。

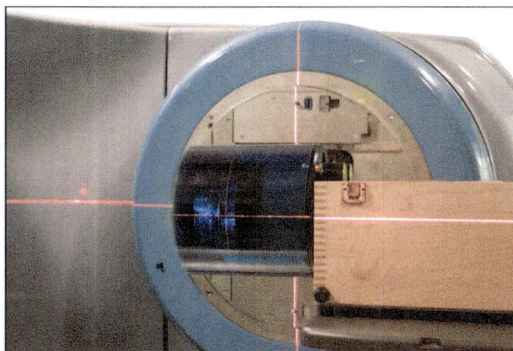

图 5-23　Catphan 模体摆位

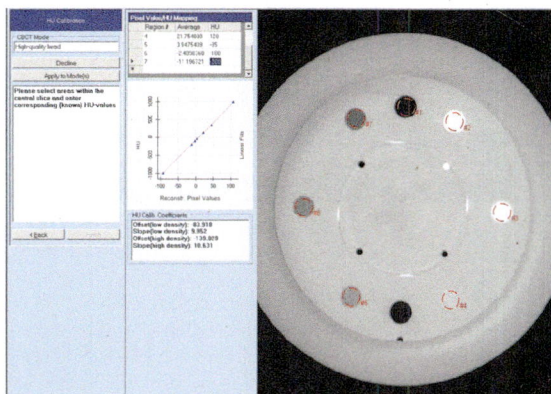

图 5-24　HU 矫正

5. 验证　若新建 CBCT 扫描序列，则还需要进行几何位置验证（geometry）

（五）平片图像质量 QA：OBI/Maintenance 下进行

1. IAS4　① Last image hold；② Full resolution。

条件：KVS：100；KVD：50；Field：40×40 没有附件遮挡。

2. Dark field　Flood field：30 frames。

3. Area profile　属性：Last：1024×768 位置（0，0）；Full：2048×1536（0，0）；Mean 处于（4500，6500）范围，否则适当修改扫描参数。

4. 评估 Image　若能接受则保存继续，否则重复 Full resolution 步骤。

5. Pixel Detector Map 更新（Update，切勿 Clear！）

（六）ISO cal 等中心校准

1. 准备

（1）在 OBI Admin 中关闭 ISO cal 校准；

（2）安插 Plate/ 碳化钨模块（按激光灯大致对好即可，＜5mm）（图 5-25）。

表 5-5　HU 矫正赋值表

编号	物质	CT 值
1	空气	−1000
2	聚四氟乙烯	990
3	聚甲醛	340
4	丙烯酸塑料	120
5	聚苯乙烯	−35
6	低密度聚乙烯	−100
7	聚甲基丙烯	−200

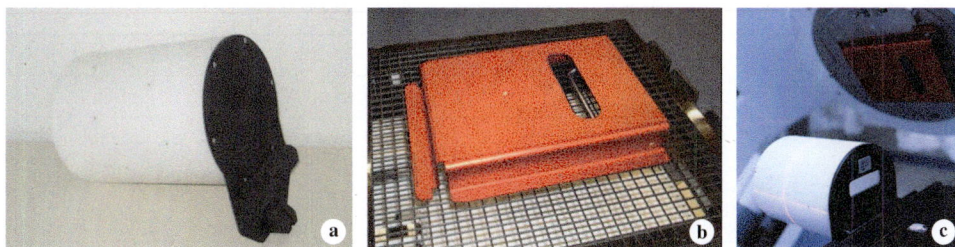

图 5-25　碳化钨模体 & Plate 插板安装示意图

2. 采集图像：4D ITC & OBI

（1）通过 DICOM RT 模式载入预设计划；

（2）在不同的机架和小机头下采集图像（4 Collimator、8 MV Image、8 kV Image）；

（3）保存到默认文件；

3. IsoCal Calibration　IsoCal Application

（1）载入图像进行分析；

（2）根据 Phantom 上的碳化钨和 Plate 上的 Steel pin 位置信息进行 Tracking & Function 检测；

（3）得到等中心偏移分析结果（图 5-26）。

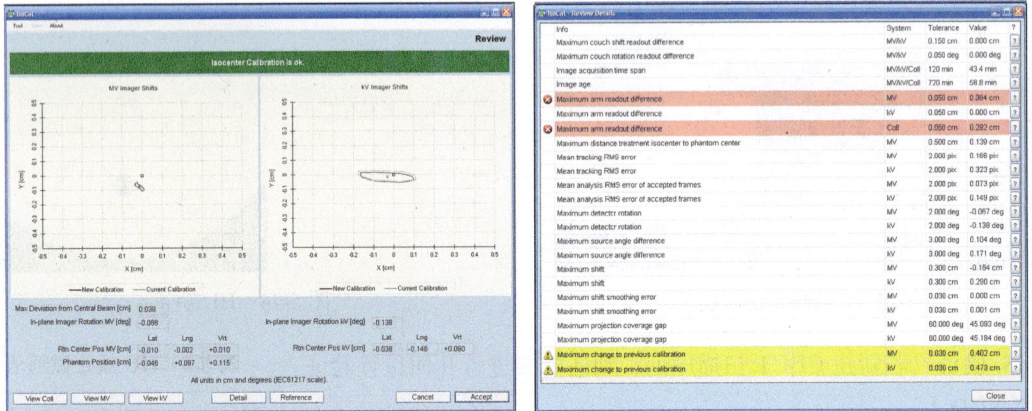

图 5-26　Calibration 结果

4. 对 IsoCal 结果进行分析

（1）结果符合要求：接受；

（2）超出阈值：仔细检查复核结果；

（3）差异较大（存在 Warnings）：与上次结果差异较大，仔细复核。

5. 评估结果　评估结果，生成等中心配置文件，根据具体情况考虑是否替换旧的配置文件，并重启 CBCT IsoCal 校准。

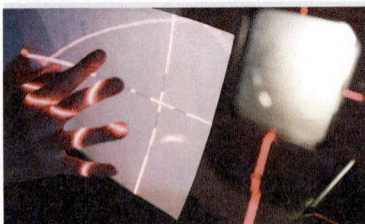

图 5-27　激光灯与十字线矫正

五、Laser 等中心 / 平行度（1mm）

1. 方法一

（1）利用矫正后的 Collimator 进行测量；

（2）将机架旋转至 90°、270°、180°，并用水平仪校准；

（3）在等中心和离等中心 20cm 位置比较激光灯与十字线的重合和平行度（图 5-27，表 5-6）。

表 5-6　激光灯等中心、平行度 QA

项目	激光灯 A		激光灯 B		顶激光灯	
	水平	垂直	水平	垂直	LR	GT
等中心						
距等中心 20cm						
平行度						

2. 方法二

（1）机架转至 0°。

（2）利用前指针对激光灯等中心进行校正（图 5-28）。

六、配　　件

1. 物理楔形板位置准确性。
2. 补偿器位置准确性。
3. 楔形板、托架、电子限光筒锁扣安全性（在朝地面方向进行测试）。
4. 动态楔形板（EDW）。

七、其　　他

1. 碰撞联锁　检测所有碰撞联锁是否正常运作。
2. 安全　检测安全相关功能是否正常运作。定期对加速器相关的安全联锁进行检测维护并做好记录（表 5-7）。

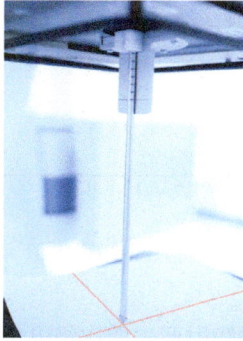

图 5-28　利用前指针进行
激光灯等中心校正示意图

表 5-7　检测维护记录表

检查项目	检查频率
门联锁	每天
门闭合安全性	每天
室内视听监控、对讲系统	每天
出束指示	每天
立体定向联锁	每天
辐射场监测仪（radiation area monitor）	每天
紧急停机功能	每周
红外线防碰撞系统（laser guard）	每月

3. Monitor　RPM、ABC、OSMS 相应的监视器是否正常工作。
4. 门控　检查门控功能是否能正常触发。

第三节　加速器剂量刻度

现代放疗需将处方剂量精准地传递到靶区体积，才能达到预期的疗效。根据肿瘤对剂量反应数据的分析及对临床环节剂量传递误差的评估，ICRU 提出给予肿瘤剂量误差应在 ±5% 范围内[5]。考虑到患者剂量传递的所有不确定因素，达到 ±5% 的准确度也绝非易事。在临床应用前，必须对外照射设备产生的光子和电子束的输出剂量进行校准。这一基本的输出校准虽然非常重要，但只是整个准确地将剂量传递给患者环节中的一个。其他环节还包括相对剂量数据的测量、设备调试和质量保证，治疗计划，以及患者在治疗机上的实际摆位等等。

由于目前国内各级计量标定机构给予用户电离室的标定因子为 N_k 或 N_x，因此本节内容参考 IAEA TRS 277 报告[6]，对加速器高能光子和电子束吸收剂量的计算方法进行简述，并以美国 Varian 公司 C-Series 加速器为例对绝对剂量的刻度流程进行说明。

一、吸收剂量计算方法（参考 IAEA TRS 381[6]）

（一）加速器高能光子吸收剂量的计算公式
1. 高能光子一般使用指形空气电离室来测量吸收剂量

$$D_w(P_{eff}) = M \cdot N_D \cdot S_{w,air} \cdot P_u \cdot P_{cel}$$

式中，M 为经温度、气压修正后的仪表读数；$S_{w, air}$ 为水对空气的阻止本领比（表 5-8）；P_u 为扰动因子（图 5-29），校正电离室物质非水物质的等效性；P_{cel} 为电离室中心电极的修正，仅考虑室壁与平衡帽的非空气等效引起的修正是不够的，中心电极的非空气等效性也可引起测量的误差。当电离室壁材料是石墨，中心电极材料为铝时，$P_{cel}=1.000$。

表 5-8　辐射质、$S_{w, air}$ 和校准深度

辐射质			
TPR_{20}/TPR_{10}	D_{20}/D_{10}	$S_{w, air}$	水中校准深度 /cm
0.50	0.44	1.135	5
0.53	0.47	1.134	5
0.56	0.52	1.130	5
0.62	0.54	1.127	5
0.65	0.56	1.123	5
0.68	0.58	1.119	5
0.70	0.60	1.116	10
0.72	0.61	1.111	10
0.74	0.63	1.105	10
0.76	0.65	1.099	10
0.78	0.66	1.090	10
0.80	0.68	1.080	10
0.82	0.69	1.069	10
0.84	0.71	1.059	10

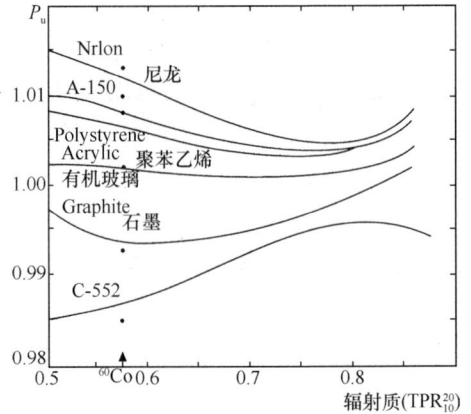

图 5-29　P_u 值

$$N_D=N_K \cdot (1-g) \cdot K_m \cdot K_{att}$$

式中，N_K 为电离室的空气比释动能校准因子；g 为电离辐射产生的次级电子消耗于轫致辐射的能量占其初始能量总和的份额，$g=0.003$；K_m 为电离室材料空气不完全等效的校正因子；K_{att} 为电离室材料（包括平衡帽）对射线吸收和散射的校正因子。对于常用电离室，K_m 与 K_{att} 值见表 5-9。

表 5-9　常用电离室与 K_m、K_{att} 及其乘积

电离室型号	K_m	K_{att}	$K_m \cdot K_{att}$	电离室型号	K_m	K_{att}	$K_m \cdot K_{att}$
NE0.2cm³ 2515	0.980	0.988	0.968	PTW0.6cm³ 23333/4.6mm 帽	0.982	0.990	0.972
NE0.2cm³ 2515/3	0.991	0.987	0.978	PTW0.3cm³ 标准型，M23332	0.982	0.993	0.975
NE0.2cm³ 2577	0.994	0.987	0.981	PTW0.3cm³ 防水型，M2333641	0.982	0.992	0.974
NE0.6cm³ 2505/A（1967～1974）	0.971	0.997	0.962	VICTOREEN 0.6cm³ 30-351	0.982	0.993	0.975
NE0.6cm³ 2505/3，3A（1971～1979）	0.991	0.990	0.981	CAPINTEC 0.60cm³ FARMER 型 PMMA 帽	0.993	0.990	0.983
NE0.6cm³ 2505/3，3B（1974～现在）	0.974	0.991	0.965	CAPINTEC 0.60 cm³/AAPM	0.989	0.989	0.978
NE0.6cm³ 2571/ 带保护极	0.994	0.990	0.985	T6C-0.6 0.60 cm³/PMMA 帽	0.994	0.990	0.984
NE0.6cm³ 2581/PMMA 帽	0.975	0.990	0.966	RT101 0.60cm³/ 有机玻璃帽	0.990	0.990	0.980
PTW0.6cm³ 23333/3mm 帽	0.982	0.993	0.975				

2. 辐射质的确定　在 SSD=100cm 时，参考电离室有效测量点深度在 20cm 与 10cm 处吸收剂量的比值 D_{20}/D_{10}，当固定源探距 SCD=100cm 时，参考电离室有效测量点深度在 20cm 与 10cm 处的吸收剂量比值为 TPR_{20}/TPR_{10}（表 5-8）。

（二）加速器电子束在水模体中的吸收剂量计算公式

1. 水模体表面平均能量 $\bar{E}_0$ 的计算

$$\bar{E}_0（MeV）= 0.656 + 2.059 R_{50}^D + 0.022 (R_{50}^D)^2$$

近似算法

$$\bar{E}_0\ (\text{MeV})=2.33R_{50}^{\text{D}}$$

式中，R_{50}^{D} 为射束中心轴上剂量等于最大剂量点剂量50%所在点的有效深度。R_{50}^{D} 可由相应大小射野 PDD 查表5-10。

表 5-10　R_{50}^{D}、R_{50}^{J} 与 $\bar{E}_0$ 的关系（SSD=100cm，宽束）

$\bar{E}_0$/MeV	4	5	6	7	8	9	10	12
R_{50}^{D}/cm	1.6	2.1	2.5	3.0	3.4	3.8	4.3	5.1
R_{50}^{J}/cm	1.6	2.1	2.5	3.0	3.4	3.8	4.3	5.1
$\bar{E}_0$/MeV	14	16	18	20	22	25	30	35
R_{50}^{D}/cm	6.0	6.8	7.8	8.6	9.4	10.7	12.8	14.6
R_{50}^{J}/cm	5.9	6.7	7.6	8.4	9.2	10.4	12.3	14.0

2. 对现场使用的电离室的要求　当 $\bar{E}_0 \leqslant$ 5MeV 时，则必须使用平行板电离室对水模体或固体模体中的吸收剂量进行测算。如电子直线加速器的电子束能量最低为4MeV 这就要求必须使用平行板电离室对其进行测量。又如使用6MeV 电子束对患者全身皮肤进行照射，射线到人体表面的平均能量 $\bar{E}_0$ 在 4.5 ～ 2.5MeV，这样对其吸收剂量的测量也应使用平行板电离室。

3. 指型电离室剂量计算公式

$$D_{\text{w}}\ (P_{\text{eff}}) = M \cdot N_{\text{D}} \cdot S_{\text{w, air}} \cdot P_{\text{u}} \cdot P_{\text{cel}}$$

式中，M 为经温度、气压修正后的仪表读数；$S_{\text{w, air}}$ 为水对空气的阻止本领比（表5-11 和表5-12）；P_{u} 为扰动因子，校正电离室物质非水物质的等效性（表5-13）；P_{cel} 为电离室中心电极的修正，仅考虑室壁与平衡帽的非空气等效引起的修正是不够的，中心电极的非空气等效性也可引起测量的误差（表5-14）。当电离室壁材料是石墨，中心电极材料为铝时，$P_{\text{cel}}=1.000$。

表 5-11　电子束的水对空气阻止本领比 $S_{\text{w, air}}$ 和实际射程 R_{p}（一）

水深/cm $\bar{E}_0$/MeV	4	6	8	10	12
R_{p}/cm	1.91	2.94	3.96	4.98	5.99
0.5	1.075	1.044	1.023	1.007	0.995
1.0	1.098	1.062	1.036	1.018	1.004
2.0	1.133	1.103	1.068	1.042	1.023
2.5		1.120	1.086	1.056	1.034
3.0		1.131	1.103	1.072	1.047
4.0			1.128	1.103	1.074
5.0					1.102
6.0					1.123
8.0					
10.0					

表 5-12　电子束的水对空气阻止本领比 $S_{\text{w, air}}$ 和实际射程 R_{p}（二）

水深/cm $\bar{E}_0$/MeV	14	16	18	20	25
R_{p}/cm	6.99	7.99	8.98	9.96	12.38
0.5	0.984	0.975	0.968	0.961	0.946
1.0	0.992	0.983	0.975	0.969	0.953
2.0	1.008	0.997	0.988	0.980	0.964
3.0	1.027	1.012	1.002	0.992	0.974
4.0	1.050	1.031	1.016	1.005	0.984
5.0	1.075	1.053	1.035	1.021	0.995
6.0	1.100	1.077	1.056	1.038	1.007
8.0	1.118	1.118	1.099	1.078	1.037
10.0				1.114	1.071

表 5-13　电子束测量中圆柱形电离室的扰动修正因子 P_{u}

$\bar{E}_z$/MeV	r=1.5cm	r=2.5cm	r=3.15cm	r=3.5cm
4	0.981	0.967	0.959	0.955
6	0.984	0.974	0.967	0.963
8	0.988	0.980	0.974	0.971

$\bar{E}_z$/MeV	r=1.5cm	r=2.5cm	r=3.15cm	r=3.5cm
10	0.991	0.984	0.985	0.978
12	0.993	0.988	0.990	0.984
15	0.995	0.992	0.990	0.989
20	0.997	0.995	0.994	0.994

注：r=3.15cm 值为 r=2.5cm 与 r=3.5cm 的内插值。

表 5-14　铝收集极电离室的 P_{cel} 值

收集极半径 /mm	电子束	钴 -60γ 射线和 X 射线（hυ）$_{max}$ ≤ 25MeV	X 射线（hυ）$_{max}$ > 25MeV
0.5	1.008	1.000	1.004
1.0	1.015	1.000	1.008
1.5	1.020	1.000	1.010
2.5	1.023	1.000	1.016

4. 平行板电离室的测量　1997 年 IAEA 又出版了 TRS 381 报告[7]，它主要介绍使用平行板电离室对 10MeV 以下电子束吸收剂量的测量。平行板电离室用于电子束剂量测量的主要优点是电离室有效测量点位于其空腔前表面的几何中心，它对于在浅深度累积区的非平衡条件下的测量是非常重要的。

5. 电子束吸收剂量计算的步骤　平行板电离室空气吸收剂量因子 $N_{D, air}^{PP}$ 的确定

$$N_{D, air}^{PP} = N_k^{PP}（1-g）\cdot K_{att} \cdot K_m$$

或

$$N_{D, air}^{PP} = N_X^{PP} \cdot W/e \cdot K_{att} \cdot K_m$$

式中，对于 ^{60}Co γ 射线（1-g）=0.997；$K_{att} \cdot K_m$ 值的乘积见表 5-15。

表 5-15　^{60}Co 空气法中不同平行板电离室的 $K_{att} \cdot K_m$ 值的乘积

电离室	平衡帽材料	$K_{att} \cdot K_m$
Capintec PS-033	聚苯乙烯	1.012
Exradin P11	聚苯乙烯	0.973
Holt Pancake	聚苯乙烯	0.980
PTW Markus	有机玻璃	0.985
NACP	石墨	0.975
Roos FK-6	有机玻璃或水	N/A

6. 电子束水中吸收剂量的测定　当测量在水模体中进行时，已知平行板电离室的空气吸收剂量因子 $N_{D, air}^{PP}$，水中吸收剂量 $D_w（Z_{ref}）$ 由下式计算：

$$D_w（Z_{ref}） = M^{PP} \cdot N_{D, air}^{PP} \cdot （S_{w, air}）_Q \cdot P_Q$$

式中，M^{PP} 为平行板电离室读数（经温度、气压修正）；下标 Q 为表示电子束线质；（$S_{w, air}$）$_Q$ 为水与空气的阻止本领比；P_Q 为电子束的总扰动因子（表 5-16）。

表 5-16 常用平行板电离室的总扰动因子 P_Q

$\bar{E}_z$/MeV	Capintec PS-033	Exradin P11	Holt Pancake	NACP	PTW Markus M23343	PTW Schulz M23346	Roos FK-6
2	—	1.000	1.000	1.000	0.978	—	1.000
3	0.961	1.000	1.000	1.000	0.983	0.969	1.000
4	0.970	1.000	1.000	1.000	0.987	0.968	1.000
5	0.977	1.000	1.000	1.000	0.990	0.975	1.000
6	0.982	1.000	1.000	1.000	0.993	0.980	1.000
7	0.986	1.000	1.000	1.000	0.995	0.985	1.000
8	0.989	1.000	1.000	1.000	0.996	0.988	1.000
10	0.994	1.000	1.000	1.000	0.996	0.995	1.000
12	0.996	1.000	1.000	1.000	0.999	0.999	1.000
15	0.998	1.000	1.000	1.000	0.999	1.000	1.000
20	1.000	1.000	1.000	1.000	1.000	1.000	1.000

（三）计量院刻度文件使用举例

1. 加速器绝对剂量刻度使用的电离室需要每年去国家二级计量院刻度。计量院会出具一份刻度报告，如图 5-30 所示。

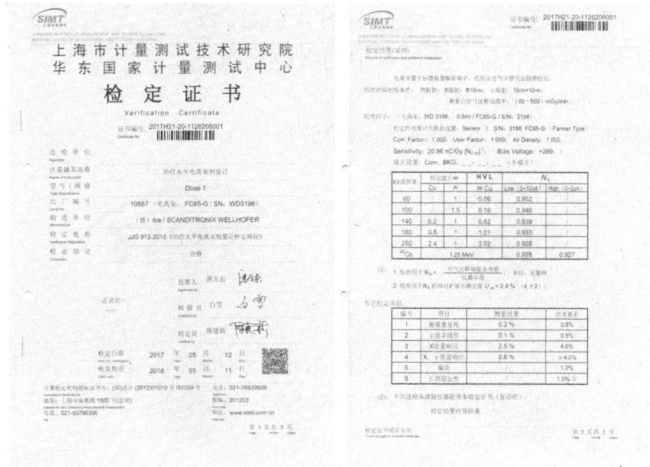

图 5-30 计量院检定证书

2. 由于加速器是 MV 级光子能量，所以我们选用 ^{60}Co 1.25MeV 能量高剂量率刻度因子 N_k=0.927。

3. 假设电离室为 NE 0.2cm^3 2515。我们刻度加速器的目标是，出束 1MU 时该能量对应的剂量 D_{max} 为 1cGy。当 MU=200 时，刻度要求是 D_w=200cGy，所以对于 6MV 光子，依据实测 PDD 得出 D_{20}/D_{10}=0.58，查表 5-8 得 $S_{w,\,air}$=1.119；P_u=0.995，P_{cel}=1。

电离室为 NE 0.2cm^3 2515，查表 5-9 得 $K_{att}\cdot K_m$=0.968；g=0.003；得

$$N_D=N_K\cdot(1-g)\cdot K_{att}\cdot K_m=0.927\times0.997\times0.968=0.895$$

$$D_w(P_{eff})=M\cdot N_D\cdot S_{w,\,air}\cdot P_u\cdot P_{cel}$$

$$M=\frac{D_w(P_{eff})}{(N_D\cdot S_{w,\,air}\cdot P_u\cdot P_{cel})}=\frac{200}{(0.895\times1.119\times0.995\times1)}=200.7$$

如果剂量仪不带温度气压修正则

$$M=M_0 \cdot K_{pt}=M_0 \cdot (273.2+t)/(273.2+T) \times (1013/p)$$

式中，M_0 为读数目标值。

6MV 光子一般在水下 5cm 校准，所以还须乘上 5cm 深度处的 PDD 百分数。

例 1 高能 X 射线

（1）加速器的 X 射线的标称能量为 6MV；

（2）剂量仪 NE2570/1A，电离室为 NE 0.6cm³ 2571；

（3）N_K= 0.903；

（4）N_D= 0.88；

（5）计算 $D_w(P_{eff})$。

解 $D_w(P_{eff})=M \cdot N_D \cdot S_{w,air} \cdot P_u \cdot P_{cel}$，电离室有效测量点深度的确定：

由实测的百分深度剂量（PDD）曲线得出，$D_{20}/D_{10}=0.56$；$TRR_{10}^{20}=0.65$，并确定校准深度为水下 5cm。对高能 X 射线，电离室有效测量点从几何中心向射线入射方向前移 $0.6r$ 即 0.19cm，因此，电离室几何中心应置于水下 5.19cm。

当 SSD=100cm，照射野（10×10）cm²，加速器上剂量仪预置 200MU，P=100.7kPa；T=25.5℃时；剂量仪平均读数若为 M_0=170.2，则 $M = M_0 \times K_{T \cdot P}$=170.2×1.025=174.5；$S_{w,air}$=1.123；$P_u$=0.994；$P_{cel}$=1.000；M=174.5；因此

$$\begin{aligned} D_w(P_{eff}) &= M \cdot N_D \cdot S_{w,air} \cdot P_u \cdot P_{cel} \\ &= 174.5 \times 0.88 \times 1.123 \times 0.994 \\ &= 171.4 (cGy) \end{aligned}$$

例 2 电子束（使用圆柱形电离室测量水中的吸收剂量）

（1）加速器电子束标称能量为 20MeV；

（2）剂量仪 NE 2570/1A，电离室 NE 0.6cm³ 2571；

（3）N_K=0.893；

（4）N_D=0.866；

（5）测定 $D_w(P_{eff})$。

解 $D_w(P_{eff}) = M \cdot N_D \cdot S_{w,air} \cdot P_u \cdot P_{cel}$。

P_u 值的测定：

由实验测出能量电子束射程 R_p=9.5cm，水深 2cm，根据 Z/R_p=0.21，求得：E_z/E_0=0.754，E_z 为水深 2cm 处的平均能量，$E_z=E_0 \times 0.754$=19×0.754=14.3（MeV）；再由电子束的扰动校准因子表查出 E_z=14.3MeV 时的 P_u 值，P_u=0.990。

电离室有效测量点深度的确定：

根据实测的 PDD 曲线，求得 R_{50}^1=8.0cm 其对应的水模表面的平均能量 E_0=19MeV，水中校准深度为 2cm，电离室有效测量点从几何中心向射线入射方向前移 $0.5r$，即 0.16cm。因此，测量时应把电离室几何中心置于水下 2.16cm 处。

$S_{w,air}$ 与 P_{cel} 值的确定：

$S_{w,air}$=0.983（表 5-11）；P_{cel}=1.008；

水模中电子束吸收剂量 $D_w(P_{eff})$ 的计算为

$$\begin{aligned} D_w(P_{eff}) &= M \cdot N_D (S_{w,air}) \cdot P_u \cdot P_{cel} \\ &=233.7 \times 0.866 \times 0.983 \times 0.990 \times 1.008 \\ &=198.5cGy \end{aligned}$$

$$K_{pt}= (273.2+t)/(273.2+T) \times (1013/p)$$

式中，T 为电离室在国家实验室校准时的温度，一般为 20℃或 22℃；t 为现场测量时的温度；p 为现场测量时的气压。

二、绝对剂量刻度流程

电离室要求：灵敏体积0.1～1cm^3，内径≤7mm，长度≤25mm，能响好，长期稳定性好，通气，防水，室壁材料（石墨、塑料）。Farmer型与平行板见图5-31。

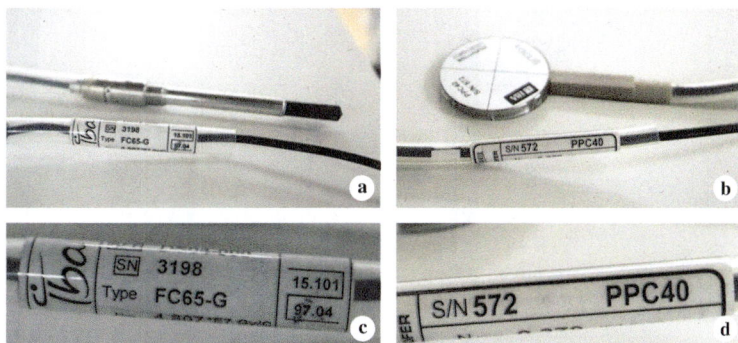

图5-31　Farmer型（IBA FC65-G石墨电离室）与平行板（IBA PPC40电离室）

（一）使用一维水箱的刻度方法

1. 水箱蓄水深度大于15cm，测量前1小时将蓄好水的水箱安置在机房内（图5-32），确保水箱温度稳定与场所相近。

2. 测量时，先使用水平尺校准机架零度（图5-33），瓦里安网状床板需更换为维修床板，全碳素一体化床板需加垫塑料板，而后将水箱安放在加速器床上。

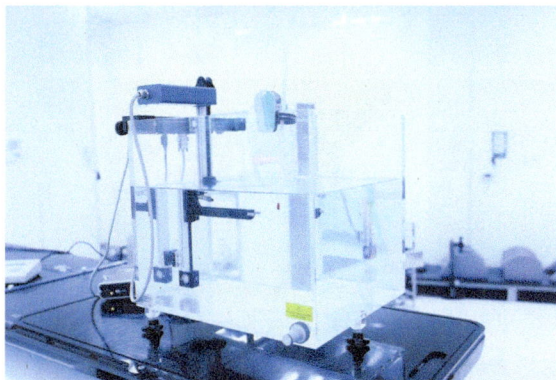

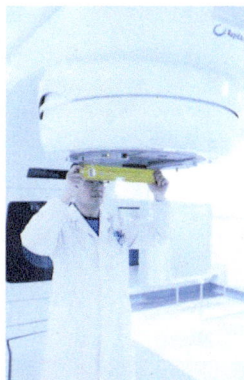

图5-32　一维水箱　　　　　图5-33　机架水平调整

3. 装上石墨Farmer型电离室和标有中心十字线的电离室帽，电离室接口通过延长线或直接与绝对剂量仪连接，剂量仪开机自检预热（图5-34）。

4. 通过调节箱体底部旋钮支架，使水箱水平（图5-35，图5-36）。

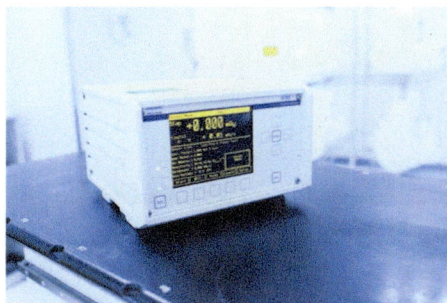

图5-34　绝对剂量仪　　　　　图5-35　水箱调平螺母

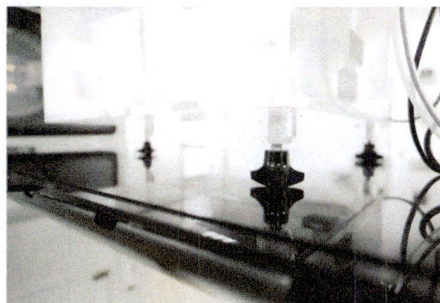

5. 调节水箱手控盒（图 5-37），使电离室中心位于水平面（图 5-38），将此位置设置成坐标零点，通过平移床左右进出将中心十字与灯光野中心十字重合（图 5-39），然后将电离室升出水面，拆除电离室帽，将电离室完全浸没，调节床面高度使得 SSD 正好在 100cm 处（图 5-40）。

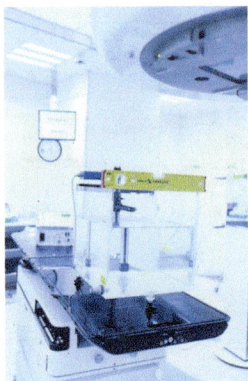

图 5-36　水箱调水平

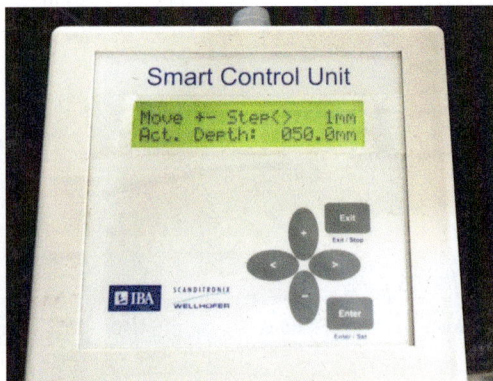

图 5-37　水箱手控盒

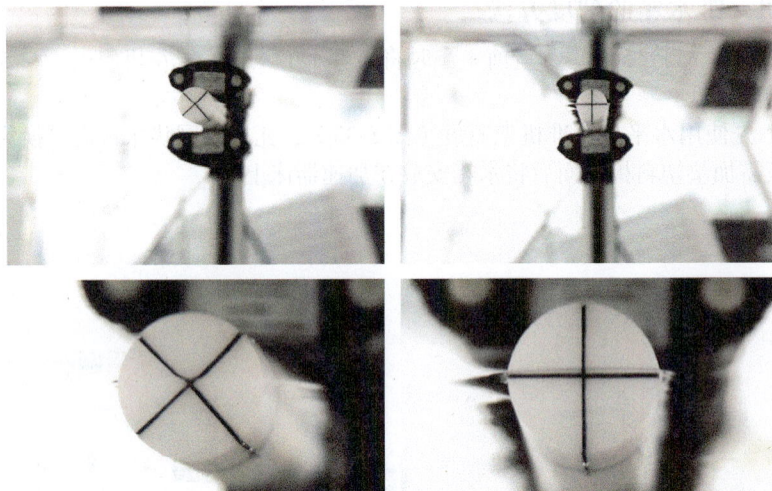

图 5-38　电离室中心恰好位于水平面

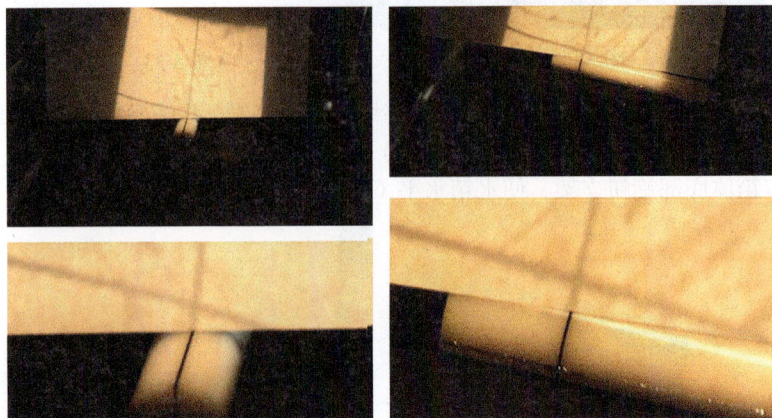

图 5-39　电离室中心在灯光野十字中心

6. 在测量低能电子束时，选用平行板电离室在测量准确性上优于指形电离室。"有效测量点"对所有测量深度，都应确定在平行板电离室空腔前表面中心。

7. 将水温计（图5-41）和机房内气压计读数（图5-42）存入绝对剂量仪内。选择使用的电离室型号，设置偏置电压300V（一般为计量院标定时的电压），测试场所本底（图5-43）。

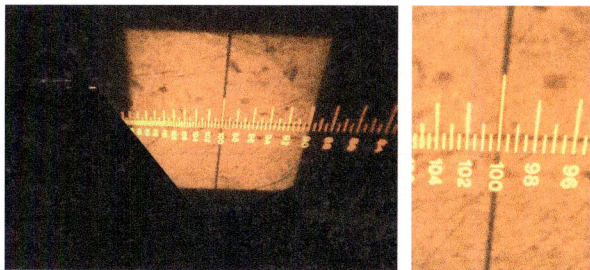

图 5-40　水面 SSD=100cm

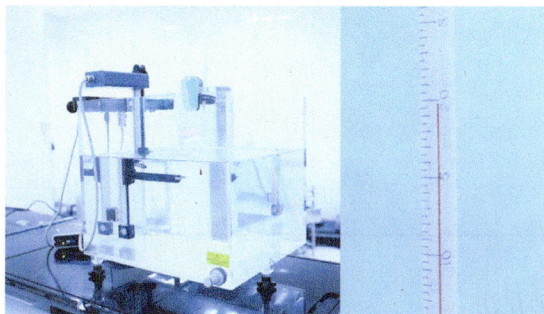

图 5-41　水温计

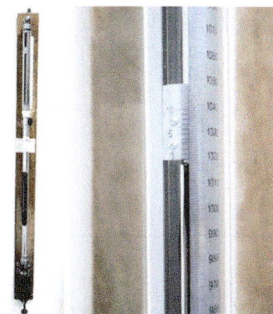

图 5-42　气压计

8. 将电离室下降到特定水深（图5-44），注意修正不同射线质的有效测量点的校准深度值，如表5-17所示，按下剂量仪的 Start 键。

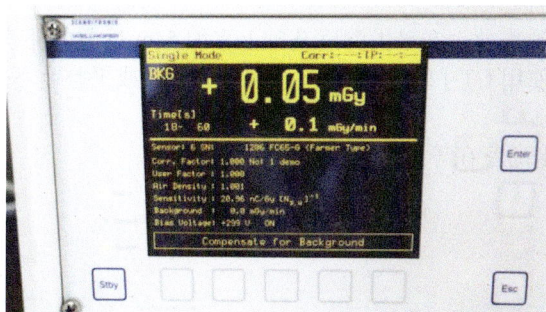

图 5-43　测量本底

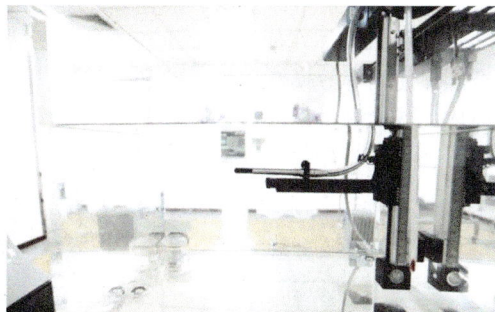

图 5-44　电离室降到特定水深

9. 在操作台进入 Service 模式（图5-45），按表5-17设置能量、射野大小、剂量率、机器跳数，Beam on 出束（图5-46）。

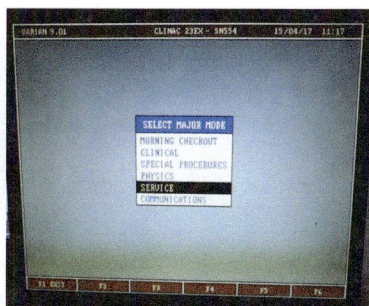

图 5-45　进入 Service 界面

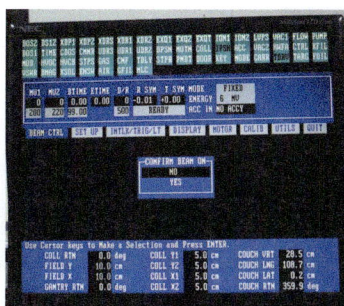

图 5-46　Service 模式下出束

10. 出束完成，按剂量仪 Stop 键，记录读数，与自制表格中的标称值比较，偏差小于 3% 则无须调整。

表 5-17　绝对剂量校准表

射线质能量	有效测量深度 /cm	电离室中心深度 /cm	射野大小 /cm^2	电子筒大小 /cm	标称值读数	实测或校准后读数	偏差 /%
6X	5	5.18	10×10				
10X	10	10.18	10×10				
4MeV	最大剂量深度	D_{max}+0.15		15×15			
6MeV	最大剂量深度	D_{max}+0.15		15×15			
9MeV	最大剂量深度	D_{max}+0.15		15×15			
12MeV	最大剂量深度	D_{max}+0.15		15×15			
15MeV	最大剂量深度	D_{max}+0.15		15×15			
18MeV	最大剂量深度	D_{max}+0.15		15×15			

（二）等效模体、固体水的刻度方法

由于电子密度与水相近，所以可以在周检时选用这样的模体测量校准。

1. 依据模体材料的电子密度查表计算出表 5-17 中各能量对应的等效深度。也可以在使用水箱刻度好加速器后，使用相同源皮距和相近的等效深度（由于固体水材料最小厚度是 1 ~ 2mm）来测量标称值。以后可以依据该值建表，刻度加速器 MU。

2. 等效水模体在使用上比水箱方便，只需平整堆放，在最大深度基础上多加 5cm 反散射补偿。注意确保使用等效模体的均一性和平整度，可以使用 CT 扫描模体检查，剔除均一性或平整度不好的模体，减少测量误差。

3. 图 5-47 ～图 5-50 是指形电离室和平行板电离室在等效水模体中使用的图片。

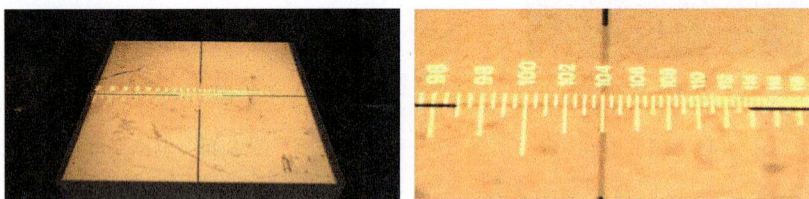

图 5-47　固体水中心与射束中心对齐

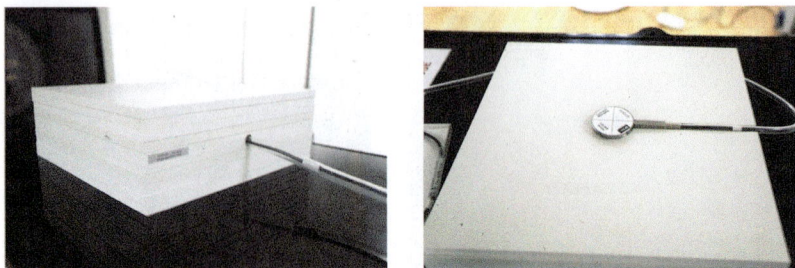

图 5-48　指形电离室插至适配器顶端　　图 5-49　平行板电离室放入适配器中

4. 当固体模体为绝缘体时，会产生"电荷积累"（charge storage）效应，原因是耗尽能量的

电子被阻止在介质中，从而改变和影响了电离室在继后的照射中所收集的实际的电离电荷。此效应的大小依赖于累计剂量和模体受照的时间，消除电荷累积效应最简单的方法是将固体模体制成多层的片状体，每片厚度一般不超过2cm。用平行板电离室测量，一般不产生电荷积累效应。

（三）加速器的 MU 调节

剂量偏差大于3%时，先核对测量条件是不是与表格要求符合，如射野大小、源皮距、电离室零位、校准深度等信息，避免错误。

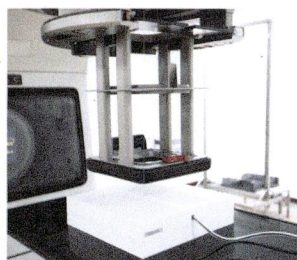

图 5-50　固体水中校准电子线绝对剂量

1. 对于 Varian Clinic 机型，假设偏大 $X\%$（$X>3$），在 Service 模式中模拟出束（快捷键 C+I+Enter），看最终 MU1 停止时的读数（图 5-51），如是 200 则需通过调整电子柜电位器（图 5-52）将 MU1 调成目标值 $200\times(1+X\%)$，X 是偏差百分比。

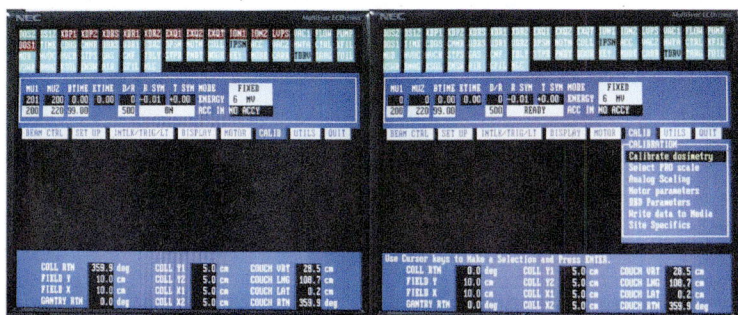

图 5-51　Service 中模拟出束按键顺序

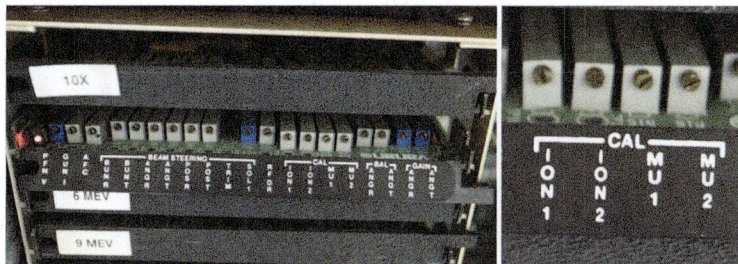

图 5-52　电子柜 MU1、MU2、ION1、ION2 电位器的调节

2. 调整电子柜电位器时，先打开相应能量的亮灯电路盖板，找到 MU1、MU2 对应的电位器，旋转一定角度后，再模拟出束一次，观察停止时的读数是不是与目标值一致，完成后再旋转 ION1、ION2 电位器，模拟出束后，将 MU1、MU2 值调回读数 200。

3. 通过键盘操作消除相关剂量连锁（快捷键 I+D），须重新出束测量，记录校准后的实测数据。

4. 测量剂量偏小时，方法同前，旋转方向都相反即可。调整完成后须重新出束测量并记录数据。

第四节　CT 模拟定位机周期性 QA

CT（computed tomography，CT）模拟定位机是一台配备平板床的 CT 机，一般还配备外部可移动激光定位系统和放疗专用的 CT 模拟软件，扫描获取患者的容积图像用于制订放射治疗计划。CT 模拟机可安装在放疗科或放射科，由于 CT 模拟机扫描的图像直接用于制订放射治疗计划，获取图像 CT 值的偏差或几何变形将影响患者体内剂量分布的计算精度甚至产生错误。CT 模拟定位机的机械参数变化也会影响图像的质量，因此与诊断 CT 相比放疗 CT 模拟定位机对影像质量及机械参数有更高的要求，必须建立周期性 QA 流程并由专职的放疗物理师负责执行，目的是确保设备的正常运行，以保证患者、员工、医疗中心的安全[8, 9]。本章节概述了在工作实践中简洁、实用的 CT 模拟定位机 QA 流程，更多详细内容请参考文献及 AAPM 的相关报告[10]。

一、图像质量检测

CT 图像的质量对靶区和危及器官勾画的影响很大，也直接影响放射治疗计划系统（radiotherapy treatment planning system，TPS）剂量计算的准确性。主要从以下两个方面来检查图像质量：CT 值精度和几何空间完整性。

（一）CT 值精度

CT 部件故障、线束硬化以及重建软件（算法）问题都会引起 CT 值变化（伪影），我们需要确保 CT 值的精度。通常以 Hounsfield 单位（HU）为单位计算各种材质的 CT 值。CT 值精度检测分为日检、月检和年检。

1. 日检流程

（1）将水模体安装到 CT 床板头部（图 5-53），1.5mm 层厚、常用球管电压条件下扫描模体。

（2）在得到的图像中取一块感兴趣区域（ROI），计算 ROI 的平均 CT 值。

（3）参照 AAPM-TG66 报告[10]，要求平均 CT 值的偏差在 ±5 HU 范围内，超出时须进行校准。

2. 月检流程

（1）选择 4 ~ 5 种 CT 值已知的标准模体，1.5mm 层厚、常用球管电压条件下对每一种模体进行扫描。

（2）在每种模体的扫描图像中各取一块 ROI，计算 ROI 各自的平均 CT 值。

（3）参照 AAPM-TG66[10] 报告，要求平均 CT 值的偏差在 ±5 HU 范围内，超出时须进行校准。

3. 年检流程

（1）将电子密度模体置于 CT 床板（图 5-54），1.5mm 层厚、常用球管电压条件下扫描模体。

（2）对模体内所有材料都分别取一块 ROI，计算 ROI 各自的平均 CT 值。

（3）对照电子密度模体 CT 值表格，检查各材料的 CT 值偏差是否在允许范围内。

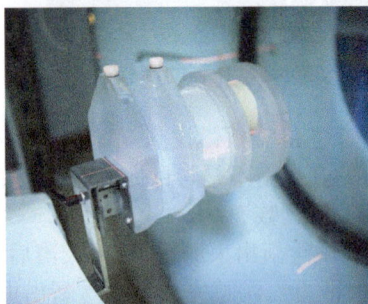

图 5-53　将水模体安装到 CT 床板头部

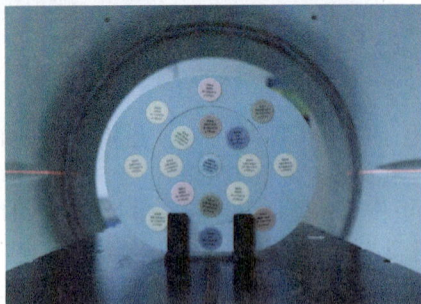

图 5-54　将电子密度模体置于 CT 床板

（二）空间几何精确度

CT 图像需要精确地呈现出患者身体的形态和尺寸，包括体表轮廓和内部器官。扭曲的图像会导致 TPS 计算出的剂量与实际剂量有较大偏差，所以几何空间精确度检测是非常必要的。

1. 日检流程

（1）将尺寸已知的模体置于床中央（图 5-55），1.5mm 层厚扫描。

（2）在 CT 图像中测量其横断面的高度，要求与已知尺寸的偏差在 ±1 mm 以内（参照 AAPM-TG66[10] 报告）。

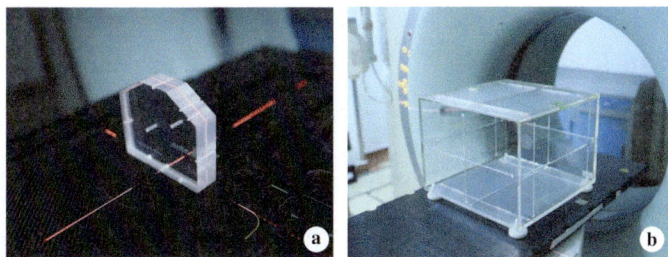

图 5-55　尺寸已知的模体置于床中央

2. 月检流程

（1）将尺寸已知的模体置于床中央，1.5mm 层厚扫描。

（2）在 CT 图像中测量模体的长、宽、高，要求与已知尺寸的偏差在 ±1 mm 以内（表 5-18）（参照 AAPM-TG66 报告[10]）。

表 5-18　CT 图像性能评估

性能参数	频度	允许偏差
CT 值精度	每日——水的 CT 值	±5HU
	每月——4～5 种不同材料	±5HU
	每年——电子密度体模	
几何空间精确度	每日——X 或 Y 方向	±1mm
	每月——所有方向	±1mm

二、激光灯和床的机械精度检测

由于治疗计划的制订和实施都是根据 CT 定位的结果，所以需要保证 CT 定位过程与治疗摆位过程的一致性，包括臂架激光灯的垂直、臂架激光灯与图像横断面的一致性、顶激光灯的垂直、顶激光灯与图像矢状面的一致性、横向激光灯的水平、CT 床板的水平、CT 床板的升降和纵向运动等，如图 5-56～图 5-58 所示。

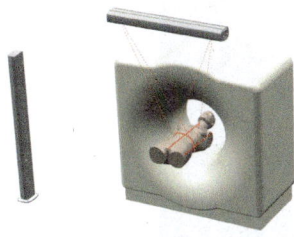

图 5-56　臂架激光灯：与 CT 图像横断面平行的激光灯　　图 5-57　顶激光灯：与 CT 图像矢状面平行的激光灯　　图 5-58　横向激光灯：与 CT 图像冠状面平行的激光灯

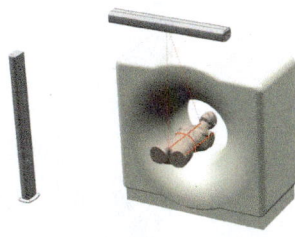

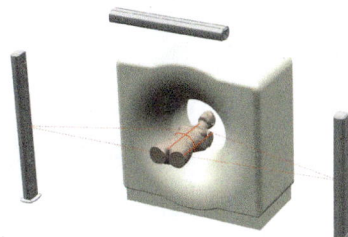

（一）激光灯

1. 检测臂架激光灯的垂直

（1）有水平垂直激光仪时，将水平垂直激光仪置于床面，检测臂架激光灯与激光仪垂线的一致性。

（2）没有水平垂直激光仪时可以使用以下两种方式（仅供参考）：①使用垂线检测臂架激光灯与垂线的一致性（图 5-59）；②在地面上放一个盛水的脸盆，检测反射回去的激光灯与光源是否一致。

2. 检测臂架激光灯与影像横断面的一致性

（1）将标准模体置于床面（图 5-60），调整模体的其中一面与臂架激光灯重合，1.5mm 层厚扫描模体。

（2）逐层查看模体的 CT 图像，检查模体中与臂架激光灯重合的面与图像横断面的一致性。

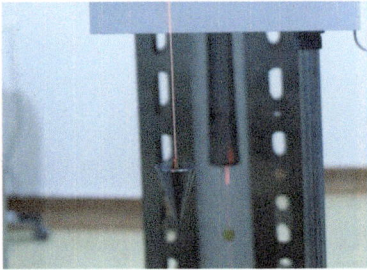

图 5-59 使用垂线检测臂架激光灯
与垂线的一致性

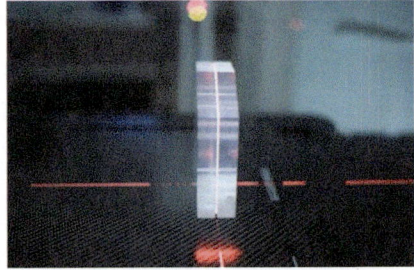

图 5-60 将标准模体置于床面

3. 检测顶激光灯的垂直

（1）有水平垂直激光仪时，将水平垂直激光仪置于床面，检测顶激光灯与激光仪垂线的一致性；

（2）没有水平垂直激光仪时可以使用以下两种方式（仅供参考）：①使用垂线检测顶激光灯与垂线的一致性（图 5-61）；②在地面上放一个盛水的脸盆，检测反射回去的激光灯与光源是否一致。

4. 检测顶激光灯与图像矢状面的一致性

（1）沿顶激光灯在床板上的投影放置标记物（金属丝），从头到尾扫描床板。

（2）逐层查看 CT 图像，若金属线始终在图像上的同一坐标点，则金属丝在图像矢状面上，并且由于前面已经检测过顶激光灯的垂直，则说明顶激光灯投射面与图像矢状面一致。

注：若已经验证臂架激光灯与图像横断面的一致性，可以使用检测顶激光灯与臂架激光灯的垂直来近似代替上述操作。

5. 检测横向激光灯的水平

（1）将水平仪置于床板中心（图 5-62），调整水平仪平面至水平。

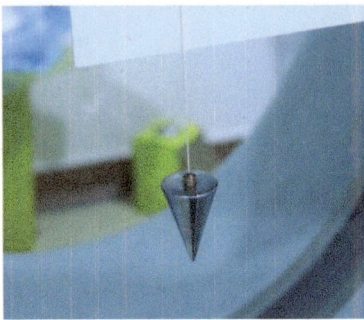

图 5-61 使用垂线检测顶激光灯与
垂线的一致性

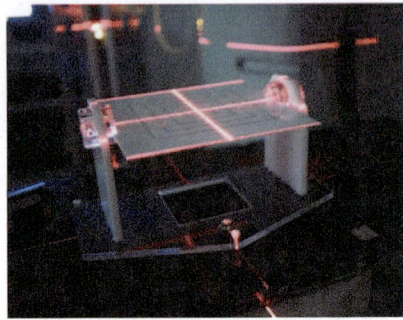

图 5-62 将水平仪置于床板中心

（2）检测横向激光灯与水平仪平面的一致性。

（二）床板机械精度

参照 AAPM-TG66，在 CT 床板的顶部放置 75kg 重物来模拟人体重量，然后对相关机械精度进行检测[10]。

1. 检测 CT 床板的水平：将水平尺分别置于床板的头尾位置查看是否水平（图 5-63）。

2. 检测 CT 床板的垂直

（1）若已经验证顶激光灯的垂直，则可以将床升到正常扫描的最高位置；

（2）沿顶激光灯作一条标记线（图 5-64），在床下降到正常扫描最低位置的过程中，查看标记线与顶激光灯是否一致。

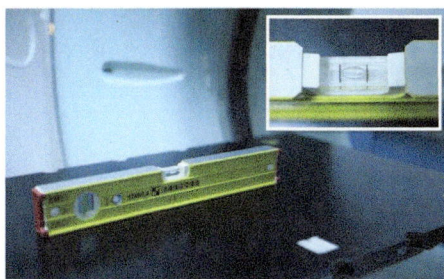

图 5-63 将水平尺分别置于床板的头尾位置查看是否水平

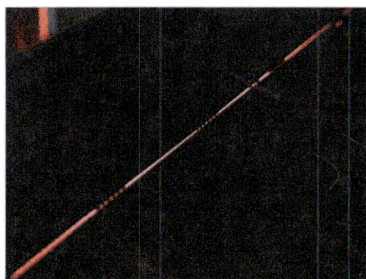

图 5-64 沿顶激光灯作一条标记线

3. 检测 CT 床板的纵向运动

（1）在床板上沿顶激光灯画一条标记线。

（2）进床或出床过程中查看标记线与顶激光灯投影的一致性（表5-19）。

表 5-19 CT 机械精度

性能参数	测试频率	允许误差
臂架激光灯与图像横断面的一致性	每日	±2mm
臂架激光灯的垂直	每月或激光灯调整后	±0.5°
顶激光灯与图像矢状面的一致性	每日	±2mm
顶激光灯的垂直	每月或激光灯调整后	±0.5°
横向激光灯的水平	每月或激光灯调整后	±0.5
扫描机架的倾斜角[10]	每年	±1°
CT 床板的水平	每月或床板维修后	±0.5
CT 床板的垂直和纵向运动	每月或床板维修后	±2mm
CT 显示床值与实际床值的一致性[10]	每年	±1mm

参 考 文 献

[1] Brady LW. The changing role of radiation oncology in cancer management. CA：Cancer J. Clin, 1983, 33（2）：66-73.

[2] 中华人民共和国国家标准．医用电子加速器验收试验和周期检验规程，GB/T 19046—2013. IET/TR 60977：2008, NEQ.

[3] Klein E E, Hanley J, Bayouth J, et al. Task Group 142, American Association of Physicists in Medicine. Task Group 142 report：quality assurance of medical accelerators. Med. Phys, 2009, 36（9）：4197-4212.

[4] Benedict S H, Yenice K M, Followill D, et al. Stereotactic body radiation therapy：the report of AAPM Task Group 101. Med. Phys., 2010, 37（8）：4078-4101.

[5] Griem M L . Prescribing, recording, and reporting photon beam therapy. International Commission on Radiation Units and Measurements. Radiation Research, 1994, 138（1）：146, 147.

[6] Andreo P , Cunningham J C , Hohlfeld K , et al. Absorbed dose determination in photon and electron beams：an international code of practice（TRS-277）. IAEA TRS-277.

[7] IAE Agency. The use of plane parallel ionization chambers in high energy electron and photon beams：an international code of practice for dosimetry. IAEA TRS-381.

[8] Nishidai T, Nagata Y, Takahashi M, et al. CT simulator：a new 3-D planning and simulating system for radiotherapy：Part 1. Description of system. Int. J. Radiat. Oncol. Biol. Phys, 1990, 18（3）：499-504.

[9] Nagata Y, Nishidai T, Abe M, et al. CT simulator：a new 3-D planning and simulating system for radiotherapy：Part 2. Clinical application. Int. J. Radiat. Oncol. Biol. Phys, 1990, 18（3）：505-513.

[10] Mutic S, Palta J R, Butker E K, et al. AAPM Radiation Therapy Committee Task Group No. 66. Quality assurance for computed-tomography simulators and the computed-tomography-simulation process Med. Phys., 2003, 30（10）：2762-2792.

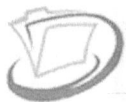

第六章 患者计划剂量验证

引 言

在放疗发展史上，调强放射治疗技术（IMRT）的出现具有划时代的意义[1]。它不仅实现了高剂量区的形状在三维方向上与肿瘤靶区相一致，使得肿瘤靶区内的剂量均匀分布，同时还能尽可能减少靶区周围危及器官和正常组织的照射剂量，有效地提高肿瘤的治疗增益比，提高肿瘤的控制率[2]。近年来放射治疗技术又进一步发展，出现了容积弧形调强放射治疗（volumetric modulated arc therapy，VMAT）技术[3]。作为新型的 IMRT 技术，VMAT 技术在拥有 IMRT 相似的物理剂量学优势的同时，又能减少 MU 值，缩短治疗时间，提高了肿瘤患者分次治疗时的舒适度，降低了二次肿瘤的发生率[4]。因此，IMRT/VMAT 在国内外肿瘤放射治疗临床上得到了广泛的应用。

IMRT/VMAT 是利用多叶光栅（MLC）的复杂运动来实现其剂量分布的先进性的[5, 6]。每一个辐射野内通过 MLC 的运动会产生一定数量的子野，而每一个子野的形状、MU 各不相同，它们之间存在着复杂的数学逻辑关系[7, 8]。临床上为了保证调强野输出剂量的准确性，必须对 IMRT 计划进行精心的设计与准确的剂量学验证[9]。除了对整个放疗系统的常规治疗质量监控外，IMRT/VMAT 的剂量验证还包括计划执行前的患者计划剂量验证，即利用模体对优化的剂量分布进行测量、对比验证，来检测计划系统计算的剂量与加速器执行结果之间的差别，从而保证 IMRT/VMAT 计划的安全执行[10]。

根据不同的验证目的和项目，患者计划剂量验证的工具包括电离室单点验证[11]、胶片验证[12]、二维和三维的电离室矩阵[13, 14]、电子射野影像系统（EPID）[15]、蒙特卡罗（Monte Carlo）算法等[16]。本章节将根据 IMRT/VMAT 治疗前患者计划剂量验证的几种常规手段，详细讲解患者计划剂量验证的相关流程和注意事项。

第一节 点剂量验证

点剂量验证，也叫绝对点剂量验证，是验证计划系统在感兴趣点计算的剂量与射线照射在体模中的实际剂量是否相等及偏差的大小[17]。目前绝对剂量验证点剂量测量的基准剂量仪是电离室。电离室法是由国际学术组织和国家技术监督部门确定的，是用于放射治疗吸收剂量校准和日常监测的主要方法[18]。除了电离，还可以使用热释光剂量仪（TLD）和半导体探测器等[1]。

绝对点剂量验证要借助模体完成，需要先将优化好的 IMRT/VMAT 计划拷贝到验证专用模体上，利用计划参数根据模体的几何形状进行重新计算，模体上的计划被称为模体计划（phantom plan）。再通过电离室实测模体计划中某一感兴趣点的剂量与计划里计算的结果进行比较。本章节以 Med-Tec Benchmark 验证模体，0.125 cm³ 指形电离室为例，简单描述如何利用电离室实行点剂量验证。具体步骤如下：

1. QA 模体扫描 将 Med-Tec Benchmark 验证模体放在 CT 模拟定位机床上，以层厚 2.5mm 胸部条件进行扫描，把 CT 图像传送到 Pinnacle 治疗计划系统，存为 QA 验证模体。

2. 生成模体计划 将设计完成的单次患者计划以模体几何中心为治疗中心拷贝到模体中，根据计划设置的参数和模体材料结构，重新计算生成模体计划，并读取某一预设测量孔处感兴趣点（POI）的剂量值（图 6-1）。

3. 模体绝对剂量测量 将 Med-Tec Benchmark 模体几何中心置于加速器等中心处摆位，把

0.125 cm³ 指形电离室插入模体中与计划相对应的测量孔内，根据计划依次执行实际照射野出束，通过剂量仪读取该点的剂量值（图 6-2）。

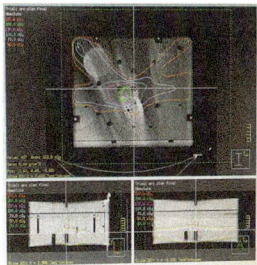

图 6-1　模体计划中的点剂量　　图 6-2　电离室测量模体中的点剂量

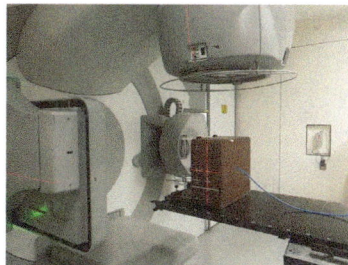

4. 对比两者剂量值　将实际测量值与计划系统（TPS）中读取的剂量值进行比较，考虑加速器误差 δ，总误差须小于 3%，看是否合格。

由于 IMRT/VMAT 计划的剂量分布梯度较大，而电离室测量敏感区域是有一定体积的，所以最终测量得到的剂量可能因剂量分布被体积平均而变得不准确。因此，用于 IMRT 剂量验证的电离室体积应该足够小，其横截面和有效测量长度要小于它所在的剂量均匀区。当多射束多角度照射时，还要考虑电离室对入射角度的响应。因此，IMRT/VMAT 绝对剂量验证一般不能采用 0.6 cm³ 指形电离室，而必须配置灵敏体积小的电离室。

第二节　调强放射治疗计划胶片验证

由于胶片的空间分辨率高，胶片测量方法是临床上用于调强放疗计划验证的常用方法。通过电离室、验证胶片、体模、胶片扫描仪及相应的胶片剂量分析软件结合使用，可测量模体内任意点、任意平面的剂量验证[19, 20]。胶片验证的缺点是胶片需要显影、定影等化学处理及暗室操作；剂量精度容易受到多种因素的影响，如曝光、冲洗条件、胶片批次等；胶片不能重复使用，资源浪费大，且准备时间及后续的数据处理分析时间很长，费时费力[12]。近些年，免洗胶片，特别是 EBT 系列的胶片，既可以达到专业剂量验证胶片相同的效果，而且不再受常规胶片冲洗过程中诸多因素（如显影液、定影液温度、杂质等）的影响，验证准确度更高，同时也简化了流程[21]。EBT 胶片能自显影，无须水洗，几乎没有能量依存性，无须避光即可在室内光线下使用。这种特性使 EBT 胶片成为调强剂量验证的理想工具，但缺点是免洗胶片价格比较昂贵[22]。本章节以 6MV X 射线为例，阐述传统 EDR2 胶片在调强放射治疗计划验证中的流程。

一、光密度 - 剂量特性曲线

验证胶片经调强治疗计划出束曝光后得到的是与所接收的剂量存在着很好的线性关系的光密度值（OD），然后通过胶片的光密度 - 剂量特性曲线将光密度值转化为对应的剂量值，得到需要的剂量分布[23-25]。再与对应的计划比对，从而验证患者计划是否合乎要求。光密度 - 剂量特性曲线获得步骤如下。

1. QA 模体扫描　将 Med-Tec Benchmark 验证模体置于 CT 模拟定位机治疗床上，层厚 2.5mm 扫描，所获得的 CT 图像传送到 Pinnacle 治疗计划系统，存为 QA 验证模体。

2. 获取不同剂量光密度值　利用加速器钨门与 MLC 形成（3×3）cm² 的射野，将胶片水平放置在固态水模体中，胶片距离上表面 5 cm，SAD=100 cm 摆位（图 6-3），在同一张胶片的不同位置顺序曝光 10 个不同剂量值，出束剂量分别从 50MU 至 500MU 递增，间隔为 50MU，用 Vidar

Dosimetry Prof 扫描仪对洗好的校准胶片进行扫描，以获得胶片上每个野中心点处的光密度值以及胶片背景光密度值，从而得到 11 个不同剂量的光密度值。每个光密度值可多次读取，取平均值。

3. 测量每个光密度值对应的实际剂量　将标定过的 0.125 cm³ Farmer 指形电离室置于水模体中，中心距离上表面 5 cm，激光对准模体中心（图 6-4），测出水下 5 cm 处加速器 50～500MU 对应的绝对剂量值（射野大小（3×3）cm²，SAD=100 cm 摆位），测量三次取平均值，结果见表 6-1。

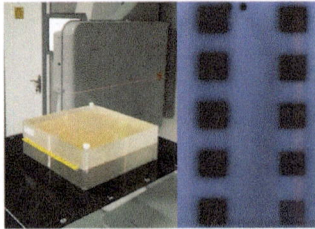

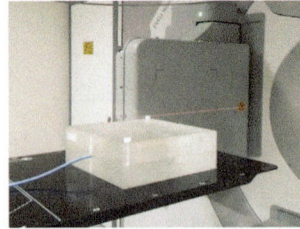

图 6-3　EDR2 胶片及水模体　　图 6-4　标定过的 0.125 cm³ Farmer 指形电离室置于水模体中

表 6-1　不同跳数所测量的绝对剂量

机器跳数 /MU	测量剂量 /Gy			
	第 1 次	第 2 次	第 3 次	平均值
0	0	0	0	0
50	0.436	0.437	0.436	0.436
100	0.871	0.870	0.871	0.871
150	1.306	1.306	1.307	1.306
200	1.742	1.739	1.740	1.740
250	2.178	2.176	2.178	2.177
300	2.615	2.614	2.615	2.615
350	3.049	3.050	3.049	3.049
400	3.486	3.483	3.484	3.484
450	3.922	3.923	3.926	3.924
500	4.361	4.362	4.365	4.363

4. 绘制光密度 - 剂量特性曲线　以测得的三次剂量（Gy）的平均值为 X 轴，读得的三次光密度值的平均值为 Y 轴描绘光密度 - 剂量校准曲线，再结合系统自带的胶片刻度功能，得到光密度 - 剂量特性曲线，并将所得曲线应用到 IBA Omni Pro IMRT 分析软件中，把需要验证的胶片灰度分布转换成剂量分布，结果如图 6-5 所示。

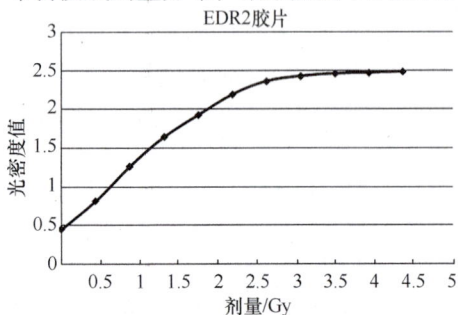

图 6-5　光密度 - 剂量校准曲线

二、患者模体计划验证

将所要验证的调强患者计划复制到模体上，以模体中心为治疗中心，并在与患者计划相同的条件下进行剂量计算（图 6-6），将所获得的模体计划传输至 MO-SAIQ 网络。

将夹着胶片的模体放置在加速器治疗床上，激光灯对准模体中心（图 6-7），实施患者治疗计划。

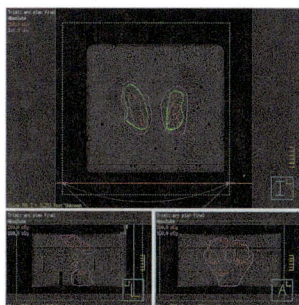

图 6-6　Med-Tec Benchmark
模体上的调强患者计划

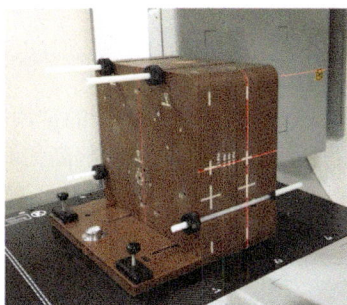

图 6-7　Med-Tec Benchmark 模体

曝光后的胶片于几个小时内在洗片机上冲洗。所用的洗片机为 Kodak Medical X-ray Processor。在洗片前至少先用 5 张干净废片对洗片机进行预热，并以恒定的温度进行洗片。胶片冲洗最佳温度在 30℃左右，以减少洗片过程带来的误差。

冲洗后的胶片通过 Vidar DosimetryPro 扫描仪扫描到计算机中（图 6-8），将灰度分布图像输入 IBA Omni Pro IMRT 调强分析软件，处理后得到相应的剂量分布，同时将对应患者计划的剂量分布导入软件中，两者进行比较，通常选择中心点剂量和选定中心区域（（10×10）cm²）剂量分布进行比较（图 6-9），通过 γ 分析得到通过率（图 6-10），来评价该计划是否合格。

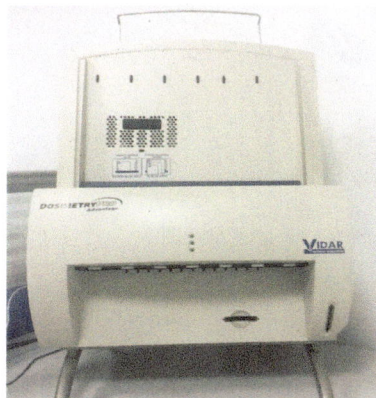

图 6-8　Vidar DosimetryPro 胶片扫描仪

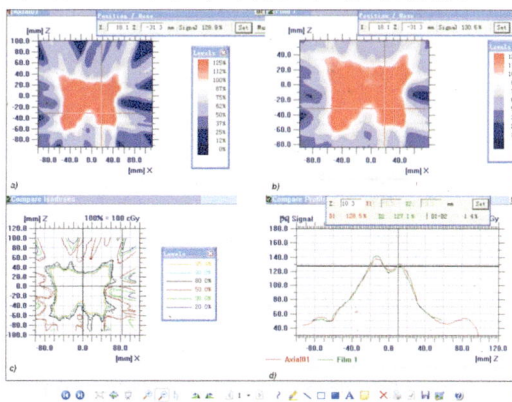

图 6-9　胶片中心剂量，剂量分布与计划比对

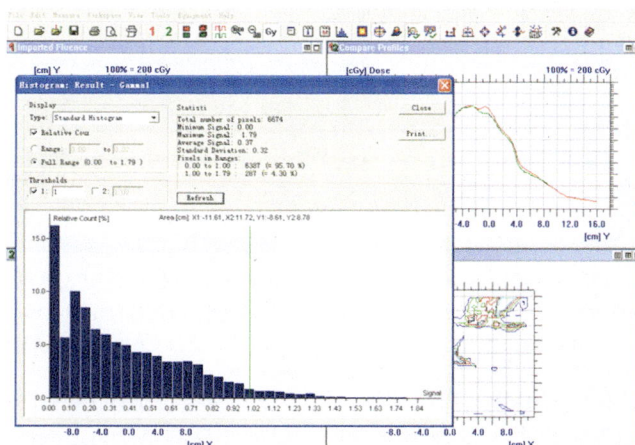

图 6-10　计划比对及结果分析

三、总　　结

　　胶片验证作为调强放射治疗计划验证的常用手段，具有空间分辨率高，便于保存等优点，非常适合射野内剂量梯度变化大、准确性要求高的 IMRT 的剂量验证，值得在临床中推广应用。

第三节　IMRT 二维矩阵验证流程

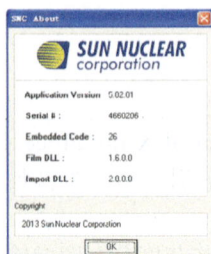

图 6-11　主控软件版本信息图

　　二维电离室矩阵是将多个电离室排成二维矩阵，可以同时测量绝度剂量和平面相对剂量。绝对剂量验证是指 TPS 计算出的模体中感兴趣点的剂量是否和实际照射时相应点上的剂量测量值相一致；相对剂量验证是指 TPS 计算出的模体中某一平面上的剂量分布或强度是否和实际照射时相应平面上的剂量分布或强度的测量结果相一致。

　　本章节的 IMRT 二维矩阵验证流程编写以 MapCheck 5.02.01 版本软件为基础，其他版本会有稍许差别，同样 TPS 是以 Raystation 4.7.5 版本为基础，如图 6-11 所示，其他品牌或者其他版本 TPS 在通量剂量输出方面会有差别。

　　1. 认识 MapCheck　如图 6-12 所示。

　　2. 连接设备方法　如图 6-13 所示。

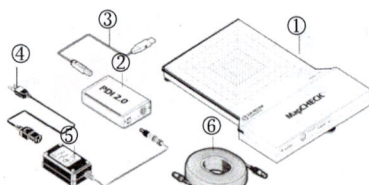

图 6-12　MapCheck 全部组件

①MapCheck 主机；②信号转换盒子；③电脑接线；④标准电源接线；⑤电源转换器；⑥数据线

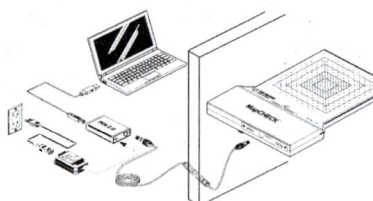

图 6-13　接线示意图

　　3. 二维或称为验证准备工作　建模及 QA 计划创建。

　　（1）将 CT 床板换成放疗定位专用平板床，调节水平后，MapCheck 在定位激光灯引导下摆位，探测阵列区域上加 3 块 1 cm 固体水，叠放整齐，后进行 CT 扫描，扫描层厚 2.5mm，将所得图像传到 TPS 中，存为 QA 验证模体，如图 6-14 所示。

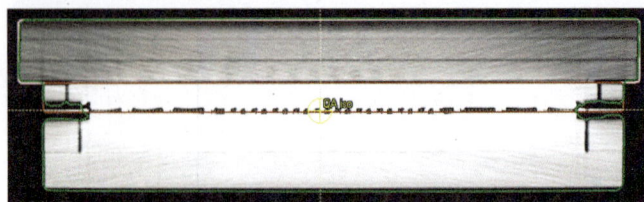

图 6-14　MapCheck 加 3 块 1 cm 固体水在 CT 下扫描建立 QA 模体

事实上，由于 MapCheck 半导体探头的影响，CT 扫描建模时会产生大量的伪影，影响到 CT 扫描值的准确性，一种处理方法是将固体水及 MapCheck 本身自带的建成区单独勾画出来，进行 CT 电子密度强制校正

　　（2）打开需要通量验证的 IMRT 物理计划，进入 QA 模块，制作 QA 计划，参数设置如图 6-15 所示，即选择设定好的等中心点为计划等中心点，剂量计算网格为 0.2 cm，机架角度、机头角度及床的角度均设置为 0°，设置完毕后选择计算最终剂量。

　　（3）将创建完成的 QA 计划传输到放射治疗专用网络上，以备执行。同时导出需要的计划及通量文件信息（即 RT DOSE 及 RT PLAN）到装有 MapCheck 软件的电脑上。

4. 测量

（1）本底测量正常情况下连接好装置、打开软件会自动进入本底测量界面，自动测量本底，如图 6-16 所示。

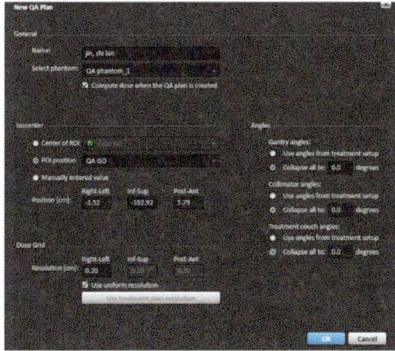

图 6-15　创建 QA 计划及参数设置　　　　图 6-16　本底测量

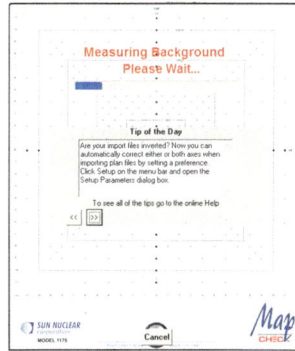

若没有自动测量本底，则有两种可能：①未连接好设备，请检查各连接线是否连接好；②COM 口选择不正确，逐个选择不同的 COM 口，手动尝试测量本底剂量，直至可以测量本底（图6-17，图 6-18）。

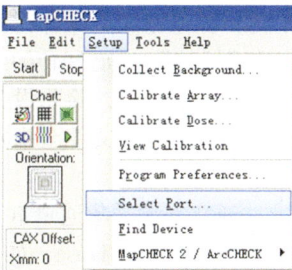

图 6-17　手动改变 COM 口　　　　图 6-18　COM 口选择

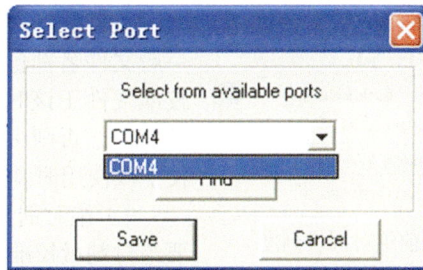

（2）校准

本底测量完成即可开始设备校准，设备校准分阵列校准和绝对剂量校准。首次使用该设备或进行年度 QA 需要进行阵列校准；日常平面剂量测量可以直接进入剂量校准步骤：

1）矩阵校准：Setup > Calibrate Array，如图 6-19 所示；

进入阵列校准步骤，配套测量软件会详细地用图像和文字提供步骤操作指导，按照图像和文字描述的摆位要求一步一步做完即可，如图 6-20 所示。

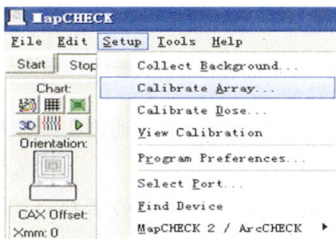

图 6-19　阵列刻度选项　　　　图 6-20　阵列刻度软件显示界面

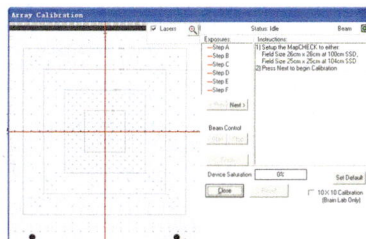

a. SSD=100 cm，射野（26×26）cm^2，中心对准 MapCheck 中心点 C，MapCheck 正 Y 轴朝向机架方向；

b. 点击 Next；

c. 点击 Start，加速器出束 200MU，点击 stop；

d. 点击 Next；

e. 顺时针旋转 MapCheck 90°，中心点为 C 点；

f. 点击 Start，加速器出束 200MU，点击 Stop；

g. 点击 Next；

h. 再顺时针旋转 MapCheck 90°，中心点为 C 点；

i. 点击 Start，加速器出束 200MU，点击 Stop；

j. 点击 Next；

k. 以 D 点为中心点；

l. 点击 Start，加速器出束 200MU，点击 Stop；

m. 点击 Next；

n. 以 E 点为中心点；

o. 点击 Start，加速器出束 200MU，点击 Stop；

p. 点击 Next；

q. 以 F 点为中心；

r. 点击 Start，加速器出束 200MU，点击 Stop；

s. 点击 Finish，保存文件。

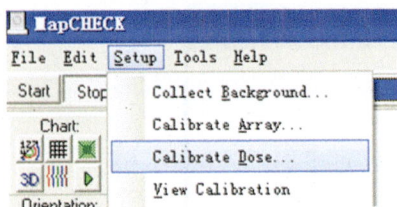

图 6-21　使用前绝对剂量刻度

到此，所有矩阵校准步骤完成，保存得到的校准文件，一般文件名都包含"时间标签"，如 20170329，表明该阵列校准文件于该时间完成，一年之内，除非设备有故障需要重新校准，否则可直接调用。保存该文件至指定文件夹下，方便下次使用时调用。

2）绝对剂量校准，通常每次采集通量剂量文件之前都需要绝对剂量校准：Setup > Calibrate Dose，如图 6-21 所示。

在等中心照射（SAD=100 cm），（10×10）cm² 野，加 3 块固体水，加速器输出 100MU 剂量后，输入用小水箱测出来的等中心照射，（10×10）cm² 野，水下 5 cm 处的 100MU 的剂量值，即可，所得文件以日期保存到指定的文件夹中，方便查询、管理和调用。

5. 通量文件测量及分析

（1）通量文件测量

打开软件，选择之前准备好的阵列校准文件和当日剂量校准文件，点击 Start，当软件数据显示框出现等剂量线图时，加速器开始执行计划的某个射野，该射野执行完后，点击 Stop，保存文件。为方便查询和管理，最好以野号为文件名命名和保存，并保存在以患者姓名＋放疗号命名的文件夹中。测量的数据显示或者打开在 Set1 窗口中进行操作（在 Set1 窗口中显示或者打开测得的数据），如图 6-22 所示。

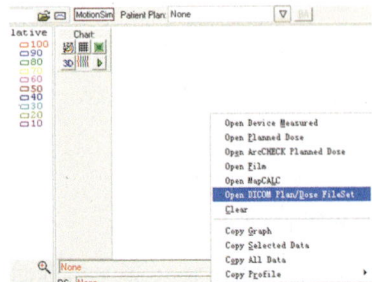

图 6-22　通过右键打开方法打开采集通量文件

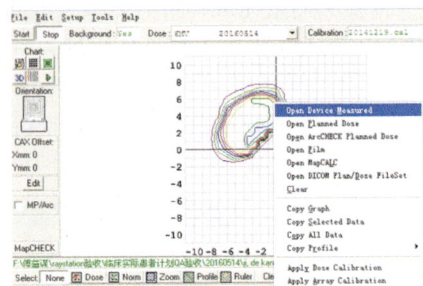

图 6-23　通过右键打开方法打开 TPS 输出通量文件

（2）结果对比分析

1）在 Set2 中点击右键，选择 Open Planned Dose，找出需要进行对比的计划文件，如图 6-23～图 6-25 所示。注意：Raystation TPS 输出 DICOM 剂量文件及计划文件命名没有规律，需要逐一查询。

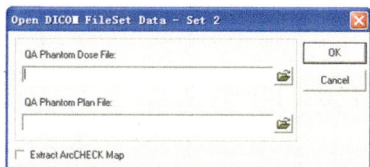

图 6-24　打开剂量及计划文件

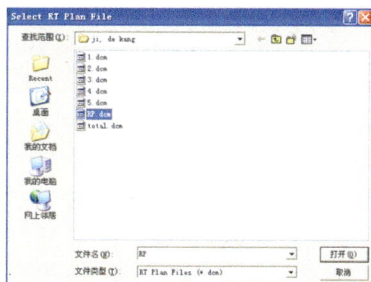

图 6-25　从输出通量剂量文件列表中选择需要对比的射野

2）在 Set3 中，选择 γ 分析法，AD 或 RD 分析，点击 Compare，查看分析结果。分析对比时，默认（3mm，3%）通过标准，可以自行选择剂量归一点（尽量选择绝对剂量差值在1%左右的归一点），然后记录所得到的通过率，如图 6-26 和图 6-27 所示。

3）分析参数选择

数据分析有 DTA、γ、RD 及 AD 四个选项，图示（图 6-28）采用的是 γ 分析法，比较的是相对剂量结果。

点击 Compare 选项，可以得到如下两张图（图 6-29，图 6-30）所示结果内容，其中：

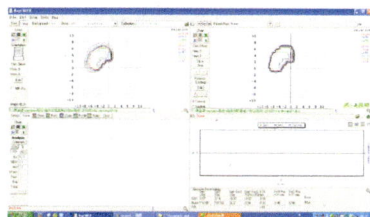

图 6-26　测量文件及 TPS 输出文件对比图

图 6-27　通过率分析结果

图 6-28　改变评价标准

图 6-29　改变评价标准后的通过率分析结果

图 6-30　自动分析时自动选择的归一点剂量值

a. TH：在测量和计划所包含的分析点中必须满足的最低剂量百分比值；

b. %Diff：偏差，测量和计划的数据中，剂量能允许的剂量偏差；

c. mm：测量和计划的结果中，两点能允许相差的最大距离；

d. %Pass：通过率；

e. Pass：通过的点的数量；

f. Fail：失败的点的数量；

g. Cal：通过计算，对摆位误差进行纠正，可得到一个更好的通过率；

h. 红色的点代表测量的剂量比计划的剂量高，为热点；

i. 蓝色的点代表测量的剂量比计划的剂量低，为冷点；

g. Dose：看选中点的剂量；

k. Norm：选中任意点作为归一点；

l. Zoom：放大或缩小；

m. Profile：点击可以看各个方向的 profile 曲线；

n. Ruler：测量两点之间的距离；

o. CAX：代表中心点剂量。Set1 和 set2 分别代表测量和计划的点；

p. Set1-Set2 为两剂量差值；

q. Set1-Set2%：为百分比值；

r. Norm：代表归一点的值；

s. SEL：代表所选择点的值。

6. 一次需要采集的射野数据较多　通常都是先批量测量，测量文件以野号命名来保存，并且保存在以患者名字和放疗 ID 命名的文件夹中，后再逐一打开文件来分析结果。

（1）打开测量数据（默认格式 Set1 打开测量文件；Set2 中打开计划输出数据）：Set1 点右键，Open Device Measured，如图 6-31 所示。

（2）选择需要比对的某个野测量数据文件，如图 6-32 所示。

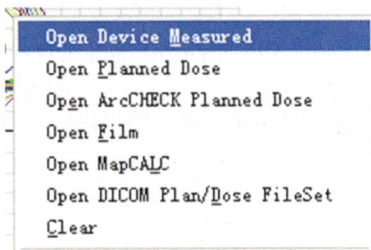

图 6-31　右键打开剂量文件　　　　图 6-32　存储的测量文件归类保存备用

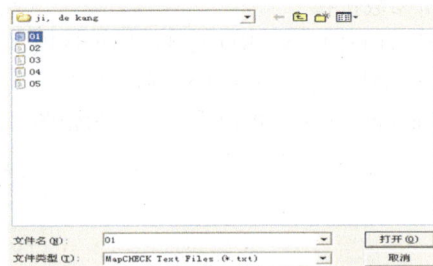

（3）打开后如图 6-33 所示。

（4）打开 Set1 中野对应的计划数据（默认在 Set2 打开）：Set2 点右键，Open DICOM Plan，如图 6-34 所示。

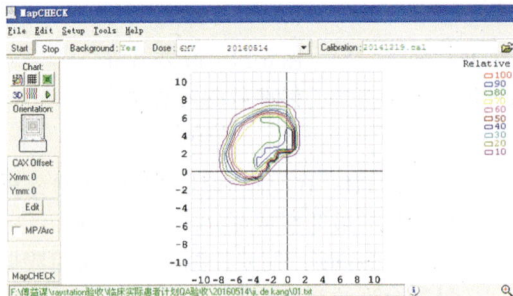

图 6-33　从存储的测量文件打开的剂量文件　　图 6-34　从存储的测量文件打开 TPS 输出文件

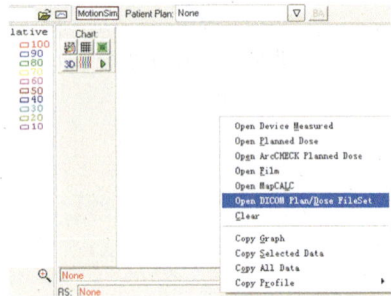

（5）Raystation TPS 输出剂量文件默认分两种，如图 6-35 和图 6-36 所示：① QA Phantom Plan Files；② QA Phantom Dose Files。

二维电离室矩阵是一种快速的剂量测量系统，在 IMRT 计划剂量验证中有重要价值。用常规方法预先刻度剂量，测量时可同步得到绝对剂量与平面相对剂量，简化验证工作，提高验证效率。缺点是由于固体水的影响，其在 IMRT 绝对剂量的测量不如单个电离室有优势；其方向性响应与结构影响，限制了测量的范围。

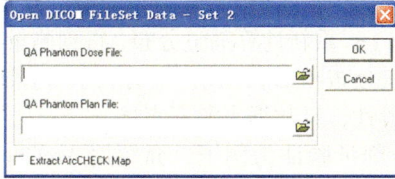

图 6-35 从存储的测量文件打开 TPS 输出文件方法（分两步打开）

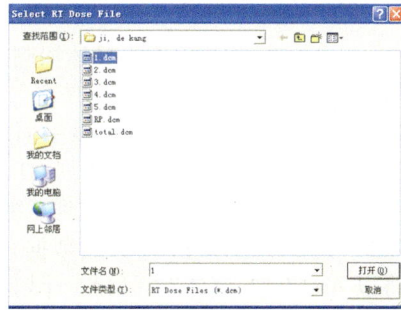

图 6-36 从存储的测量文件打开需要对比分析的 TPS 输出通量剂量文件

第四节 VMAT 计划的三维剂量验证

VMAT 技术需要同时控制机架旋转速度、剂量率和多叶光栅的精确走位，因此在设计和执行过程中涉及的不确定因素比较多[26-28]。为了保证放疗的安全，在治疗前对 VMAT 计划进行剂量学验证尤其重要[29, 30]。目前常用在剂量验证的 QA 工具如胶片、MapCheck 等二维半导体阵列[31]、MatriXX 等二维电离室阵列[32, 33]以及 ArcCheck、COMPASS、PTW OCTAVIUS、Delta4 等三维剂量验证设备[34, 35]。

ArcCheck 属于半导体矩阵，该模体有 1386 个（0.8×0.8）mm² 的探测器，探测器呈螺旋几何分布矩阵的直径和长度均为 21.0 cm，模体水等效材料建成厚度为 3.3 cm，探测器有效测量深度 2.9 cm，有效测量面积为 64 cm²，在中心（10×l0）cm² 范围内探测器密度 221 个左右。研究表明经过温度等校正后测量得到的剂量与计划剂量分布有良好的一致性，适用于旋转治疗验证，且与二维剂量验证有根本的区别[36]。

COMPASS 是利用 MatriXX 电离室矩阵挂在机头上旋转，测量加速器的出束剂量，进而通过计算推测患者的三维空间剂量分布，然后与计划的剂量进行三维分析比较。在使用前要先建模，将加速器数据准确导入，此验证方法存在自身软件算法（CCC）误差。COMPASS 系统是一种能够基于测量的照射野通量在患者 CT 图像上重建剂量分布，并且考虑组织的不均匀性，反映患者体内感兴趣区域的实际受照情况的三维剂量验证系统。该系统还具有独立计算功能，可用于检测 TPS 计划的计算精度。

Delta4 是在一个直径 22 cm、长 40 cm 圆柱形模体中放置了两个呈正交排布的半导体探测器阵列，共 1069 个探测器，每个探测器的敏感面积为 0.78 mm²。等中心周围（6×6）cm² 探测器间距为 5 mm，其他区域间距 10 mm。Delta4 测量结果受校正因子和温度的影响。如果计划的点对点剂量偏差较大，则要考虑温度校正是否正确，是否做了盒式照射，并重新获取校正因子。它可对任意断面的剂量分布进行二维对比分析，也可对三维空间的剂量分布进行分析比较，还可以显示靶区和危及器官的轮廓，并对靶区和危及器官的 DVH 图进行评价。但存在一些不足，在剂量归一时不能随意选择归一点。当等中心位于剂量梯度较大区域时，对剂量验证结果会产生较大的不利影响。

PTW OCTAVIUS 模体配合 729 二维平行板电离室探测器矩阵是将矩阵内嵌在模体中。二维矩阵由 729 个正立方通气电离室组成，矩阵探头（300×420×22）mm³，模体直径 320mm，长 443mm，最大照射野（27×27）cm²，分辨率为 0.1mGy，角度范围 ±360°。二维探测器矩阵内嵌在模体中，通过角度感应器随直线加速器的大机架旋转而旋转，二维矩阵平面也始终保持在与射线束垂直的面上来测量，且在多平面内测量剂量，然后重建体积剂量，从而得到实时的三维剂量。OCTAVIUS 4D 无须任何角度修正或复杂的校准过程，可以实现真正的不受照射角度影响的测量，可选择不同的层面进行 3D 数据分析，可提取横断面、冠状面和矢状面，剂量切片用于精确的治疗计划比较。

其中 Delta4、ArcCheck 都采用半导体探测器，探测器呈空间立体排布，可直接测量出三维剂量分布。而 COMPASS 和 OCTAVIUS 都是在二维基础上发展延伸而来的，探测器均为排布在一个平面上的电离室，测量时须始终保持测量平面与射束垂直，这样测量出来的剂量分布实际上是射束在各个角度的通量，将该通量移植到计划 CT 图像上，重新计算剂量分布，得到测量的剂量分布。此方法可在计划 CT 图像上非常直观地看到三维剂量分布和 DVH 图，更有利于对验证数据的分析和对结果的判断。但整个运算过程对设备数据有依赖性，且数据来源不直接。

本章节将以 ArcCheck 模体对 VMAT 计划进行剂量验证为例子，介绍用 ArcCheck 模体验证 VMAT 的流程，主要从模体计划移植、模体测量和计划比较等三方面进行介绍。

一、模体计划移植

1. 在 Pinnacle Planning 模块患者列表中选择患者（图 6-37）。

2. 选择需要验证的计划，将处方剂量改为 Set Monitor Units（图 6-38）。

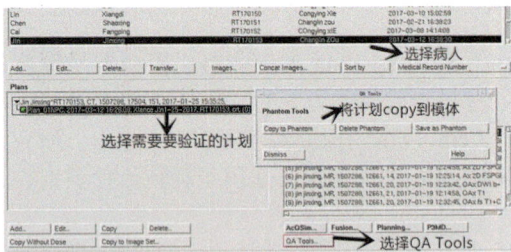

图 6-37　将患者计划移至 ArcCheck 模体

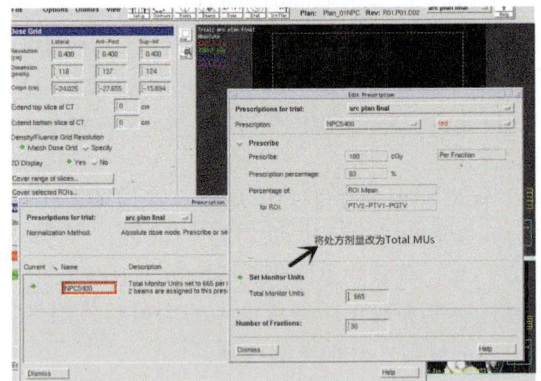

图 6-38　将治疗计划的处方选择为 Set Monitor Units

3. 在 QA Tools 中将计划 Copy 到模体上，选择 Set Isosenter 作为计划中心，将所有 Beam 移动到模体上（图 6-39），选择剂量网格计算剂量。

4. 在重新计算好的模体计划中将 Edit Prescription 中的次数改为 1 次（图 6-40）。

5. 在治疗计划中，从 File 菜单中选择 DICOM export。

6. 在 DICOM export 窗口中间列选择：

➢ RT plans；

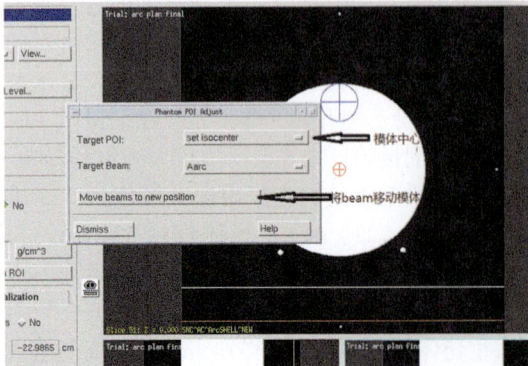

图 6-39　选择模体计划的中心并将照射野移至新位置

➢ RT Dose；

➢ Sum of selected prescriptions。

7. 在 DICOM export 窗口左侧选择 Destination AE Title："ADACRTP_SCP"。

8. 点击 Home Folder 图标，在 /autoDataSet/DICOM 文件夹中将传输出来的计划 Copy 到 USB 中。

二、ArcCheck 模体测量

1. 将组合好的支架放置在治疗床上，前向支架朝机架。

2. 将模体放置在支架上并固定，将插件从前端插入 ArcCheck。

3. SAD 摆位 ArcCheck。

4. 连接好电源、数据线，打开 SNC Patient 软件。

5. 软件测量本底后，进行 Array Calibration 步骤，按软件提示转动至不同的角度进行校正（每年校正一次）（图 6-41）。

6. 绝对剂量校正，机架转至 0°，开（10×10）cm² 光野，出束 200MU，然后输入计划系统中读取的剂量值（图 6-42）（注：每次测量都需要做绝对剂量校正）。

7. 载入 Array Calibration file 和 Absolute Dose Calibration file，开始测量。

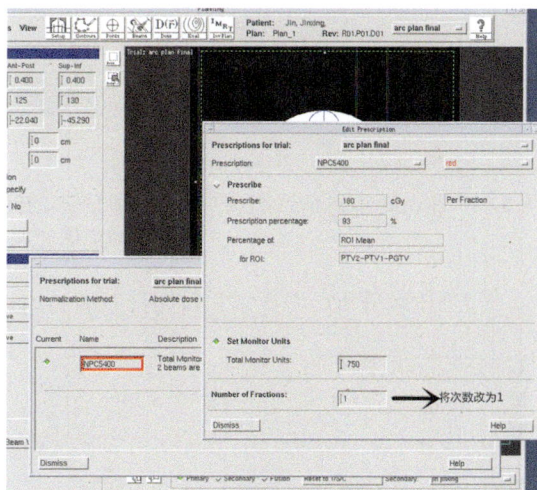
图 6-40　模体计划的处方剂量的次数为 1

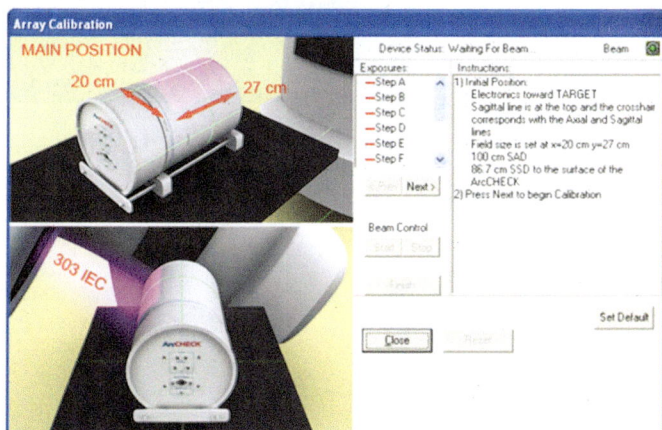
图 6-41　ArcCheck 矩阵校正步骤

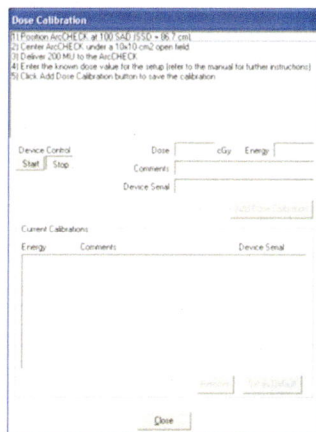
图 6-42　ArcCheck 绝对剂量校正

三、计 划 比 较

1. 打开数据　在 SNC patient 软件中，分别打开测量数据和模体计划数据（图 6-43）。

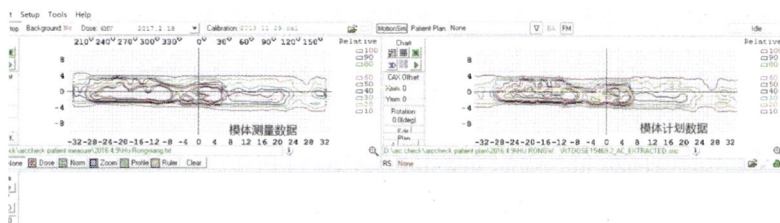
图 6-43　在左侧方框中导入 ArcCheck 模体测量的数据，右侧方框中导入步骤 1 中导出的 RT plan 和 RT dose

2. 比较分析　比较分析两者间的 gamma 通过率和 DTA 通过率（图 6-44）。

3. 3DVH 分析

（1）在 3DVH 软件中分别输入原治疗计划的 RTplan、RTdose、DICOM、RTstructure 以及 ArcCheck 模体测量的 RTdose（图 6-45）；

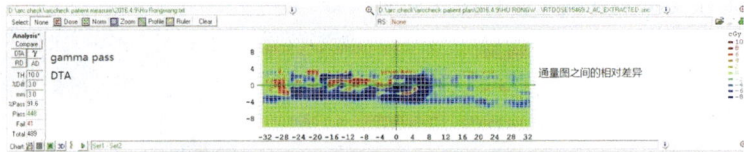

图 6-44　在左侧选择需要比较的 gamma 和 DTA 的标准，常用的有 1%/1mm，2%/2mm，3%/3mm；右侧为测量数据减模体计划数据通量图的相对差异

（2）比较分析参考计划和对照计划的 DVH（图 6-46）；

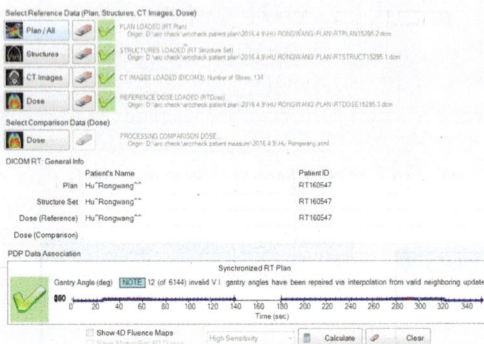

图 6-45　3DVH 导入数据类型

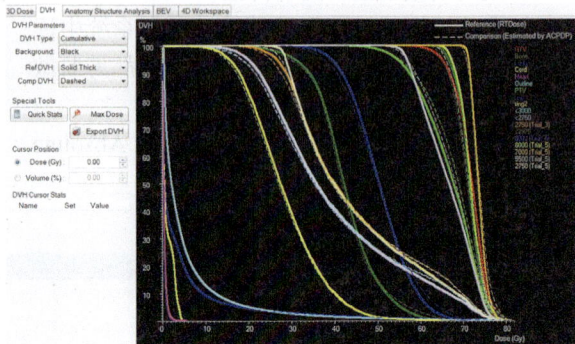

图 6-46　3DVH 分析的 DVH 结果

（3）提取两个计划中打算作比较的剂量数值（图 6-47、图 6-48）。

图 6-47　ROI 导出剂量指标

图 6-48　剂量指标数据值

比较参考计划和对照计划各个数值间的差异，PTV 各值之间的差异都很小，各个 OAR 值之间的相对差异也较小，所以原始计划与治疗计划的差异基本可以忽略。

第五节　电子射野影像系统剂量验证

电子射野影像系统（electronic portal imaging device，EPID）剂量学验证也称作射野剂量学验证（portal dosimetry，PD），是使用加速器射野成像系统（portal vision）采集 QA 计划的射野剂量学图像，并与 TPS 预测的剂量分布进行比较和评估，最终确定两者剂量学分布一致性的情况。在剂量学验证方法中，这一技术不需要任何模体，且为加速器的固有装置，所以实施快捷方便，对于采用动态多叶准直器技术的 IMRT 或 VMAT 计划照射野的验证特别有利。此外，Portal Dosimetry 系统也可以用于加速器 QA（本节参考 Varian Portal Dosimetry 系统）。

（一）Portal Dosimetry 系统的主要组成

1. 包括采集图像所需的硬件和软件。硬件为装在一个支撑臂上的 EPID，并连接到采集控制电子装置；软件主要是图像的采集和处理部分。

2. 剂量预测部分包括剂量学图像预测的算法、EPID 剂量预测的算法。

3. 评估和校准工具包括影像的处理、校准和评估工具，还包括一些分析的模板及打印和输出功能。

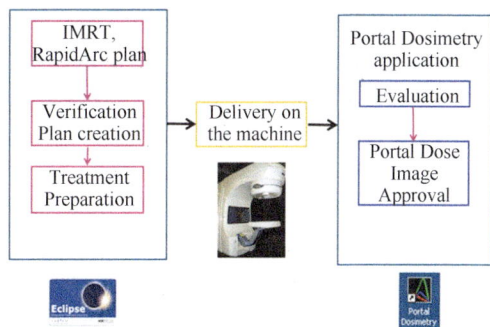

图 6-49 Portal Dosimetry 验证的基本工作流程

（二）Portal Dosimetry 验证的基本工作流程

1. 实施治疗验证 IMRT 或 VMAT 计划前，使用 Portal Dosimety 预测方法创建 QA 计划。

2. 确定 QA 计划的照射时间表和射野剂量学图像的序列模板。

3. 在相应的加速器上照射并获取每个射野的剂量学图像。

4. 对获取的射野剂量学图像与 TPS 预测的剂量分布进行评估和确认（图 6-49）。

（三）系统集成和数据流

1. 进行 Portal Dosimetry 预测计算的 TPS。

2. 集成剂量图像采集加速器的图像采集（IAS）模块或 MV 图像模块。

3. 采集 Portal Dosimetry 图像的 4DTC（4D 处理 Console@ C 系列）或 TrueBeam 的治疗工作站。

4. 进行剂量评估的 Portal Dosimetry 应用软件，所有数据均存储在放射治疗网络集成的数据库内（图 6-50）。

（四）生成 Portal Dosimetry Plan

1. 在 Planning > Creat Verification Plan... 中新建 QA Course。

2. 在 Verification Mode 中选择 Portal Dose Prediction。

3. 选择合适的 SID 和 Tolerance Table，点击 "Finish"（图 6-51）。

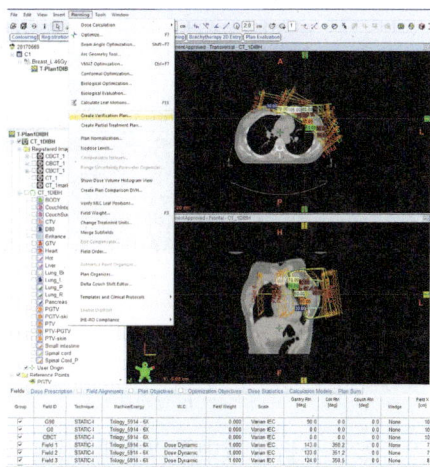

图 6-50 系统集成和数据流

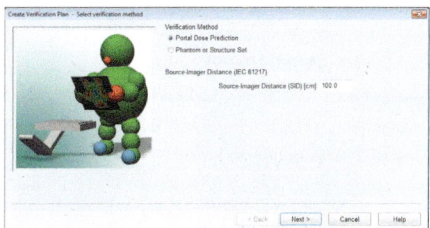

图 6-51 生成 Portal Dosimetry Plan

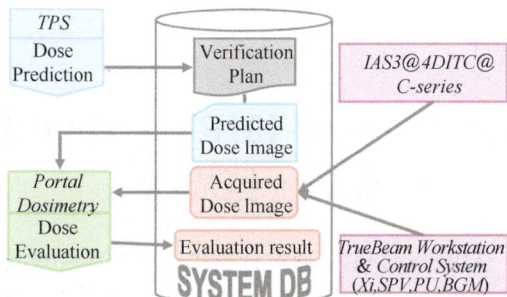

（五）排程验证

在 Schedule 中为每个射野设置 Integrated Image 模式（图 6-52）。进行 Portal Dosimetry 图像采集。

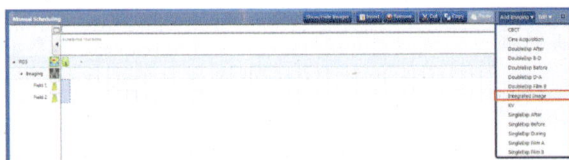

图 6-52　Portal Dosimetry 计划每一个射野都设置 Integrated Image 模式

（六）结果评估

1. 图 6-53 中显示区域上方依次显示为计算预测图、融合图、测量结果图，下方依次为 X、Y 轴方向 CU（calibration unit）的 Profile 图和直方图。在直方图中还可以右击显示统计值（图 6-54）。

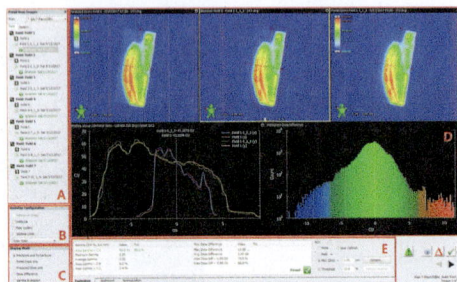

图 6-53　Portal Dosimetry 评估界面
A. 导航栏；B. 视效选项；C. 显示方式；D. 显示区域；
E. 分析区域

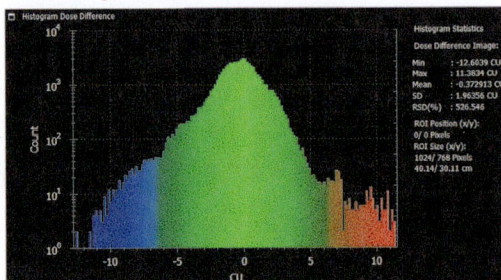

图 6-54　右击显示 CU 具体的统计值

2. 在分析区域中可以编辑计划验证的具体参数（图 6-55），执行结果见图 6-56。

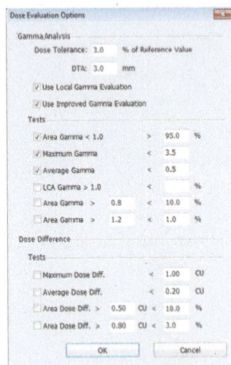

图 6-55　制订验证分析相关参数

图 6-56　执行结果

3. 在分析区域中还可进行配准相关矫正和测量值归一（图 6-57）。

图 6-57　Portal Dosimetry 的位置矫正以及测量值归一

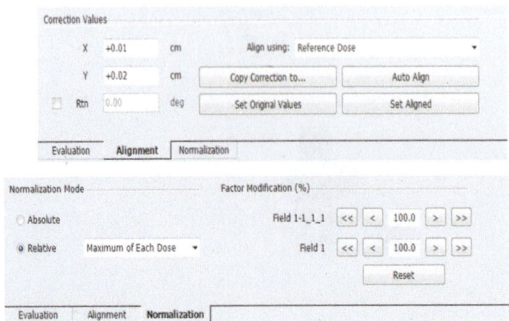

第六节　关于 IMRT/VMAT 验证的一些思考

IMRT/VMAT 是通过计算机进行控制和优化的先进放疗技术，对剂量精确度要求高且操作复杂。

并且 IMRT/VMAT 照射的剂量体积具有的不确定因素远大于非调强技术，同时临床上又不允许出现计划剂量与实际投射剂量的错误性偏差。因此，国际上对于行 IMRT/VMAT 时必须进行对 QA 持一致的支持态度。

在 IMRT/VMAT 计划的剂量 QA 中，目前剂量测量常用设备包括电离室探头、半导体探头与胶片、二维和三维的矩阵、电子射野影像系统（EPID）、蒙特卡罗算法等[11-16]。这些验证工具都有其优缺点。在电离室测量中，测量到的点剂量受电离室测量体积大小的影响，且点剂量本身受所处剂量分布梯度的影响较大。胶片验证因为其较高的分辨率曾被认为是剂量分布验证的金标准，但传统胶片验证操作烦琐、费时费力且影响因素多。胶片验证的每一个环节，诸如胶片的批号以及冲洗时显影液和定影液的洁净度、浓度、温度和冲洗时间等，加之胶片扫描仪的扫描误差，均会造成验证符合率下降。最主要的是，随着数字技术的发展，传统胶片已经被市场所淘汰，新的 EBT 系统胶片价格较高，且易受扫描设备和条件影响。

二维矩阵是将多个电离室或半导体排成二维矩阵，可以同时测量绝对剂量和平面相对剂量。其优点是操作简单、结果处理快速、可简化验证工作，提高验证效率。缺点是由于固体水的影响，其在 IMRT 绝对剂量的测量不如单个电离室有优势；加上其方向性响应与结构影响，测量的范围受到了限制。随着 VMAT、TOMO 等新的调强方式的广泛开展和应用，临床上发现二维电离室矩阵已不能满足调强剂量验证的要求，因此逐渐引入三维的剂量验证设备和算法。

EPID 早期主要用于射野摆位验证以解决使用中的无胶片化，近年来开始逐步用于调强放疗的剂量验证[37-39]。早期的荧光探测器 EPID 和扫描矩阵式液体电离室探测器 EPID 因其体积庞大、收集效率低、获取时间长等缺点未能大规模用于加速器的放疗中。有源矩阵平板探测器 EPID，尤其是采用固体非晶硅的 EPID 由于其较高的成像质量、分辨率、平均量子效率、量子检出率以及能长期承受大剂量射线照射和成像所需辐射量小等优点近年来有了较广泛的应用[40]。

gamma 指标是使用最广泛的用于比较、评估 IMRT/VMAT 患者计划剂量分布的指标，但国际上对于 gamma 指标的临床应用却没有统一和规范的参数设置标准[41,42]。通常约定的标准是至少有 95% 的测量点在 3% 的剂量误差 /3mm 的距离标准内[43,44]；而 TG-119 建议的标准是 90% 点满足 3%/3mm 标准，复杂的计划 88% ~ 90% 也可接受[45]。近年来 gamma 指标的可靠性也受到越来越多的研究关注，二维的 gamma 通过率与 IMRT/VMAT 临床剂量误差之间缺乏相关性[46,47]。越来越多的研究指出需要基于测量数据的三维 DVH 重建，用三维的 gamma 指标来指导 IMRT/VMAT 的剂量验证[48,49]，但基于 DVH 重建的剂量验证目前还没有找到一个很好的评估指标，基于 DVH 参数的评估和比较让 IMRT/VMAT 的 QA 流程变得更加复杂、烦琐。

总之，IMRT/VMAT 的计划和实施是一项复杂的系统工作，其质量保证是一个急需解决和必须重视的问题。传统胶片法，硬件投入成本较低且空间分辨率高，是早期常用的一种验证方法。但胶片不可重复利用、冲洗过程产生化学污染且费时费力，已趋于淘汰。放射性铬胶片虽然省去了冲洗与暗室操作的过程，但一样存在胶片浪费的情况，所以也不是很理想。二维电离室矩阵与胶片相比能直接、快速地获取模体的平面剂量数据，过程简化，效率提高，是目前大多数医院采用的主要验证方法。但其方向响应的局限性与二维剂量分布已不能满足如旋转容积调强放疗的剂量验证要求。三维剂量验证是目前较先进的验证方法，实现剂量验证更加精确且全面的要求。但由于该方面的研究刚起步，国内仅有少量报告，对其可靠性、准确性需进一步研究。

参 考 文 献

[1] Ezzell G A，Galvin J M，Low D，et al. IMRT subcommitte；AAPM Radiation Therapy committee.Guidance document on delivery，treatment planning，and clinical implementation of IMRT：report of the IMRT Subcommittee of the AAPM Radiation Therapy Committee. Med. Phys. 2003，30（8）：2089-2115.

[2] Yu W，Shang H，Xie C，et al.Feasibility of constant dose rate VMAT in the treatment of nasopharyngeal cancer patients.Radiat. Oncol，2014，9：235.

[3] Otto K. Volumetric modulated arc therapy：IMRT in a single gantry arc. Med. Phys，2008，35：310-317.

[4] Jin X，Yi J，Zhou Y，et al. Comparison of whole-field simultaneous integrated boost VMAT and IMRT in the treatment of nasopharyn-geal cancer.Med. Dosim，2013，38（4）：418-423. doi：10.1016/j.meddos.2013.05.004. Epub 2013 Aug 22.

[5] Webb S.A new concept of multileaf collimator（the shuttling MLC）—an interpreter for high-efficiency IMRT.Phys. Med. Biol，2000，45（11）：3343-3358.

[6] Evans P M，Partridge M.A method of improving the spatial resolution of treatments that involve a multileaf collimator.Phys. Med. Biol. 2000，45（3）：609-622.

[7] Grigorov G N，Chow J C，Barnett R B. Dosimetry limitations and a dose correction methodology for step-and-shoot IMRT.Phys. Med Biol，2006，51（3）：637-652.

[8] Wang D，Hill R W，Lam S.A new algorithm for determining collimator angles that favor efficiency in MLC based IMRT delivery.Med. Phys，2004，31（5）：1249-1253.

[9] Chen X，Yue N J，Chen W，et al.A dose verification method using a monitor unit matrix for dynamic IMRT on Varian linear accelera-tors.Phys. Med.Biol，2005，50（23）：5641-5652.

[10] Ezzell G A，Burmeister J W，Dogan N，et al. IMRT commissioning：'multiple institution planning and dosimetry comparisons，a report from AAPM Task Group 119. Med. Phys. 2009，36（11）：5359-5373.

[11] Low D A，Mutic S，Dempsey J F，et al.Quantitative dosimetric verification of an IMRT planning and delivery system.Radiother On-col，1998，49（3）：305-316. 131 Cs，125I 和 103Pd 近距离治疗源的径向剂量函数研究 [J]. 核电子学与探测技术，2007，27（6）：1223-1226.

[12] Zhu X R，Jursinic P A，Grimm D F，et al.Evaluation of Kodak EDR2 film for dose verification of intensity modulated radiation thera-py delivered by a static multileaf collimator.Med. Phys. 2002，29（8）：1687-1692.

[13] Wiezorek T，Banz N，Schwedas M，et al.Dosimetric quality assurance for intensity-modulated radiotherapy feasibility study for a filmless approach.Strahlenther Onkol，2005，181（7）：468-474.

[14] L'etourneau D，Publicover J，Kozelka J，et al. Novel dosimetricphantom for quality assurance of volumetricmodulated arc therapy. Med. Phys，2009，36：1813-1821.

[15] Vieira S C，Dirkx M L，Heijmen B J，et al.SIFT：a method to verify the IMRT fluence delivered during patient treatment using an electronic portal imaging device.Int. J. Radiat. Oncol. Biol. Phys，2004，60（3）：981-993.

[16] Gagne I M，Ansbacher W，Zavgorodni S，et al. A Monte Carloevaluation of RapidArc dose calculations fororopharynx radiotherapy. Phys. Med. Biol，2008，53：7167-7185. doi：10.1088/0031-9155/53/24/011.

[17] Leybovich L B，Sethi A，Dogan N.Comparison of ionization chambers of various volumes for IMRT absolute dose verification.Med. Phys，2003，30（2）：119-123.

[18] Knill C，Snyder M，Rakowski J T，et al.Investigating ion recombination effects in a liquid-filled ionization chamber array used for IMRT QA measurements.Med. Phys，2016，43（5）：2476.

[19] Chetty I J，Charland P M.Investigation of Kodak extended dose range（EDR）film for megavoltage photon beam dosimetry.Phys. Med. Biol，2002，47（20）：3629-3641.

[20] Dogan N，Leybovich L B，Sethi A. Comparative evaluation of Kodak EDR2 and XV2 films for verification of intensity modulated ra-diationtherapy. Phys. Med. Biol，2002，47：4121-4130.

[21] Sankar A，Ayyangar K M，Nehru R M，et al. Comparison of Kodak EDR2 and Gafchromic EBT film for intensity-modulated radiation therapy dose distribution verification.Med. Dosim，2006，31（4）：273-282.

[22] Hu Y，Ahmad S，Ali I.Quantitative investigation of the effects of the scanning parameters in the digitization of EBT and EBT2 Gaf-chromic film dosimetry with flatbed scanners.J. X ray Sci. Technol，2012，20（4）：385-393.

[23] Richardson S L，Tomé W A，Orton N P，et al.IMRT delivery verification using a spiral phantom.Med. Phys，2003，30（9）：2553-2558.

[24] Zhu X R，Jursinic P A，Grimm D F，et al.Evaluation of Kodak EDR2 film for dose verification of intensity modulated radiation thera-py delivered by a static multileaf collimator.Med. Phys. 2002，29（8）：1687-1692.

[25] Olch A J.Dosimetric performance of an enhanced dose range radiographic film for intensity-modulated radiation therapy quality assur-ance.Med. Phys，2002，29（9）：2159-2168.

[26] Otto K．Volumetric modulated are therapy：IMRT in asingle gantry arc．Med. Phys.，2008，35：310-317.

[27] Bortfeldand T，Webb S．Single-arc IMRT?Phys. Med. Biol.，2009，54：19-20.

[28] Wang C，Luan S，Tang G，et al.Arc-modulated radiation therapy（AMRT）：a single-arc form of intensity-modulated arc therapy. Phys. Med. Biol.，2008，53：6291-6303.

[29] Bedford J L，Warrington A P. Commissioning of volumetric modulated ARC therapy（VMAT）. Int. J. Radiat. Oncol. Biol. Phys.，2009，73：537-545.

[30] Ling C C，Zhang P，Archambault Y，et al.Comnfissioning and quality assurance of RAPIDARC radiotherapy delivery system. Int. J. Radiat. Oriol. Biot. Phys.，2008，72：575-581.

[31] Jursinic P A，Nelms B E. A 2-D diode array and analysis software for verification of intensity modulated radiation therapy delivery. Med. Phys，2003，30（5）：870-879.

[32] Herzen J，Todorovic M，Cremers F，et al. Dosimetric evaluation of a 2D pixel ionization chamber for implementation in clinical rou-tine. Phys. Med. Biol，2007，52（4）：1197-1208.

[33] Poppe B，Blechschmidt A，Djouguela A，et al. Two-dimensional ionization chamber arrays for IMRT plan verification. Med. Phys.，2006, 33（4）：1005-1015.

[34] Neilson C，Klein M，Barnett R，et al. Delivery quality assurance with ArcCHECK. Medical Dosimetry，2013, 38（1），77-80.

[35] Low D A，Moran J M，Dempsey J F，et al. Dosimetry tools and techniques for IMRT. Med. Phys.，2011, 38：1313-1338.

[36] L´etourneau D，Publicover J，Kozelka J，et al. Novel dosimetricphantom for quality assurance of volumetricmodulated arc therapy. Med. Phys. 2009, 36：1813-1821.

[37] Pejman R，Mahsheed S，Michael P B，et al. EPID - based verification of the MLC performance for dynamic IMRT and VMAT. Med. Phys.，2012, 39（10）：6192-6207.

[38] Blake S J，Mchamara A L，Deshpande S，et al. A characterization of a novel EPID designed for simultaneous imaging and dose verification in radiotherapy. J. Appl. Clin. Med. Phys.，2013, 40（9）：1-11.

[39] Gambirasio A，Colleoni P，Bianchi C，et al. Long period accuracy and reproducibility of MLC leaves position acquired in a daily QA program using EPID images.Physica Medica，2016, 32（1）：25.

[40] Laure P，Joao S，Phl M E. Evaluation of two methods of predicting MLC leaf positions using EPID measurem measurements. Med. Phys.，2006, 33（9）：3174-3182.

[41] Low D A，Harms W B，Mutic S，et al.A technique for the quantitative evaluation of dose distributions.Med. Phys.，1998, 25（5）：656-661.

[42] Bailey D W，Nelms B E，Attwood K，et al.Statistical variability and confidence intervals for planar dose QA pass rates.Med. Phys.，2011, 38（11）：6053-6064.

[43] Nelms B E，Simon J A.A survey on planar IMRT QA analysis.J. Appl. Clin. Med. Phys.，2007, 8（3）：2448.

[44] van Zijtveld M，Dirkx M L，de Boer H C，et al.Dosimetric pre-treatment verification of IMRT using an EPID；clinical experience. Radiother. Oncol，2006, 81（2）：168-175.

[45] Ezzell G A，Burmeista J W，Dogan I V，et al.IMRT commissioning：multiple institution planning and dosimetry comparisons，a report from AAPM Task Group 119. Med. Phys.，2009, 36（11）：5359-5373.

[46] Stasi M，Bresciani S，Miranti A，et al. Pretreatment patient specific IMRT quality assurance：a correlationstudy between gamma index and patient clinical dose volume histogram.Med. Phys.，2012, 39：7626-7634.

[47] Jin X，Yan H，Han C，et al.Correlation between gamma index passing rate and clinical dosimetric difference for pre-treatment 2D and 3D volumetric modulated arc therapy dosimetric verification.Br. J. Radiol.，2015, 88（1047）：20140577. doi：10.1259/bjr.20140577. Epub 2014 Dec 10.

[48] Wu C，Hosier K E，Beck K E，et al. On using 3D c-analysis for IMRTand VMAT pretreatment plan QA. Med. Phys.，2012, 39：3051-3059.

[49] Yi J，Han C，Zheng X，et al.Individual volume-based 3D gamma indices for pretreatment VMAT QA.J. Appl. Clin. Med Phys.，2017, 18（3）：28-36. doi：10.1002/acm2.12062. Epub 2017 Mar 20.

第七章　螺旋断层放疗的质控流程

第一节　螺旋断层放疗的发展历史简介

螺旋断层放疗系统（tomo therapy，TOMO），是从 1990 年开始由美国威斯康星大学和后来组建 Tomo Therapy 公司（现为 Accuray 公司）的 Rockwell Mackie 和 Pual Reckwerdt 一起研发的最新一代放射治疗设备，于 2002 年在威斯康星大学医学中心开始治疗世界上第一位患者[1]。

TOMO 将 6 MV 加速器集成在 CT 机架里，是一种在 CT 图像引导下，以调强放疗为主的当代最先进的放射治疗设备之一[2]。TOMO 主要技术特点有 360° 全角照射概念、单次照射多达数万个子野数目、薄层照射理念，二元气动多叶光栅，实时 IGRT 图像引导，自适应计划等[3]。

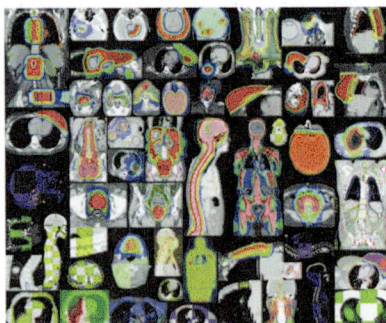

图 7-1　TOMO 所能够治疗的各种肿瘤类型

TOMO 临床应用范围非常广泛，既可以用无创、无框架的立体定向方式精确治疗小到 0.6 cm 左右的单个或多个颅内外的小肿瘤病灶，也能对 60 cm 直径的横断面和 150 cm 长的全身范围内的大肿瘤进行影像引导下的调强放疗（如全脑全脊髓和全身骨髓调强放疗）[4]。其适应症几乎覆盖所有适合放射治疗的病例、特别是调强放疗的病症（图 7-1）[5]。TOMO 着重强调并解决了当代以及今后精确放射治疗所关注的三大议题：①逆向调强 IMRT；②影像引导 IGRT；③自适应放疗 ART。TOMO 突破了传统放疗的诸多局限，将当代影像引导逆向调强技术（IG/IMRT）推进到一个新境界[2]。

TOMO 一经问世，一大批世界知名肿瘤医院相继装备了一台或多台螺旋断层放疗系统。这些顶级医院包括美国 M.D. Anderson（Orlando）、加州大学旧金山分校（UCSF）、洛杉矶 City of Hope、华盛顿 Swedish Medical Centers、U.C.DAVI、海德堡 / 德国癌症研究中心、法国居里研究所（Curie Institute）、新加坡国立癌症中心（NCCS）等。中国大陆方面，从 2007 年 9 月第一台 TOMO 在解放军总院（301 医院）启用至今，已有 33 台设备在各大医院和肿瘤中心投入临床使用，包括中国医学科学院肿瘤医院、北京协和医院、301 医院、北京空军总医院、广东中山大学附属肿瘤医院、上海复旦大学附属中山医院、重庆市肿瘤医院、山东省肿瘤医院、浙江省肿瘤医院等。TOMO 也逐步从 Hi·Art 系统（图 7-2）迭代升级到具有定角照射、计算更快，剂量优化更好、操作更便捷的 HDA 系统（图 7-3）。

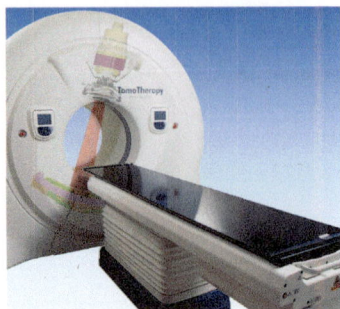

图 7-2　Hi·Art 系统类 TOMO 设备

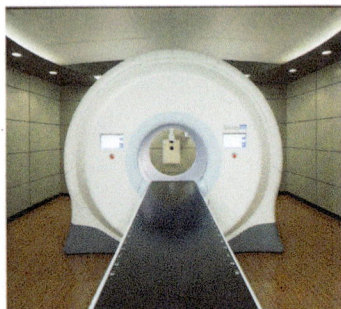

图 7-3　HDA 系统 TOMO 设备

作为目前世界最尖端的肿瘤放射治疗设备之一，考虑其硬件设计的独特性及其对常规质量保证（quality assurance，QA）的高精度要求，本章对 TOMO 的质控流程及步骤进行详细描述。

第二节　TOMO QA 流程步骤要点

TOMO 单元输出对机器运行温度敏感度高，故输出 QA 应确保在正常运行温度（如 40°）的 ±2° 误差范围内执行。

TOMO 装置的检测项目与技术总要求由表 7-1 给出 [6, 7]。

表 7-1　TOMO QA 的检测项目与技术总要求

序号	检测指标		日检	周检	月检	年检
1	静态输出剂量		√	√	√	√
2	旋转输出剂量		√	√	√	√
3	射线质（百分深度剂量，PDD）			√	√	√
4	射野横向截面剂量分布					√
5	射野纵向截面剂量分布				√	√
6	MLC 横向偏移					√
7	次级准直器 Y 轴方向偏移					√
8	治疗射野中心（准直器对称性）					√
9	绿激光灯指示虚拟等中心的准确性				√	√
10	红激光灯指示准确性		√		√	√
11	治疗床移动准确性				√	√
12	治疗床的水平度			√	√	√
13	从虚拟等中心进床到治疗中心的沉降偏差				√	√
14	床移动和机架旋转同步性					√
15	MVCT 图像	空间分辨率			√	√
		低对比度分辨率			√	√
		图像均匀性			√	√
		图像噪声			√	√
		几何精度			√	√
		MVCT 值与线性				√
		成像剂量			√	√

一、日　　检

（一）静态输出剂量

1. 目的　验证机器静态输出剂量稳定性。

2. 工具　5 cm 和 0.5 cm 固体平板水模体，A1SL 电离室，静电计（tomo electrometer），气压表，温度计。

3. 要求　相比于基准值（baseline），偏差在 ±3% 以内（注：月检要求 ±2% 以内）。

4. 步骤

（1）第 1 步：打开绿激光灯（图 7-4），为摆位做准备。

（2）第 2 步：将矩形平板固体水模体放置于治疗床上，0.5 cm+ 带电离室孔 5 cm 平板如

图 7-5 所示摆位，SSD=85 cm，模体中剂量测量点中心与绿激光灯虚拟等中心对准；考虑沉降，进床 70 cm 后观察，必要时在 Z 轴上微调。

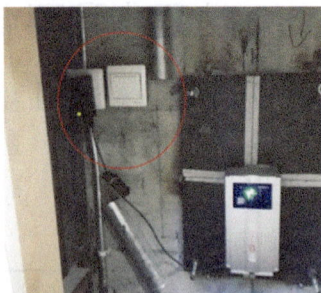

图 7-4　绿激光灯开关

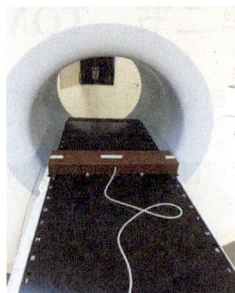

图 7-5　静态输出剂量
摆位

（3）第 3 步：将 A1SL 电离室（默认用 1 号电离室）插入固体水模体中（即剂量测量参考点位于模体表面下 1.5 cm 处）（图 7-5），探头与静电计连接。

（4）第 4 步：打开静电计，预热（5min），并进行温度和气压的校正，保证仪器功能正常。偏压（BIAS）加 +300 V（绝对剂量 +300 V，相对剂量 -300 V），TIMER 选 Free Run。测量前静电计先点击 ZERO，开始出束前点击 START，为开始测量做好准备（图 7-6）。

（5）第 5 步：选择"Daily QA"计划执行（各单位计划名称可能有所不同，下同），设备出束。

（6）第 6 步：待出束结束，静电计点击 STOP，记录静电计读数，并将读数填至相应表格中（图 7-7）。绿色部分填入温度、气压值和静电计读数，结合仪器检定或校准因子等参数计算出模体参考点的吸收剂量测量值。注：模体中参考点处吸收剂量的测量值与基准值的偏差应在 ±3% 内。

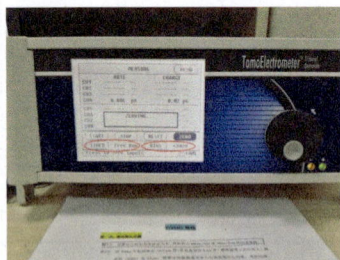

图 7-6　静电计参数设置及归零

图 7-7　静态输出剂量表格

（7）第 7 步：将静电计 BIAS 降偏压至 0，撤走电离室并将其放置妥当，移走平板固体水模体并将其放置妥当。

（二）旋转输出剂量

1. 目的　验证旋转输出剂量稳定性。

2. 工具　Cheese Phantom 模体，A1SL 电离室，静电计，温度计，气压表。

3. 要求　相比于基准值，偏差在 ±3% 以内（注：月检要求 ±2% 以内）。

4. 步骤

（1）第 1 步：将 TOMO 专用圆柱形组织等效均匀模体（即 Cheese Phantom）放置于治疗床上，将 A1SL 电离室（默认用 1 号电离室）插入水平中线下的第一个孔里（即 A1SL 电离室测量模体中心下 0.5 cm 处的绝对剂量）（图 7-8）；绿激光灯对准 Cheese Phantom 水平中线。注：进床 70 cm 后观察沉降，必要时进行微调。

（2）第2步：静电计预热，加偏压 +300 V，TIMER 选 Free Run。测量前静电计先点击 ZERO，开始出束前点击 START，为开始测量做好准备。

（3）第3步：选择"ZZZ_Rotational Output QA"计划，控制机架旋转进行模拟治疗照射。

（4）第4步：待出束结束，静电计点击 STOP，记录静电计读数并将读数填至相应表格中（图7-9）。绿色部分填入温度及气压值、静电计读数，结合仪器检定或校准因子等参数计算出模体参考点的吸收剂量测量值。注：模体参考点吸收剂量的测量值与基准值的偏差应在 ±3% 内。

（5）第5步：将静电计 BIAS 降偏压至 0，撤走电离室并将其放置妥当，移走平板固体水模体并将其放置妥当。

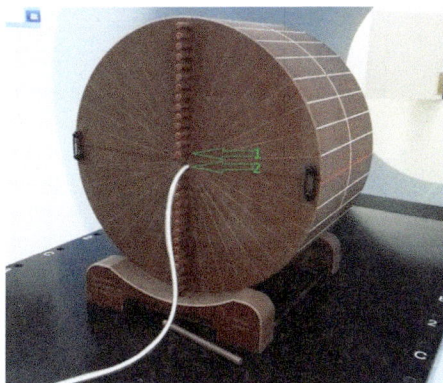

图 7-8　组织等效固体水插棒和电离室插孔
图为模体的正面图，箭头 1 所指插孔中含有一个可移除的等效固体水插棒，箭头 2 为电离室插孔

（三）红激光灯指示准确性

1. 检测红绿激光灯原始重合度　运行空气扫描（即 AirScan）程序（图7-10），使红激光灯处于初始位置，目测检查其与绿激光灯的重合度。注：距虚拟等中心 ±20 cm 范围内，红激光灯与绿激光灯的重合偏差应在 ±1.0 mm 内。

图 7-9　旋转输出剂量 QA 表格

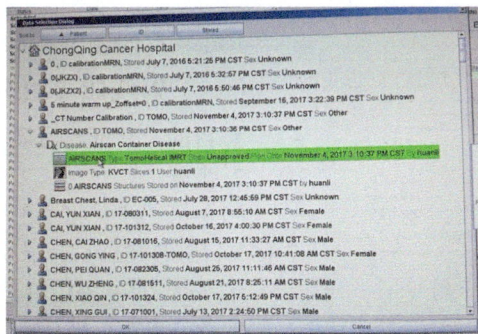

图 7-10　红激光灯指示准确性 QA 计划选择

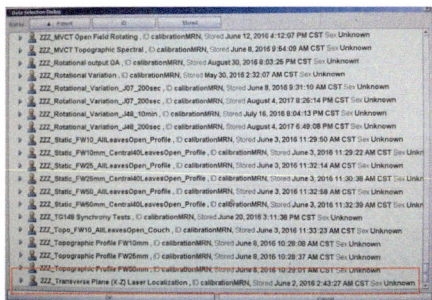

图 7-11　计划选择

TOMO 坐标系示意图，如图 7-14 所示。

2. 红激光灯指示与偏移　要求：验证红激光移动距离的精度以及方向的准确性。

（1）第1步：执行"ZZZ Transverse Plane（X-Z）Laser Localization"计划，选择其中任意一段扫描范围，点击 Scan，不用出束（图7-11）。

（2）第2步：进入机房，打开绿色激光灯。用距离尺测量红激光灯移动情况，与绿色激光灯进行比较，验证红色激光灯 X、Y、Z 的平移距离是否为 2 cm、8 cm、-4 cm，并观察移动方向是否正确。注：偏差 < 1 mm。（图7-12、图7-13）。

二、周　检

TOMO QA 周检的项目和要求请参考表 7-1，与日检重复的项目，本小节不再重复。

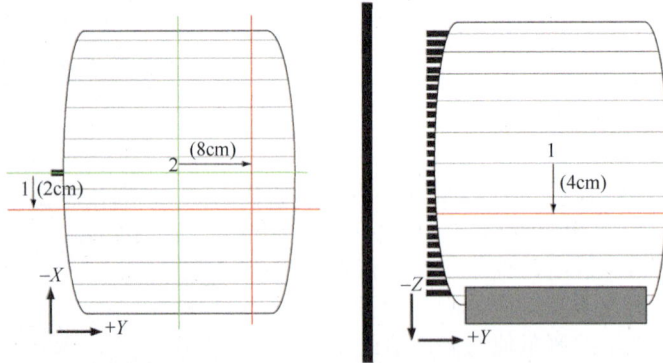

图 7-12　红激光灯相比绿激光灯偏移距离

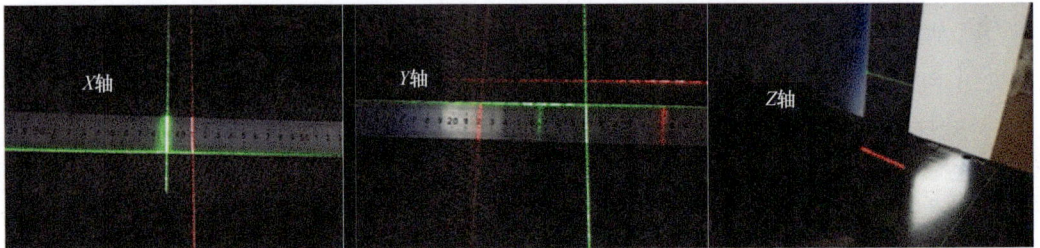

图 7-13　现场测量示意图

（一）射线质（百分深度剂量，PDD）

1. 目的　验证射线质是否符合要求。

2. 步骤

（1）第 1 步：将矩形平板固体水放置于治疗床上（图 7-15，图 7-16），SSD=85 cm，绿激光灯虚拟等中心摆位。

（2）第 2 步：静电计选择两个通道，电离室放置如图 7-16 所示，右侧参考电离室，默认 1 号；左侧射野电离室，默认 2 号。测量中将左侧射野电离室依次放置于模体表面下 1.5 cm（如图 7-16 所示位置）、10 cm、20 cm（如图 7-17 所示位置）处，连接静电计。

（3）第 3 步：进行图像扫描，验证位置的正确性。

（4）第 4 步：静电计操作同"（二）静态输出剂量"，偏压 +300 V。

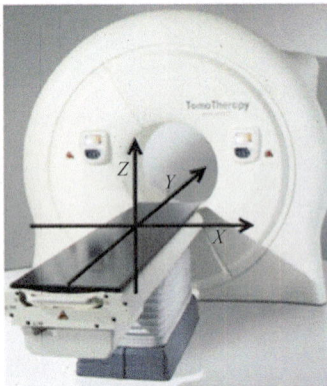

图 7-14　TOMO 坐标示意图

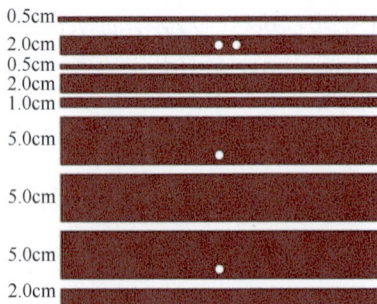

图 7-15　固体水摆放示意图

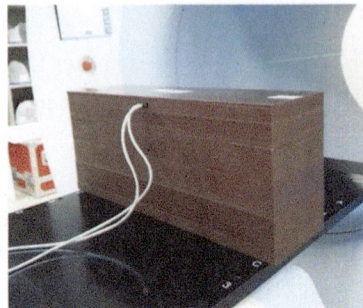

图 7-16　固体水实物摆放示意图

（5）第 5 步：选择"Daily QA"计划（同"（二）静态输出剂量"），依次在静电计上读取模体表面下 1.5 cm、10 cm 和 20 cm 处的剂量测量值（图 7-18）。

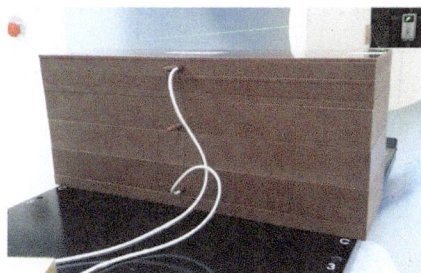

图 7-17　电离室在模体表面下 20 cm 处
的测量示例

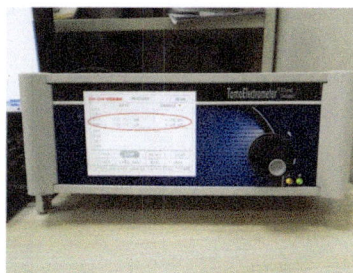

图 7-18　静电计读数实例

（6）第 6 步：将读数填入 OUTPUT（1 号参考
电离室读数）及 ENERGY（2 号射野电离室读数）
表格中（图 7-19），按模体（或水箱）表面下 1.5
cm 深度处的剂量进行归一（$PDD_{10/1.5}$，$PDD_{20/1.5}$），
得 出 Ratio_PDD_{20}/PDD_{10} 值，下 方 OUTPUT AND
ENERGY CALCULATIONS 看结果，Comments 里
面有正常比值的范围。注：PDD_{10} 和 PDD_{20} 测量值
与参考值的偏差均应在 ±3.0% 内，PDD_{20}/PDD_{10}
测量值与参考值的偏差也应在 ±2.0% 内。

（二）治疗床的水平度

治疗床 70kg 均匀负重条件下，使用数字水平
尺测量床头、中段和床尾的水平度，偏差应不大于
0.5°。

三、月　　检

TOMO QA 月检的项目和要求请参考表 7-1，
与日检、周检重复的项目，本小节不再重复。

（一）射野纵向截面剂量分布

1. 目的　使用固体水验证不同射野宽度下纵向截面剂量分布（topographic profile）曲线。

2. 要求　gamma 分析指数小于 1。

3. 工具　5 cm 及 0.5 cm 固体平板水模体，A1SL 电离室，静电计，TEMS（tomo electrometer measurement system），气压表，温度计。

图 7-20　利用平板固体水进行纵向
截面剂量分布曲线测量

图 7-19　射线质 QA 表格

4. 步骤

（1）第 1 步：摆位。将 TOMO 平板固体水模体（0.5 cm+
带电离室孔 5 cm）放置于治疗床上（即测量水下 1.5 cm 处的剂
量），绿激光灯 SSD 摆位，SSD=85 cm，如图 7-20 所示。

（2）第 2 步：放置电离室，连接静电计、TEMS。

（3）第 3 步：调 "ZZZ_Topographic Profile Fw 10mm" 计划。

（4）第 4 步：扫 MVCT，扫描中间 7 层，选用 Fine 模式，
确认摆位是否正确。

（5）第 5 步：打开 TEMS 软件，首先使 TEMS 夺取静电
计控制权，加偏压 -300 V，时间步进设为 100 ms。然后点击

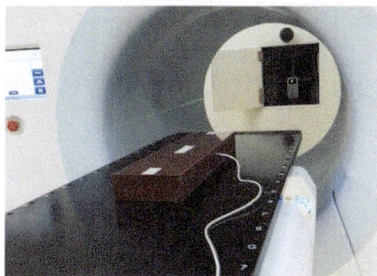

ZERO，做 Sample 一次，再停掉。在出束前，先点 Sample，然后开始测量，测量结束后保存测量数据。注：此时静电计由程序控制。

（6）第 6 步：依次测量射野宽度为 10 mm、25 mm、50 mm 的纵向剂量分布曲线。

（7）第 7 步：分析上述三个射野宽度的数据，确定剂量分布曲线的半高宽，与计划的 Y 轴方向照射野宽度进行对比；同时使用 TDAT 软件或者 TQA 软件分析剂量分布曲线，与金标（gold standard）进行对比，gamma 指数在 1 以内。注：纵向截面剂量分布曲线的半高宽与计划的照射野宽度的偏差应在 1% 内。

（8）第 8 步：结果通过，降偏压，整理工具。

（二）绿激光灯指示虚拟等中心的准确性

1. 验证头顶激光灯

（1）第 1 步：验证头顶激光灯（overhead laser）是否倾斜。使用 5 cm 平板水模体，竖直放立在治疗床虚拟等中心附近，使用数字水平仪验证垂直度。在保证绝对垂直的前提下（图 7-21），使用水平尺分别记录头顶激光线在水平尺上的刻度，当上下两次刻度一致时，则视头顶激光灯没有倾斜。如图 7-22 所示。

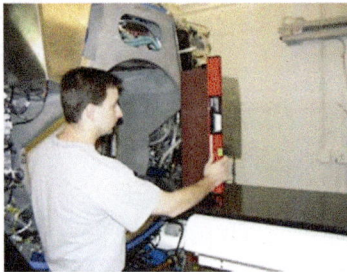

图 7-21　验证模体的垂直度　　　图 7-22　验证激光线是否倾斜

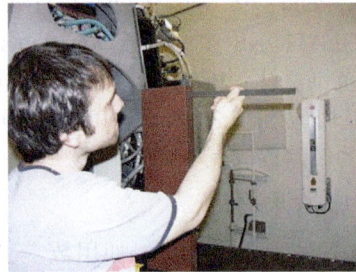

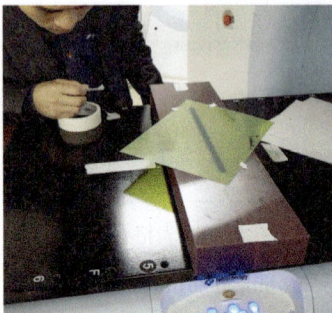

图 7-23　胶片摆位

（2）第 2 步：在保证头顶激光灯没有倾斜的前提下，验证其是否有旋转以及虚拟中心距治疗中心 Y 轴距离是否为 700 mm。具体步骤如下。

1）矩形固体水模体和胶片摆位，上 1 ～ 2 cm 建层，下 5 cm 背向散射，绿激光灯 SAD 摆位，SAD=85cm，里侧激光在胶片上，在胶片上标记出绿激光灯的位置；

2）打开 "ZZZ_OVER HEAD LASER" 计划，出束结束后，胶片成像如图 7-23 所示；

3）通过扫描仪进行胶片扫描，应用专用软件（TIFT、RIT）进行图像分析，给出绿激光灯的旋转及在 Y 轴方向的偏移。注：旋转小于 0.3°，偏移距离小于 1.0 mm（TG148）；

4）如果旋转及偏移距离超出容差值，进行相应的调整（旋转或平移）直至满足要求。

2. 验证孔径激光灯

（1）第 1 步：使用 5 cm 平板固体水模体验证孔径激光灯（bore laser）是否有倾斜或旋转。具体方法参考头顶激光灯平板验证方法。

（2）第 2 步：Cheese Phantom 摆位，模体中心与激光灯对齐（绿激线对准水平中线），考虑沉降，微调；抽掉中线下第一个孔的杆，有孔的一面背向机器放置。

（3）第 3 步：执行 "ZZZ Transverse Plane（X-Z）Laser Localization" 计划，选择 Scan 程序，执行扫描。

（4）第 4 步：在 Register 程序下手动调节验证图像的配准（图 7-24），并记录下偏差值

（通过 MVCT 图像配准，分析抽出杆的这个孔是否在线下 5 mm 处）。

（5）第 5 步：如果上一步的偏差值大于 1 mm，进行平移操作，然后重复第 2 步～第 4 步直至偏差值小于 1 mm。

（6）第 6 步：平移头顶 X 轴激光灯，使其与孔径 X 激光灯重合。

图 7-24　绿激光灯虚拟等中心

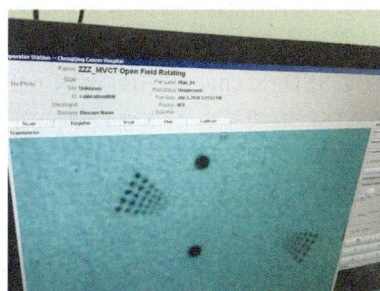

（三）治疗床移动准确性

（1）第 1 步：治疗床 70kg 均匀负重条件下，在治疗床上确认虚拟等中心的位置并标识出该标记点。

（2）第 2 步：通过控制面板控制治疗床的运动，将治疗床进出 50 cm、升降 20 cm 和左右 2 cm，用直尺分别测量该标记点偏离激光灯的距离。偏差绝对值应不大于 1.0 mm。

（四）从虚拟等中心进床到治疗中心的沉降偏差

治疗床 70kg 均匀负重条件下，将 Cheese Phantom 摆在治疗床床头，中心与绿激光灯对齐，扫描 MVCT。测量 Cheese Phantom 从虚拟等中心到机架等中心的沉降距离，沉降应不大于 5.0 mm。

（五）MVCT 图像

1. 空间分辨率（高对比度分辨率）

（1）第 1 步：Cheese Phantom 摆位，绿激光灯对准模体水平中线。

（2）第 2 步：将 Cheese Phantom 模体中某些可移除的等效固体水插棒换成 TOMO 提供的圆柱形模体高对比度孔对测试插棒。

（3）第 3 步：执行 "ZZZ_MVCT Open Field Rotating" 计划，Fine 模式下执行扫描。

（4）第 4 步：分析 MVCT 图像（图 7-25）。注：目测可见小孔精度不低于 1.6 mm，即可清晰看清第三条线对。

2. 低对比度分辨率

（1）第 1 步：使用厂家提供的 Cheese Phantom 模体，插入不同密度的测试插棒进行低对比度分辨率检测，图 7-26 显示了其不同密度插棒的摆放位置。

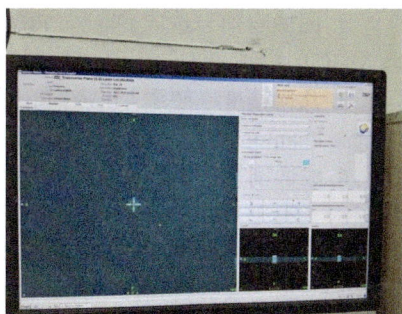

图 7-25　圆柱形模体高对比度孔对
测试插棒 MVCT 显示实例

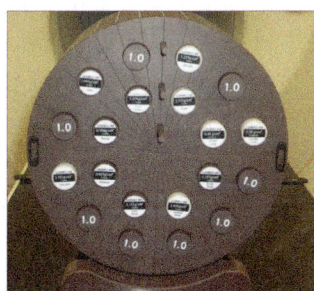

图 7-26　MVCT 图像低对比度
分辨率检测示意图

（2）第 2 步：同上一检测项目，执行扫描。

（3）第 3 步：通过调整窗宽窗位，要求目测能看到所有的密度插棒。

3. 图像均匀性

（1）第 1 步：Cheese Phantom 模体摆位，选取扫描均匀层面的一层 MVCT 图像。

（2）第 2 步：调整窗宽窗位，分别在图像靠近模体边缘的上下、左右方向和图像中心选取直径为 1 cm 的感兴趣区域，读取 5 个感兴趣区域的像素平均值和标准偏差。注：要求最大像素值与最小像素值之差小于 25 HU。

4. 图像噪声　选取 Cheese Phantom 模体均匀密度区域中边长为 15 cm 的正方形区域，扫描获取 MVCT 图像，测量出该区域的 CT 值与标准差。

5. 几何精度　使用 Cheese Phantom 进行图像几何精度测试。调整窗宽窗位，测量 MVCT 图像 Cheese Phantom 的直径和长度，将其测量值与标准值进行比较。要求几何精度误差小于 1 mm。

6. 成像剂量

（1）第 1 步：Cheese Phantom 摆位，绿激光灯对准模体水平中线，分别将 A1SL 电离室置入模体中心及周边（0°、90°、270°、180°），连接静电计。

（2）第 2 步：打开静电计，预热，参数设置，同前。

（3）第 3 步：执行"ZZZ_Tansverse Plan（X-Z）Laser Localization"计划，选择中间 7 层，Fine 模式下执行扫描；或选择螺距为 1.0、2.0 和 3.0 三种模式进行扫描，扫描长度设置为 108 mm、156 mm 和 204 mm。

（4）第 4 步：静电计读数，将其输入表格 MVCT image dose verification，测量 MVCT 图像的多层扫描平均剂量。注：结果应小于 3 cGy。

四、年　检

TOMO QA 年检的项目和要求请参考表 7-1，与日检、周检、月检重复的项目，本小节不再重复。

（一）射线质（百分深度剂量，PDD）

1. 工具　水箱，二维扫描臂，扫描臂控制盒及连接线，静电计及电离室（A1SL 及 A17），两条电缆，装有 TEMS 电脑，转接头，水平仪。

2. 步骤

（1）第 1 步：设置 TOMO 机架角度固定为 0°，如图 7-27 所示放置水箱至治疗床上，安装二维扫描臂；用连接线将水箱、控制盒和电脑三者连起。固定连接线。

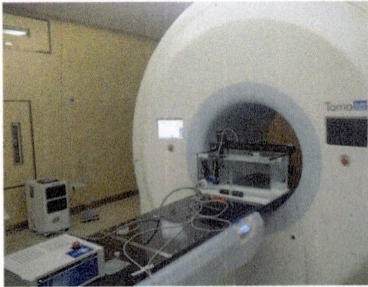

图 7-27　射线质 QA 推荐水箱摆位方式

（2）第 2 步：水箱加水（参考水箱壁上的刻度，推荐用直尺测量水深），静电计预热，核实扫描臂限位开关及控制盒急停按钮是否正常，同时安装标配水平仪至电离室托架上。

（3）第 3 步：进床 70cm，在孔径内调水面高度 SSD=85cm，利用标配水平仪和数字水平仪调扫描臂水平；退床 70cm，拆下标配水平仪，安装 A1SL 电离室，沿 X 轴方向固定 A17 参考电离室在水箱底座的凹槽中，固定电离室线缆。

（4）第 4 步：调整水箱及电离室位置，将 A1SL 电离室的有效测量体积放置在虚拟等中心处；移动探针到有效测量点，Vertical Pos 中输入 +1.2，点击 Move → Set Origin。

（5）第 5 步：在 TEMS 软件中，设置 Type 为 PDD Profile（采集标准 PDD 曲线）或 Serpentine PDD Profile（采集"蛇形"PDD 曲线），Orientation 设为 Longitudinal（SPDD），点击 Defaults。

（6）第 6 步：执行计划"Static_FW50mm_40CentralLeavesOpen_Profile"，射线出束，等待约 10s 后点击 TEMS 软件上 Reading 的 Run；数据采集完成后，点击控制盒 STOP，钥匙扳回 Program，数据保存。

（7）第 7 步：重复第 6 步，分别执行计划"Static_FW25mm_40CentralLeavesOpen_Profile"和"Static_FW10mm_40CentralLeavesOpen_Profile"，采集不同射野宽度下的曲线数据并保存；至此，FW50mm、FW25mm 和 FW10mm 数据采集完成。

（8）第 8 步：PDD 数据分析。

1）Analyze → Translate PDD；

2）在参考数据曲线上任意一点按 Ctrl+ 左键，建立一个识别点；

3）Analyze → Normalize By Channel 或 Normalize Data（水箱表面下 1.5cm 深度处的归一），数据保存。

（9）第9步：将测得数据与标准水箱数据进行比对。注：与金标相比，gamma 分析不大于 1。

（二）射野横向截面剂量分布

（1）第1步：水箱摆位等操作同"（一）射线质（百分深度剂量，PDD）"中的第 1～4 步。

（2）第2步：TEMS 软件中设置 Type 为"Quick Scan"，设置 Orientation 为"Transverse（NPDD）"，单击 Defaults，可适当调小 Total Distance 的数据，如 480mm；Depth 设置为 15mm（即测量水箱表面下 1.5cm 深度处的横向截面剂量分布曲线）。注：除了 15mm 深度外，年检还需测量 50mm、100mm、150mm、200mm 4 个深度下的 Profile 曲线。

（3）第3步：执行计划"Static_FW50_AllLeavesOpen_Profile"，出束约 10s 后，点击 Run；数据采集完成后，点击控制盒 STOP，钥匙扳回 Program，保存数据。

（4）第4步：重复第3步，分别采集射野宽度为 2.5 cm（简记为 FW25，射野大小为（2.5×64）cm^2）、1.0 cm（简记为 FW10，射野大小为（1.0×64）cm^2）的横断面曲线。

（5）第5步：数据处理

1）参考数据曲线上按 Ctrl+ 左键建立一个识别点；

2）Analyze → Normalize By Channel 或 Normalize Data 数据归一。

注：如果有不同深度的测量数据，为了确保数据的一致性，推荐移动所有深度的曲线到射野中心的 FW25%，方法如下：

1）在原始数据上按 CTRL+ 左键创建一个识别点；

2）Analyze → Shift on % Max，弹出窗口中输入 25。

（6）第6步：分析并确定剂量分布曲线的对称性。注：横向截面剂量分布曲线的对称性偏差应在 ±3.0% 内。

（三）射野纵向截面剂量分布

（1）第1步：水箱摆位如图 7-28 所示；其他连接、加水等操作同"（一）射线质（百分深度剂量，PDD）"。

（2）第2步：TEMS 软件中设置 Type 为"Quick Scan"，设置 Orientation 为"Longitudinal（SPDD）"，适当调小 Total Scan Distance 数据，Depth 设置为 15mm（即测量水箱表面下 1.5cm 深度处的纵向截面剂量分布曲线）。

（3）第3步：执行计划"Static_FW10mm_40CentralLea vesOpen_Profile"，运行程序，出束约 10s 后，点击 Run；数据采集完成后，点击控制盒 STOP，钥匙扳回 Program，保存数据。

（4）第4步：重复第3步，分别采集射野宽度 2.5cm（FW 25，射野大小为（2.5×40）cm^2）和 5.0cm（FW50，射野大小为（5.0×40）cm^2）下的纵向截面剂量分布曲线。

（5）第5步：数据处理。

1）参考数据曲线上按 CTRL+ 左键建立一个识别点；

2）Analyze → Normalize By Channel 或 Normalize Data，数据归一并保存。

注：如果有不同深度的测量数据，为了确保数据的一致性，推荐移动所有深度的曲线到射野中心的 full-width 50%，方法如下：

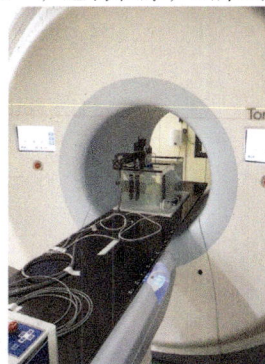

图 7-28 水箱测量纵向截面剂量分布

1）在原始数据上按 Ctrl+ 左键创建一个识别点；

2）Analyze → Shift on % Max，弹出窗口中输入 50。

（6）第 6 步：将纵向曲线（longitudinal profiles）与标准水箱数据进行比对。注：纵向截面剂量分布曲线的半高宽与计划的照射野宽度的偏差应在 ±1.0 mm 内，对称性偏差应在 ±3.0% 内。

（四）MLC 横向偏移

（1）第 1 步：胶片摆位（图 7-29），背向 5 cm 散射层，上面 5 cm 建层，绿激光灯摆位，将其设置在机架等中心平面，即源轴距（SAD）为 85cm。

（2）第 2 步：执行图 7-30 计划 "ZZZ_GAF_MLC COR-MultiFragment"，在机架角度为 0°、32 ～ 33 和 27 ～ 28 叶片打开时照射一次；在机架角度为 180°、只打开 27 ～ 28 叶片时再照射一次，胶片照射后得到图 7-31 所示的图像。

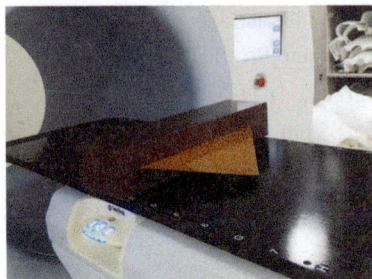
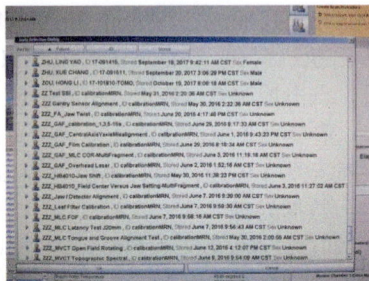

图 7-29　MLC 横向偏移胶片摆位　　　　图 7-30　计划选择

（3）第 3 步：分析上图，先调平，再旋转 90°，Tools → MLC Center/Gantry Tool，点框，确定中间照射野的中心点和两侧照射野的中心点。注：两侧照射野中心点与中间照射野中心点的距离偏差应在 ±1.5mm 内。

（五）次级准直器 Y 轴方向偏移

1. 目的　使用 A17 电离室进行铅门在 Y 轴方向偏移的测试

（1）第 1 步：摆位，如图 7-32 放置 A17 电离室至治疗床上，绿激光灯摆位。

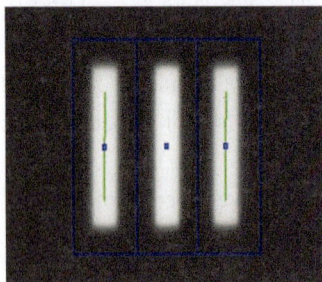
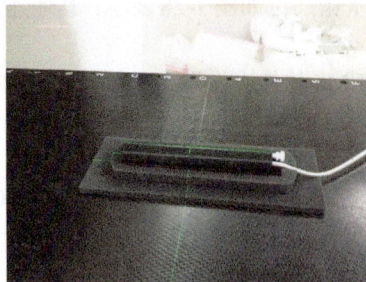

图 7-31　多叶准直器横向偏移　　　图 7-32　铅门在 Y 轴方向的偏移
　　　　　测试的胶片图像　　　　　　　　　　QA 时摆位

（2）第 2 步：打开静电计，预热，静电计加偏压 +300V 及其他相关参数设置（同前）。

（3）第 3 步：执行 "ZZZ_HB4010-Jaw Shift" 计划：设置 Y 轴方向铅门宽度为 2 mm，分别在 Y 轴方向 24mm、20 mm、15 mm、10 mm、5 mm、0 mm、–5 mm、–10 mm、–15 mm、–20 mm、–24 mm 进行照射，出束结束。

（4）第 4 步：静电计分别读数并将其填入相应表格中；各个位置的电离室读数为离轴函数，用抛物线拟合数据，源的位置为抛物线的峰值。注：抛物线插值得到的测量中心与放射源中心的插值应小于 0.3 mm。

2. 目的　铅门在 Y 轴方向与机架旋转平面的偏移

（1）第1步：机架设置为0°时将胶片置于矩形固体水模体中（图7-33）。

（2）第2步：在虚拟等中心下方23 cm处进行（40×1）cm² 中心轴左侧的多叶光栅准直器全部打开的照射；再将机架旋转至180°，预设条件不变对胶片进行第二次照射。

（3）第3步：通过扫描仪进行胶片扫描，应用TIFT软件（厂家提供）进行图像分析。注：机架等中心处两个射野中轴的距离应不大于0.5 mm。

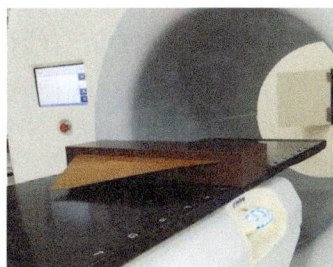

图7-33 铅门在Y轴方向与机架旋转平面的偏移QA时摆位

（六）治疗射野中心（准直器对称性）

（1）第1步：垂直于射野中心轴在源轴距为85 cm处放置一张大胶片，建层厚度为1～2cm，背向扫描2～5 cm。

（2）第2步：执行"ZZZ_HB4010_Field Center Versus Jaw Setting-MultiFragment"计划。该计划设置如下两个照射条件照射胶片：准直器2.5 cm时，序号为11～18、29～36和47～54的叶片打开；准直器5 cm时，序号为2～9、20～28、38～45和56～63的叶片打开。出束结束后，得到如图7-34所示的胶片。

（3）第3步：对照射后的胶片进行分析，采用TIFT软件（厂家提供）分析。注：次级准直器在Y轴方向剖面中心的距离应不大于0.5 mm。

（七）床移动和机架旋转同步性

（1）第1步：沿Y方向（即纵向）放置EDR2胶片，下面加5 cm背向散射（5 cm平板固体水模体），上面加2 cm建层（2 cm平板固体水模体）（图7-35）。

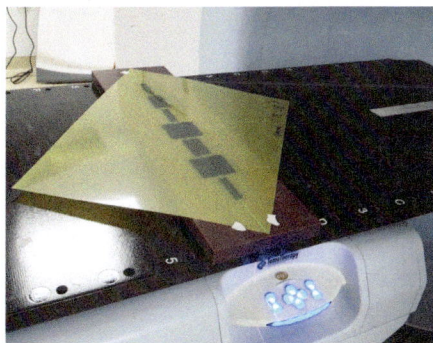

图7-34 治疗射野中心QA所得胶片实例

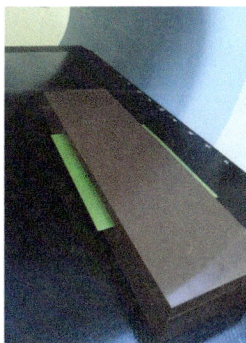

图7-35 机架旋转和床移动同步性QA时摆位方式

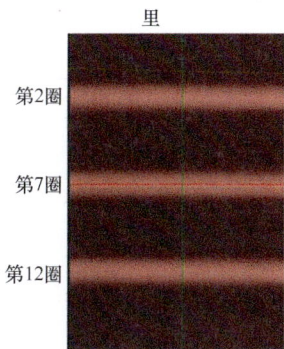

图7-36 床移动和机架旋转同步性胶片影像

（2）第2步：沿Y方向移动床，使得绿激光灯十字交叉位于胶片上半部分（靠近机架一端）；调整床高度，使胶片位于等中心位置+。

（3）第3步：执行"ZZZ_TG148 Synchrony Tests"计划（该计划在第2、7和12圈中机架为270°～90°时打开所有叶片），点击Ready按钮，自动进床70 cm，射野（1×40）cm²、机架旋转周期10 s、床移动速度0.5 mm/s条件下，束流照射250 s。

（4）第4步：胶片照射后形成如图7-36所示的图像，在胶片右上角标记方向性，方便扫描。

（5）第5步：利用扫描仪分析胶片相邻照射野中心之间的距离。若机架和床同步且床速正确，则该距离应为5.0 cm。注：测量距离与设定的床移动距离的偏差应在±1.0mm内。

（八）MVCT 值与线性

CT 值与线性的 QA 使用厂商提供的各个密度插棒进行测量。调整窗宽和窗位，用边长为 2 cm 的正方形感兴趣区域读取各个密度插棒的像素值和标准差，对应所有密度插棒的 CT 值拟合 IVDT 曲线。

参 考 文 献

[1] 马林，王连元，周桂霞 . Tomotherapy 肿瘤断层放射治疗 . 成都：四川出版集团·四川科学技术出版社，2010.

[2] 徐寿平，王连元，戴相昆，等 . 螺旋断层放疗系统原理及其应用 . 医疗卫生装备，2008，29（12）：100-102.

[3] Sen A，West M K. Commissioning experience and quality assurance of helical tomotherapy machines. J. Med. Phys., 2009, 34（4）：194-199.

[4] Sterzing F，Hauswald H，Uhl M，et al. Spinal cord sparing reirradiation with helical tomotherapy. Cancer, 2010, 116（16）：3961-3968.

[5] 魏继楼，王若雨 . 螺旋断层放射治疗临床应用进展 . 实用医学杂志，2013，29（1）：15-17.

[6] 螺旋断层治疗装置质量控制检测规范（WS 531—2017）. 中华人民共和国卫生行业标准，2017.

[7] Langen K M，Papanikolaou N，Balog J，et al. AAPM Task Group 148. QA for helical tomotherapy Report of the AAPM Task Group 148. Med. Phys., 2010, 37（9）：4817-4853.

第八章　射波刀的质控流程

第一节　射波刀发展历史简介

立体定位射波手术平台（cyberknife system for stereotactic radiosurgery/radiotherapy）简称"射波刀"（cyberknife），是最早被美国 FDA 认可可以做全身立体定向放射外科的设备[1]。

1987 年，美国斯坦福（Stanford）大学神经外科医生 John R. Adler 提出影像引导无框架立体定向放射外科（image-guided frameless stereotactic radiosurgery）的概念。1990 年，Adler 成立 Accuray 公司。1992 年，Adler 与同事研制出最原始的射波刀。1995 年生产首台样机并在 Stanford 大学医学中心试用。1999 年，射波刀获美国 FDA 正式批准开始用于治疗脑转移瘤；2001 年通过放射外科治疗全身肿瘤的整机 FDA 认证，成为全球第一台可以治疗全身肿瘤的放射外科治疗设备。

2005 年 3 月射波刀在美国 Phoenix 医疗设备大会上赢得了最具前景新产品奖，被刊载为高科技医疗产品先锋，并被世界经济论坛评为"全球科技先驱"项目。数年来，射波刀控制系统、Multiplan 剂量计划系统、同步呼吸追踪系统（即 Synchrony）及肺部追踪系统，（即 Xsight Lung）等的研发与进一步升级，使射波刀的临床治疗日臻完善，进入一个崭新时代（图 8-1）[2]。

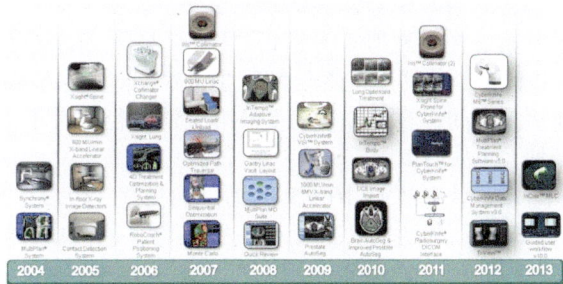

图 8-1　射波刀产品升级趋势

射波刀都得到的权威认证：

1999 年，美国 FDA 准许 Cyberknife System 用于头部及颅底肿瘤的治疗；

2001 年，美国 FDA 510（K）全身使用认证（证号 K011024），用于全身肿瘤治疗；

2001 年，韩国和中国台湾批准 Cyberknife System 用于头部及颈部肿瘤的治疗；

2002 年，美国 FDA 510（K）运动追踪认证（证号 K020294）；

2002 年，欧洲 CE 认证（证号 HD 60006713 0001），批准用于身体任何部位肿瘤治疗；

2003 年，美国 FDA 510（K）SMDA1990 及 21CFR（证号 K032345）；

2003 年，欧洲 TüV 安全认证（证号 SY 60006712 0001）；

2003 年，韩国批准 Cyberknife System 用于身体任何部位肿瘤治疗；

2003 年，中国医疗器械注册证，国药管械（进）2003 第 3320327 号（更）；

2004 年，美国 FDA 准许 Synchrony 呼吸追踪系统治疗患者；

2005 年，美国 FDA 准许 Xsight Spine 追踪系统治疗患者；

2006 年，美国 FDA 准许 Xsight Lung 追踪系统和 4D 治疗优化与计划系统系统治疗患者；

2006 年，中国医疗器械注册证，国食药监械（进）2006 第 3310554 号；

2008 年，日本批准 Cyberknife System 用于身体任何部位肿瘤的治疗；

……

目前，国内已装有射波刀近 30 台，涵盖了 G3、G4、VSI、M6，下面是各种型号的射波刀：

第三代射波刀手动更换准直器，约 1200 个射束方向，剂量率 400，影像探测器与地面成 45°（图 8-2）[3]。

第四代射波刀（图 8-3）：G4 与 G3 系统的机械人手臂在外观上无明显变化，型号 Kuka210

升级为 Kuka240，重复精度由 0.24mm 提升为 0.12mm。机械人手臂有 6 个活动关节，由计算机自动控制，但在不同半径球面上形成节点数量不相同，G4 系统有 160 个节点，较 G3 系统增加约 60 个节点，入射方向从 1200 个（G3）增加到 1920 个，并且每个节点入射角度较前灵活，也具备在不出束的节点上不再停留。G4 机械人手臂旋转范围较 G3 增加约 30° 的角度，即一侧增加 15°。G4 系统节点数量的增加、入射角度灵活提高及机械臂旋转范围的增加，使得治疗空间更加开阔，可以由下方往上方照射，增加了许多射线角度，使得剂量分布更均匀，适形度更好，计划更完美，同时也减少了治疗总时间 [4]。

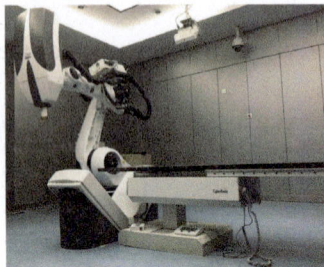

图 8-2　第三代射波刀 G3　　　图 8-3　第四代射波刀 G4

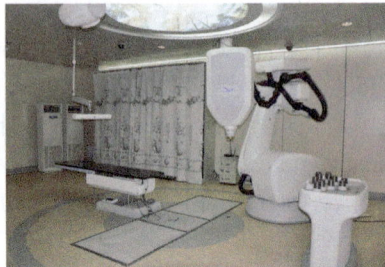

　　第五代射波刀（图 8-4）目前有七台，配置可变孔径的准直器（Iris），其孔径在计算机控制下进行调整，可变孔径准直器通过多个准直器将多个路径集合并为一个路径集，缩短了治疗时间。在治疗期间，它可以自动变换准直器孔径的大小，因此可变孔径准直器可在每个加速器位置提供多种大小的射束 [5]。

　　第六代射波刀（图 8-5）目前国内只有一台没有 MLC 的 M6，新型号提升了硬件设计及软件配套，机械臂活动幅度较以往大，可为患者提供更快及更精准的放射治疗过程。

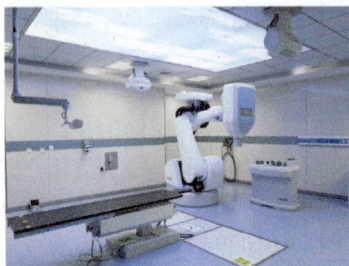

图 8-4　第五代射波刀 VSI　　　图 8-5　第六代射波刀 M6

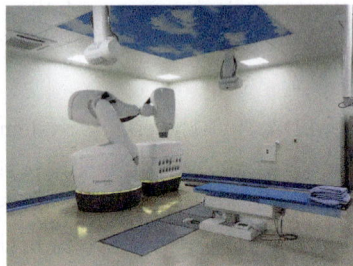

第二节　射波刀技术特点

　　射波刀（图 8-6）是一种先进的立体定向放射治疗装置，是将直线加速器小型化以后安装在机器人控制臂上，利用机器人手臂的全向投照能力对肿瘤进行精准的、非共面的、多中心的实时追踪式放射治疗系统。

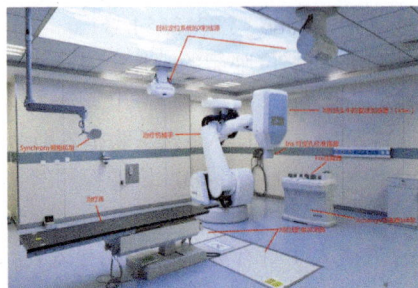

图 8-6　射波刀系统的主要组件和子系统，图中为第五代射波刀（Cyberknife VSI）

主要结构组成：直线加速器（即 Linac）和控制系统；机器人平台系统（治疗机械手 Robot）；靶区定位系统（TLS）（X 射线成像系统）；追踪系统；治疗床；控制系统；治疗计划系统；数据库系统。

射波刀具有以下特点：

射波刀最大的特点来源于机器人应用平台，MV 级的加速器安装在机器人手臂上，非常灵活，在整个全面全向空间内可以有多达 3000 个入射角度选择，实现非共面、非等中心治疗，其路径集如图 8-7 ～图 8-9 所示。

配置	1Path_Head	ShortPath_Head	Even_Paths_Head	三叉
落地式、镜子、RoboCouch 座椅载置、膝盖抬起	130	69	130	113
落地式、镜子、RoboCouch 座椅载置、膝盖平放	133	69	133	115
落地式、常规、RoboCouch 座椅载置、膝盖抬起	127	69	127	115
落地式、常规	130	69	130	116
45°照相机支架、镜子	119	62	119	101
45°照相机支架、常规	119	62	119	106

图 8-7　头部路径集内节点

配置	1Path_Body	ShortPath_Body	Even_Paths_Body
落地式、镜子、RoboCouch 座椅载置、膝盖平放	109	60	109
落地式、镜子、RoboCouch 座椅载置、膝盖抬起	71	42	71
落地式、镜子、常规 RoboCouch 座椅载置、膝盖平放	114	62	114
落地式、镜子、常规 RoboCouch 座椅载置、膝盖平放	109	57	109
落地式、镜子、常规 RoboCouch 座椅载置、膝盖抬起	74	41	74
落地式、常规	117	62	117
45°照相机支架、镜子	107	58	107
45°照相机支架、常规	106	58	106

图 8-8　体部路径节点（非前列腺专用）

配置	Prostate	Prostate InTempo	Prostate short	Prostate InTempo short	Reduced Prostate
落地式、镜子、RoboCouch 座椅载置、膝盖平放	104	70	58	41	22
落地式、镜子、RoboCouch 座椅载置、膝盖抬起	67	49	40	30	14
落地式、常规、RoboCouch 座椅载置、膝盖平放	109	71	60	43	21
落地式、常规、RoboCouch 座椅载置、膝盖抬起	108	72	57	42	21
落地式、常规	117	52	59		14
45°照相机支架、镜子	114	73	60	45	23
45°照相机支架、常规	102	66	56		23
45°照相机支架、常规	103	66	56		23

图 8-9　前列腺专用路径集内节点

具有实时的影像引导、追踪系统（如影随形的肿瘤追踪技术）。射波刀正交的两套 X 射线成像系统，技师可根据情况调整采集图像信息的时间间隔，实现了实时成像功能，机器人的追踪性能非常优异，除了三轴修正外，还可以进行旋转、偏转和倾斜的修正，实现智能六维实时修正，做到如影随形的追踪照射。系统组件及原理如图 8-10 所示。

射波刀系统有 5 种追踪方式：颅骨追踪（6D skull）、脊柱追踪（Xsight spine）、金标追踪（Fiducial）、同步呼吸追踪（synchrony）、肺部追踪（Xsinght lung）。

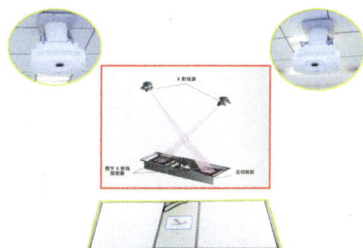

图 8-10　靶区定位系统，包括 2 个 X 射线源和发生器，2 个数字 X 射线探测器（影像增强版），实时提供治疗中患者的位置信息

颅骨追踪通过确定和匹配颅骨的骨骼特征，计算实时 X 射线影像与参考 DRR 影像之间的偏移来工作。

脊柱追踪通过患者脊柱的骨性结构计算的位移来工作。

金标追踪依赖于目标体积和金标配置之间的固定关系，使用金标提取算法分析 DRR 和实时 X 射线影像确定金标位置来追踪目标。

同步呼吸追踪用于监视患者呼吸，并调整 LINAC 位置，以便与肿瘤同步运动。

肺部追踪通过直接探测追踪肺部肿瘤，实时调整 LINAC 的位置，以便与肿瘤同步运动。

如图 8-11 和图 8-12 所示，呼吸追踪所用组件及原理。

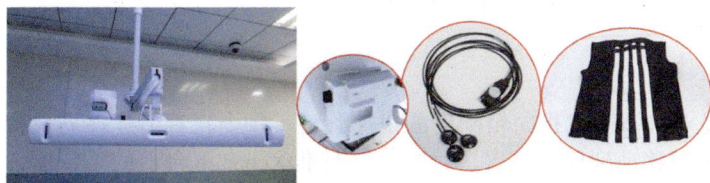

图 8-11　Synchrony 呼吸跟踪系统：Synchrony 照相机组、Synchrony 接口模块、Synchrony 跟踪标记、Synchrony 跟踪背心

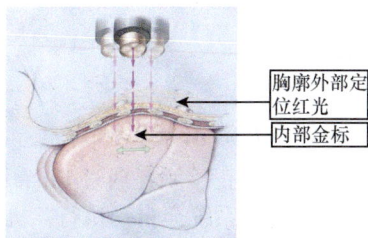

胸廓外部定位红光
内部金标

图 8-12　Synchrony 呼吸追踪原理
通过体内金标建立内坐标系，通过发光二极管信号监视呼吸，多次采集信息，确定相关性，建立呼吸模型以实现追踪

另外，除自动辨认更换的准直器外，Cyberknife VSI 还增加了可变孔径准直器，机器人在路径运动中即可切换准直器，减少重复路径，大大节省时间，Xchange 准直器台如图 8-13 所示。

综上，射波刀系统能够提供更多的入射角度选择，实现最好的均匀性和适形度，使对正常组织的伤害最小化，定位精度和重复精度都达到了亚毫米级水平（图 8-14），精确度高，提高单次剂量，能更有效地控制肿瘤。这些是传统加速器无法比拟的，优势性明显。

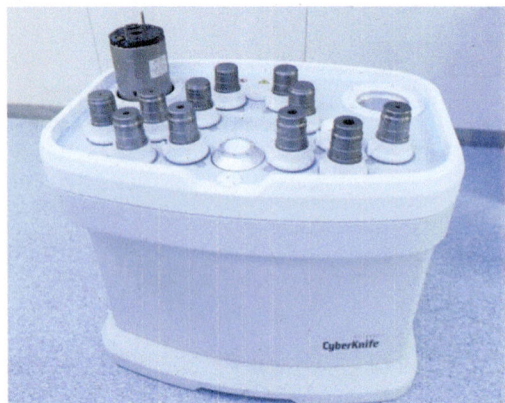

图 8-13　Xchange 准直器台（B 型）同时支持固
　　　　定孔径准直器和可变孔径准直器

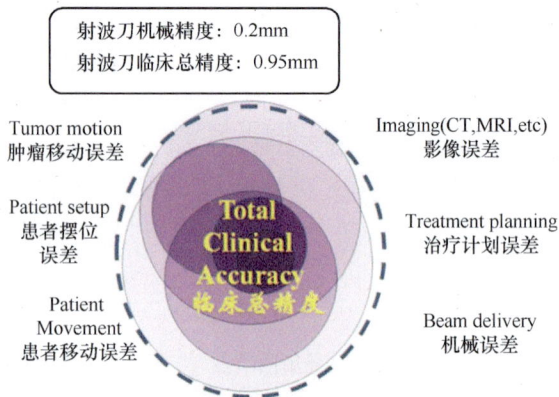

图 8-14　射波刀误差分析

第三节　射波刀 QA 项目及流程

为了减少使用 Cyberknife 行放射治疗示的固有风险，必须制定并实施测量和维护系统性能的 QA 流程，以保证系统的长时间运行以及安全的治疗输出。目前，Cyberknife 的质控项目基本根据 Accuray 公司推荐的物理手册（依据 TG135 协议制定、补充）执行[6]。

每日 QA 测试：安全联锁检查；系统状态检查；激光调正检查；X 射线球管预热；LINAC 输出稳定性检查；自动质量保证（AQA）测试。

每月 QA 测试：治疗床位置检查；LINAC 激光和辐射重合检查；影像系统调正检查；IRIS QA；端到端（E2E）测试；射束参数检查；剂量输出验证。

季度 QA 测试：TLS 跟踪和相应的治疗床移动检测。

年度 QA 测试要求：每日、每月、每季度执行趋势评估，以确定是否符合规范；对于 E2E 测试，重新扫描 CT 图像序列，制定新的计划并执行验证；验证并记录搭配 Cyberknife 使用的 CT 扫描仪的 CT 几何精度；重新收集部分或全部射束数据来抽查射束数据，来验证 MultiPlan 系统中数据的稳定性。

一、射波刀日 QA

（一）激光调正检查

激光调正检查是通过 Linac 激光对机器手臂指向精度的快速验证。每个患者治疗计划执行路径之前，系统会自动执行。机器手臂移动到检查位置，将激光灯对准 Xchange 台上的传感器，根据传感器读数计算强度值并与校准值比较。若在标准值的 80% 以内，则通过。

激光调正检查程序的步骤如图 8-15、图 8-16、图 8-17 所示。

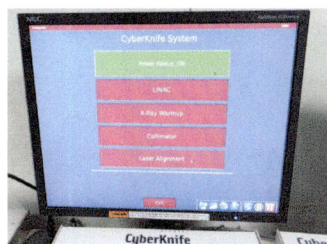

图 8-15 登录"Physics"模块，选择"Laser Alignment"按钮

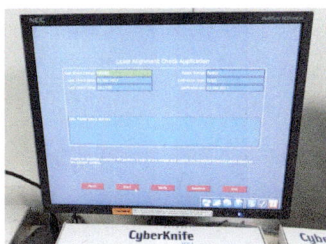

图 8-16 Laser Alignment Check Application 窗口，点击 Start 按钮开始

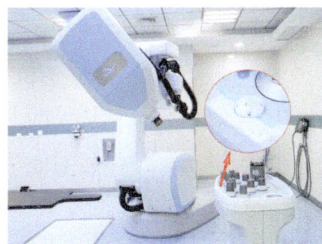

图 8-17 激光灯对准 Xchange 台上的传感器

（二）LINAC 输出稳定性检查

LINAC 输出稳定性检查需每日执行将检查所得的值与已确定的基线值进行比较。确保其位于一定的容差范围内。如果环境发生巨大变化，甚至可能需要全天额外检查。

LINAC 输出稳定性检测需要的工具，如图 8-18、图 8-19 所示。

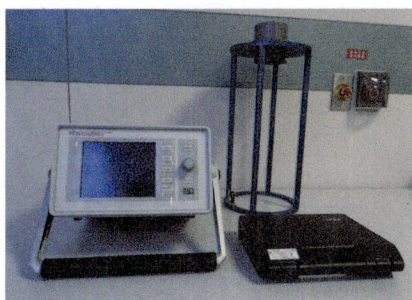

图 8-18 鸟笼组件、带有 6MV 建成帽的 Farmer 电离室、治疗水平电离室剂量计 （PTW Unidos^{webline}）

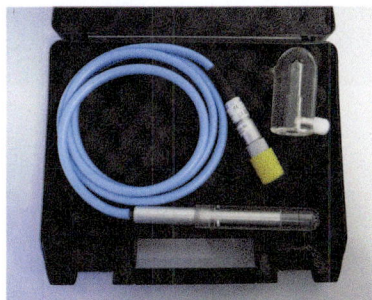

图 8-19 TW30013 电离室及 6MV 建成帽

每日清晨开机预热之后，进入机房，安装鸟笼组件（图 8-20），连接电离室（图 8-21、图 8-22），看气压温度值。

回到控制室，开剂量仪，检查 / 设置剂量仪设置（图 8-23 ～图 8-26），设本底（图 8-27），准备测量。

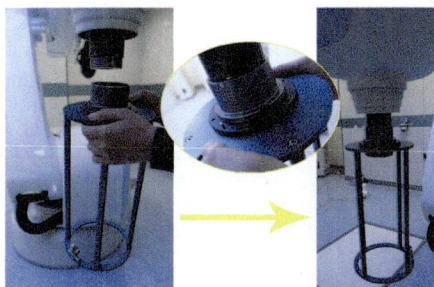

图 8-20 确定 Collimator 为 60，将鸟笼安装到机头上

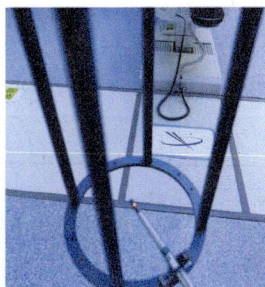

图 8-21 将电离室装在鸟笼电离室固定支架上，借助激光灯找准位置

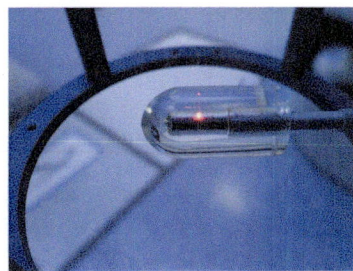

图 8-22 安装建成帽后，再次确认位置

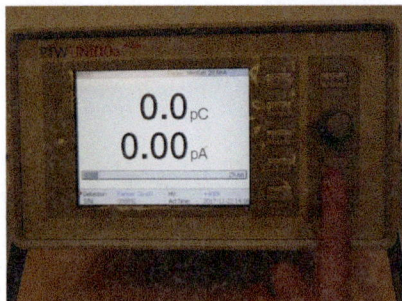

图 8-23　摁 "setup" 键，在选择菜单中选择 "Select detector" 来选择所用电离室

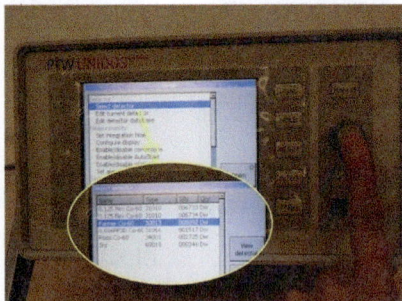

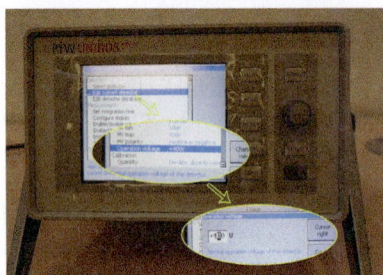

图 8-24　编辑电离室信息操作

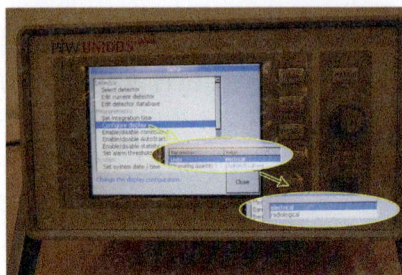

图 8-25　"Configure display" 菜单下 "Units" 设为 electial

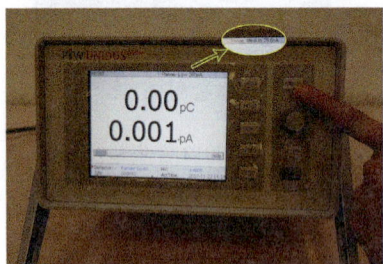

图 8-26　摁 "RANGE" 键，将模式切换到 "Medium"

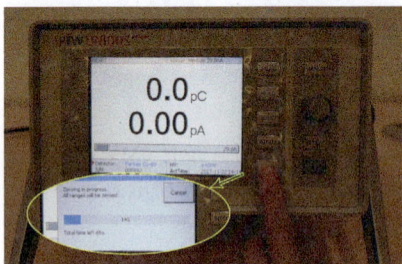

图 8-27　摁 "ZERO" 键设本底

注意：此剂量仪须开机静置 5 分钟后可设置本底。

到控制台，点 "Physics" 模块登录用户进入系统，选择 "LINAC" 下 "Calibration Check" 窗口，上高压后 Desired MU 输入 200，开始测量（图 8-28、图 8-29）。待出束结束，剂量仪读数稳定后，记录结果并重复测量（图 8-30），退出操作界面，关闭剂量仪。

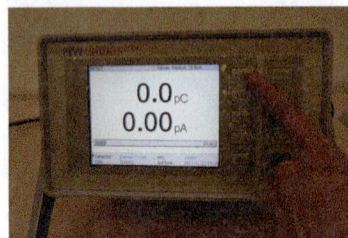

图 8-28　先摁剂量仪 "MEAS" 键开始（注：若机器上高压后剂量仪有读数，可先摁 "RESET"）

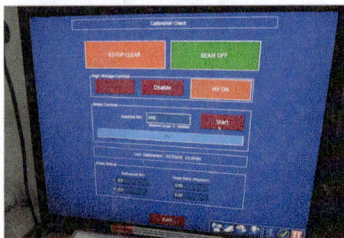

图 8-29　控制台刚才界面点击 "Start" 按钮，开始出束

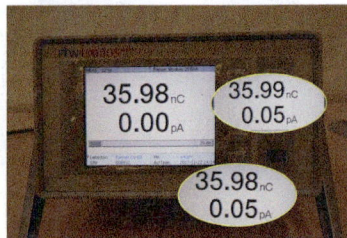

图 8-30　记录测量结果，并多次测量取平均值

在执行绝对输出剂量校准之后，立即执行上述过程，填入 Excel 工作表格中，并录为基线值（图 8-31）。现将本次测量数据填入已做好的表格，对比结果（图 8-32）。

J2			fx	=I2*D2*5.428					
A	B	C	D	E	F	G	H	I	J
日期	温度	气压	Ctp	输出量 (mu)	读数1（电量）	读数2（电量）	读数3（电量）	平均值	cGy
	21	1023	0.99949	200	36.3	36.3	36.3	36.3	196.9358

图 8-31　Baseline 数据

| 2017/11/19 | 22 | 1029 | 0.997041 | 200 | 35.98 | 35.99 | 35.98 | 35.985 | 194.7487 | -1.11% |

图 8-32　输入已做 Baseline 的表格中，对比相对稳定性

Baseline 制定所用协议主要公式：$D = M_Q * N_{D.W} * K_Q$

$$= M * K_{T.P} * K_{elec} * K_{pol} * K_s * N_{D.W} * K_Q$$

$$= M * K_{T.P} * K_{elec} * K_{pol} * K_s * N_{D.W} * K_Q /TPR$$

（三）自动质量保证（AQA）测试

每天执行自动质量保证（AQA）测试以检查机器臂和成像系统的可靠性。

所需设备材料如下图 8-33 所示：

将 2 张 EBT3 标记好方向，装入 AQA 模体中，注意胶片方向，使胶片缺口处与模体上标记对应一致，装配好模体，并卡紧塑料臂（图 8-34）。

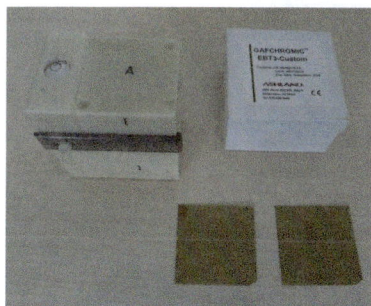

图 8-33　AQA 测试用模体及胶片

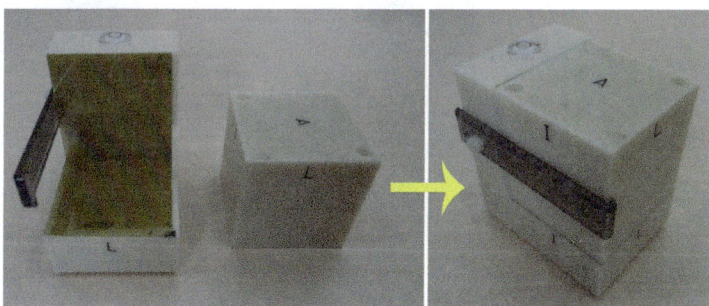

图 8-34　装配 AQA 模体

在控制台，选择"Phantom"模块登录，打开 AQA 测试计划，并核对计划信息：将"Date Ok"前的方框选定，点"Ok"键。

进入机房摆位：尽量保证模体与床的 y 轴平行并左右居中，升治疗床位置使模体中心位置处于与摄影中心处，可借助于激光灯辅助（图 8-35）。

回到操作台，关闭铅门，将"Patient size"选为"Small"，拍照时间间隔设置到 150s，点击"Acquire"采集照片（图 8-36）。根据计算出的校正数据，移动位置进行修正，再次拍片验证……直到所有位置修正达标（图 8-37），单击"Start"开始执行计划。

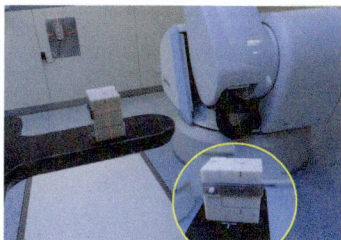

图 8-35　定位 AQA 模体

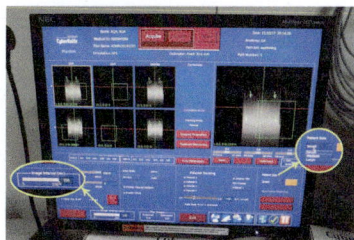

图 8-36　设置条件，并拍摄采集照片

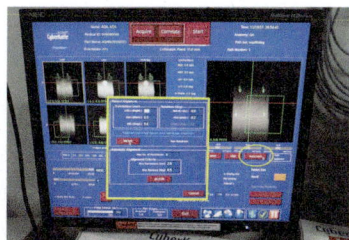

图 8-37　精确修正摆位误差直至达标

注意事项：由于模体中心要处于摄影中心处而其体积较小，故需要升床较高，系统会提示可能超出安全区。但其实 AQA 测试只执行垂直与水平两个方向的射束，且模体足够小，按要求摆位后，可安全执行。提示对话框点击"Yes"继续，如图 8-38 所示。

AQA 计划执行中，2 射束机器臂位置如图 8-39 所示。

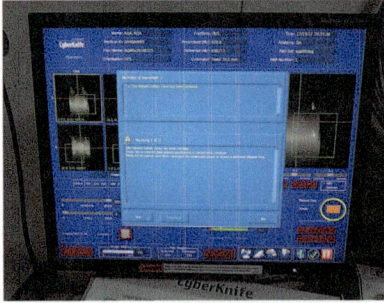

图 8-38　系统提示处理，继续执行　　　图 8-39　治疗中：水平与垂直两方向的射束

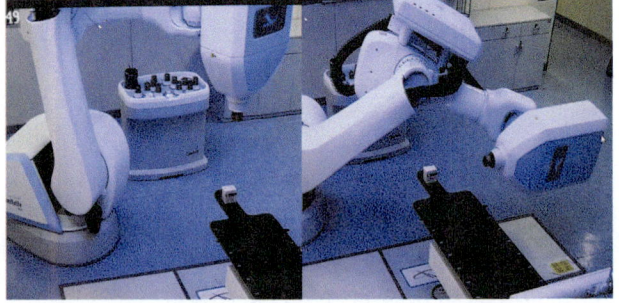

结束后退出系统，取回模体，取出胶片，启动扫描仪，分别把胶片放在塑料模板上摆正扫描，且每次重复相同的方向（图 8-40）。

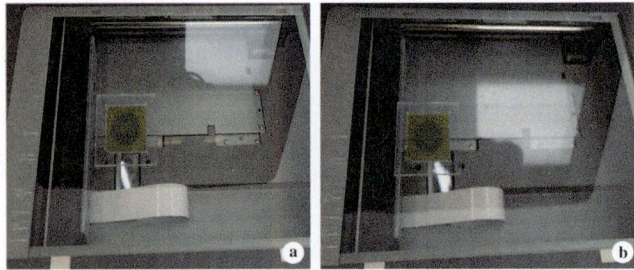

图 8-40　扫描仪胶片放置

运行扫描仪软件，先预览生成预览图像；再在右侧预览框内选取扫描框范围，注意紧切胶片边缘；开始扫描；命名并选择 ".TIF" 保存格式；点击"确定键"执行（图 8-41），扫描结果如图 8-42 所示。

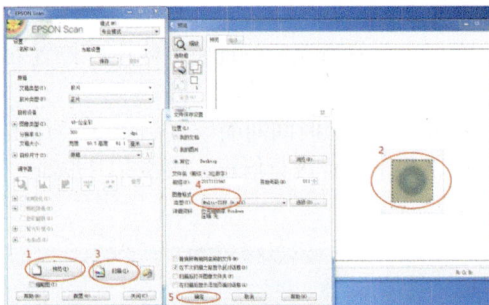

图 8-41　扫描步骤及扫描仪模式参数设置　　　图 8-42　扫描结果

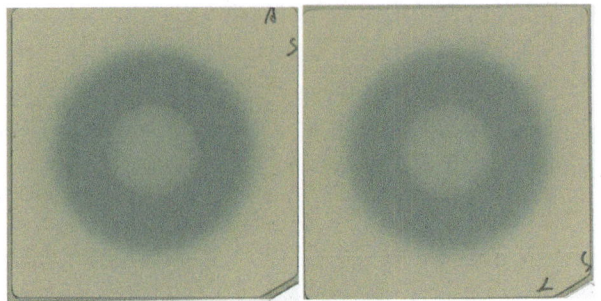

启动 AQA 分析软件，点击"Settings"菜单，分别对日期和影像分辨率进行设置（图 8-43），选择存储路径，分别打开已扫描好的胶片（图 8-44）。

根据软件的设定，按要求处理图像（图 8-45）

点击"Process"按钮，开始影像处理得到结果（一般 Radial Error 小于 0.95mm）（图 8-46），打印结果，并存档（图 8-47）。

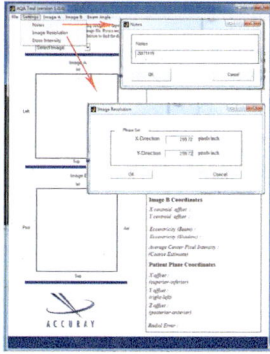

图 8-43 AQA 分析软件设置

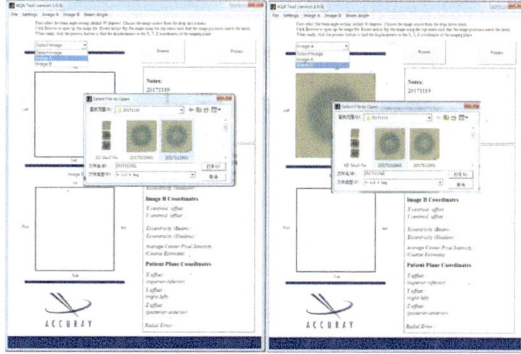

图 8-44 在软件打开已扫描好的影像

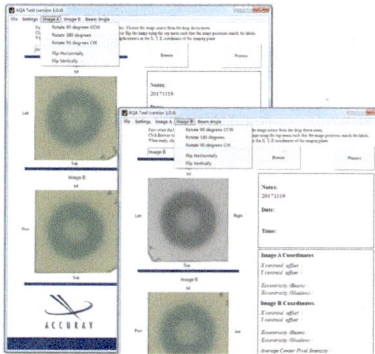

图 8-45 按照设定要求翻转、旋转影像　　图 8-46 分析处理结果　　图 8-47 打印，存档

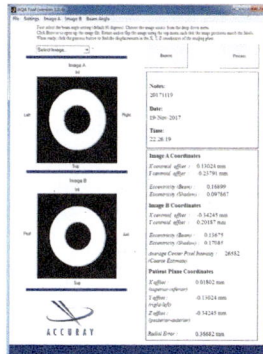

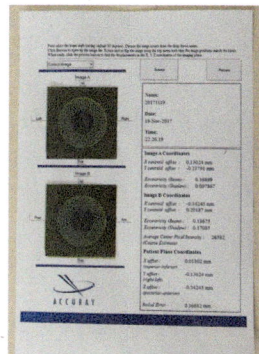

二、射波刀月 QA

（一）LINAC 激光和辐射重合检查

射波刀激光灯是从机头垂直打下来的一个点，在 QA 时也需要检查激光灯的位置：在 SSD=800mm 与 SSD=1600mm 位置进行分别打胶片验证，剂量输出 600MU，使用 Image J 胶片分析软件分析胶片灰度中心与标记的激光点位置的偏差，要求在 SSD=800mm，偏差＜1mm；SSD=1600mm，偏差＜2mm。

所需工具如下图 8-48 所示。

选择固定准直器或者 Iris 准直器 60，将鸟笼安装到机头，安放好胶片固定装置基座板，放好胶片并标记激光点。具体步骤如图 8-49～图 8-52 所示。

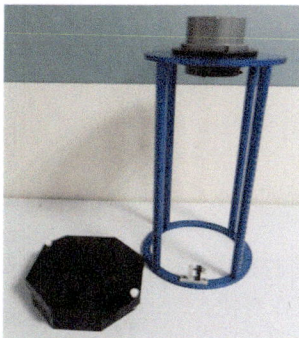

图 8-48　鸟笼组件、Iris QA 胶片安装固定装置基座板　　图 8-49　鸟笼安装到机头，并将胶片固定装置基座板拧到鸟笼底环上　　图 8-50　安放好胶片

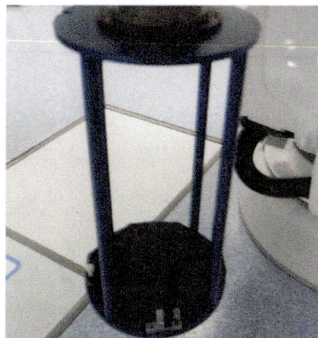

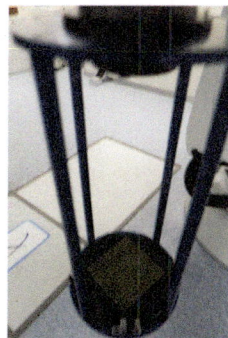

回到控制室，以 600MU 辐射胶片，如图 8-53 所示。

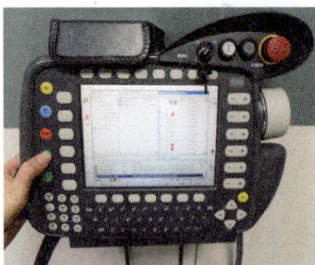

图 8-51　用机器手臂控制器打开激光灯　　图 8-52　用记号笔笔记好激光灯点　　图 8-53　Physics 模式下，选择 LINAC 模块，用"Calibration Check"窗口出束 600MU

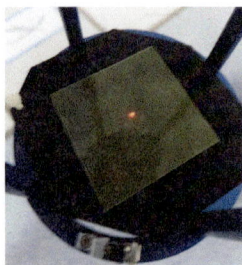

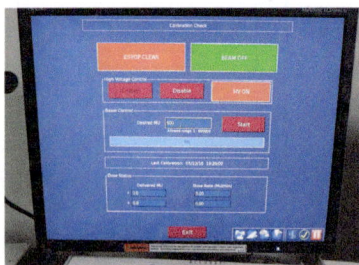

结束后进入机房，取胶片。执行 SSD=1600mm 位置的检查（图 8-54）：将胶片固定装置基座板放于地面上，降低机器人手臂 Z 轴，测量鸟笼 80cm 刻度处与胶片固定装置表面距离为 80cm 时，取下鸟笼，安放胶片并标记号。

照射结束后扫描胶片，运行 Image J 胶片分析软件，打开胶片，并设置单位（图 8-55、图 8-56）。

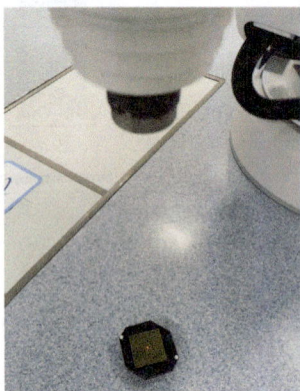

图 8-54　SSD=1600mm，标记胶片上激光灯点　　图 8-55　Analyze 菜单下 Set Scale 按钮，设置单位

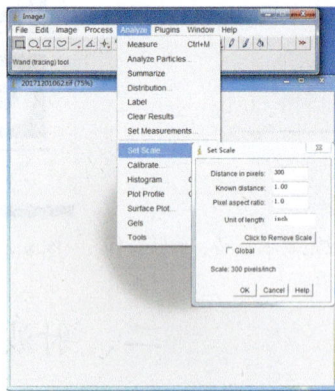

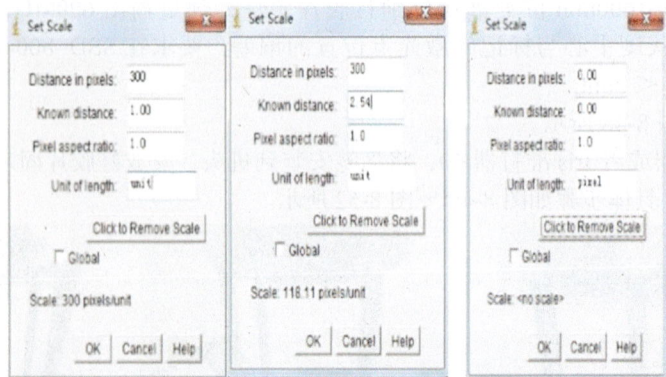

图 8-56　设置单位分别为 cm、inch 与 pixel（1inch=300pixel=2.54cm）

鼠标放在激光灯标记点，记录下激光灯坐标（图 8-57）。裁剪胶片，选择一个适合裁剪大小（图 8-58），调整阈值级别（图 8-59），测量质心坐标（图 8-60）以作对比。

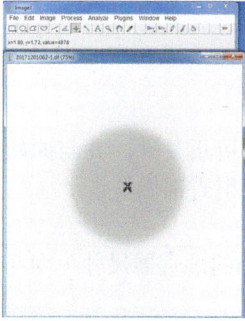

图 8-57 鼠标放在激光灯标记点，记录下激光灯坐标：X=1.80，Y=1.73

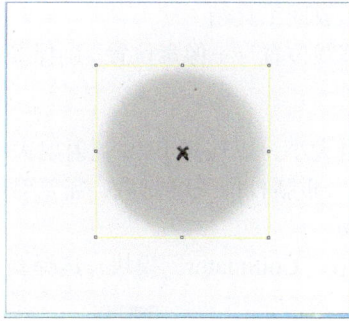

图 8-58 裁剪胶片，确保包含半高宽（FHWM）

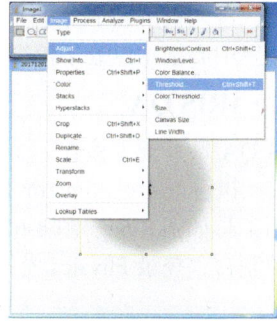

图 8-59 Image 菜单中选 Adjust 按钮 Threshold 命令到 Black&White 以调整阈值级别，使背景为白色，圆圈为黑色，尺寸与选择框正方形的尺寸大致相同

（二）影像系统调正检查

影像系统调正检查示为了检查成像系统的机械定位，保证系统的按规范执行。特别在治疗室内维护时，或照相机支架、X 射线源有可能发生大幅度移动时需要做这项检查。

所用工具如图 8-61 所示。

进入机房，将等中心柱连接到照相机支架（图 8-62、图 8-63）。

回到控制台，打开一个计划，拍照获取影像，设置条件如图 8-64，选中 A（B）板的图像，读取并记录结果（图 8-65）。

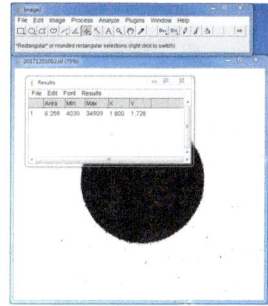

图 8-60 Analyze 菜单中选 Measure，分析结果

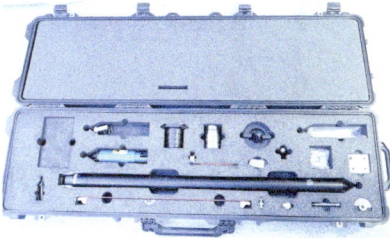

图 8-61 等中心柱及其工具箱

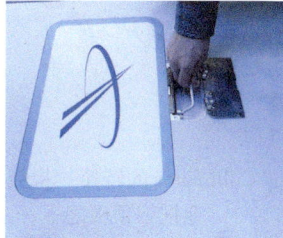

图 8-62 打开地面上的覆板，露出照相机架

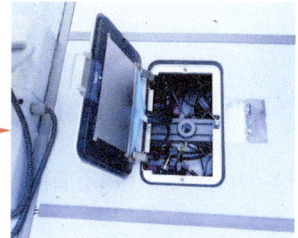

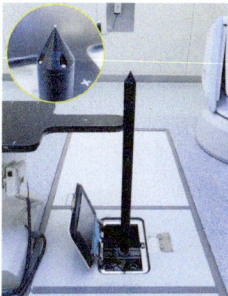

图 8-63 将等中心柱连接到照相机支架上（拧紧）

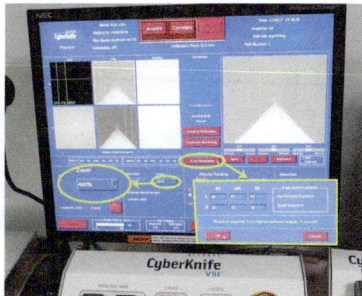

图 8-64 摄影条件设置

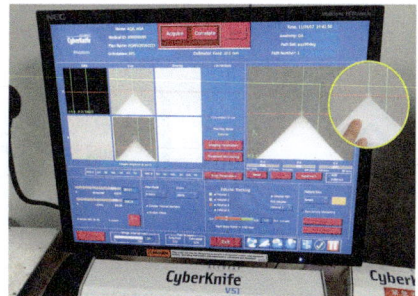

图 8-65 读取结果

退出，进入机房去下等中心柱，放回工具箱。

验证等中心指示点处于校准的基线位置 ±1 像素位置。确保等中心指示点在中心 1mm 范围内。

（三）IRIS QA

IRIS QA 每月至少检查一个射野大小，以检查 IRIS 辐射射束场的可重复性。并与原始的扫描进行比较。执行 Iris Collimator 升级、重新校准或维修后，需要对所有射野都做。

所用工具如图 8-66、图 8-67 所示

在控制台，登录 Physics 模式，在 "Collimator" 模块，选择要检测的准直器尺寸（图 8-68）。

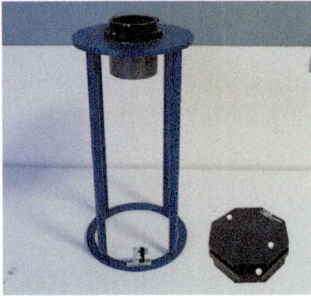

图 8-66　鸟笼组件、Iris QA 胶片安装固定装置

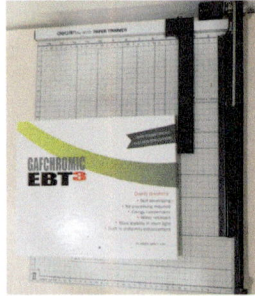

图 8-67　胶片及胶片切割机

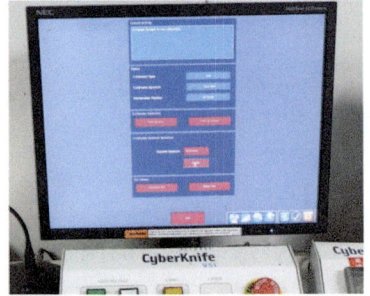

图 8-68　选择准直器尺寸后点 "Apply" 确认切换

进入机房，机器臂处于 Perch 位时，将鸟笼安装到机头，如图 8-69、图 8-70。

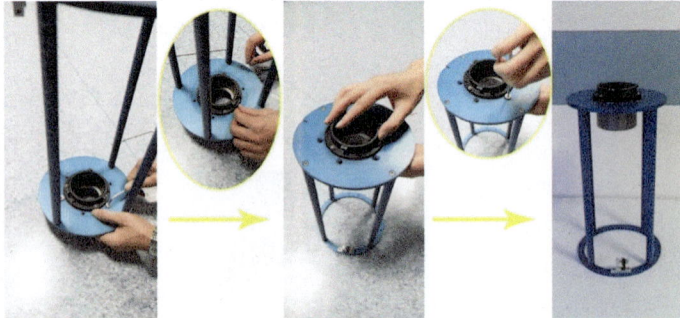

图 8-69　鸟笼用于固定准直器到面向 Iris Collimator 的转换：将翻转附件法兰翻转，3 个搭扣端倒置连接到鸟笼框架顶板之下

将胶片安装固定装置安装到鸟笼组件上，安放胶片，如图 8-71 ～图 8-73 所示。

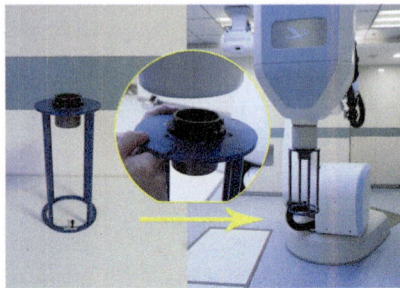

图 8-70　将鸟笼组件安装在 Iris Collimator 辅助外壳的末端

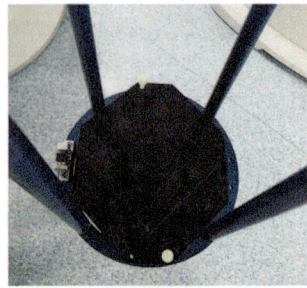

图 8-71　将基座板拧入到鸟笼底环上

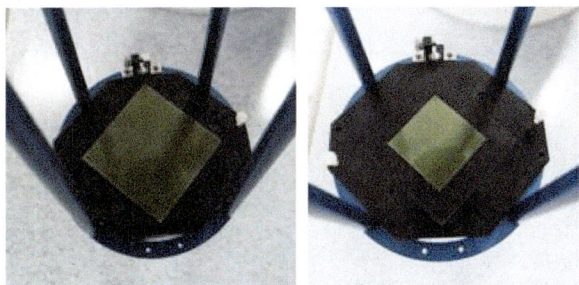

图 8-72 安放胶片 注：不同尺寸：（4×4）in² 与（2×2）in²

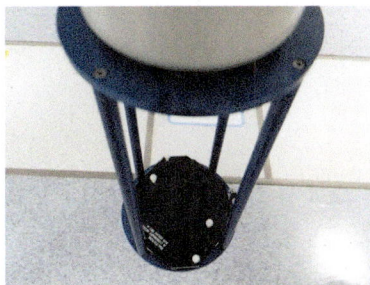

图 8-73 将增建板放置在基座板的顶部，并用螺钉固定

回到控制台，在 Physics 模式下，用"Calibration Check"窗口用 600MU 辐射胶片，进机房取出胶片，等待至少 15 分钟（时间尽量与执行基线 Iris QA 测量时一样），扫描该胶片（图 8-73）。

启动 Iris QA 软件，确认 / 输入参数值（图 8-75），导入扫描结果（图 8-76），运行分析（图 8-77）。

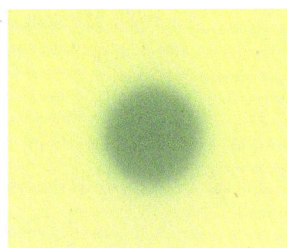

图 8-74 胶片扫描文件

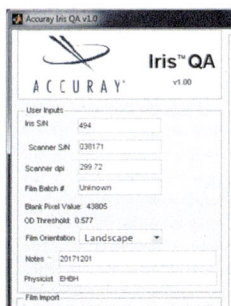

图 8-75 Iris S/N 文本框中输入 Iris 序列号；Scanner S/N 文本框输入扫描仪序列号；Scanner dpi 文本框输入扫描仪 dpi 值；Film Orientation 下拉表中选胶片方向（扫描方向必须保持不变）

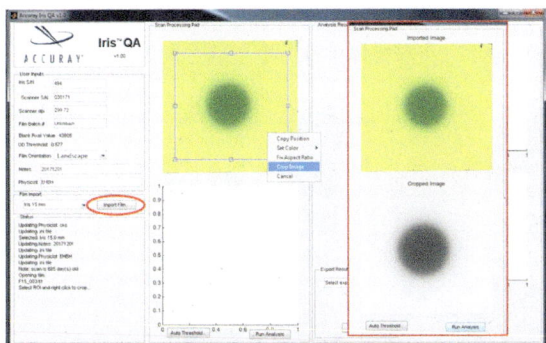

图 8-76 Film Import 下拉菜单中选 Iris 大小并点"Import Film"按钮导入胶片右键单击选择 crop Image 以选择感兴趣区域（排除胶片边缘和标记）

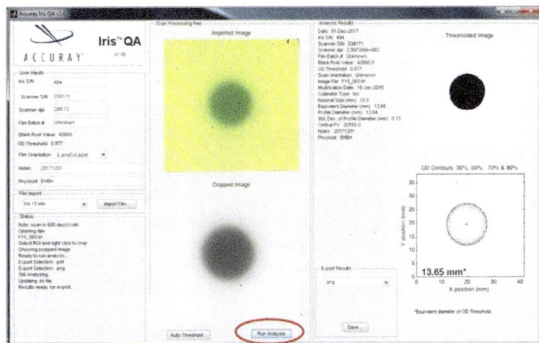

图 8-77 点 Run Analysis 按钮运行分析

保存报告以便参考并评估趋势。

（四）端到端（E2E）测试

端到端（E2E）测试旨在验证 Cyberknife 在治疗计划和计划输出的所有阶段的几何打靶精度验证。胶片将记录剂量分布信息，并通过专用软件进行分析。每种追踪方式至少每月执行一次。标准为：< 0.95mm。

1. 端到端（E2E）测试之颅骨追踪（6D Skull） 端到端（E2E）测试之颅骨追踪（6D Skull）的端到端（E2E）测试所需设备材料如图 8-78 所示，第二代球方及 CK BCII 胶片（图 8-79）。

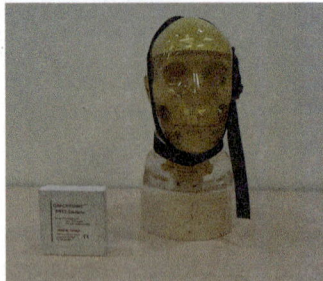

图 8-78　6D Skull 的 E2E 测试所用
模体"Lucy"（包括球方）及胶片

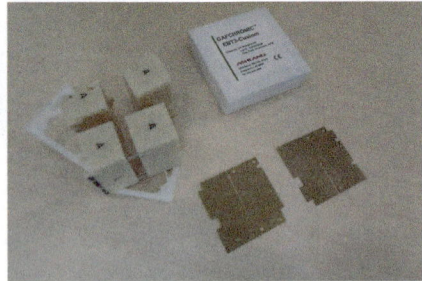

图 8-79　第二代球方及所用胶片

将胶片对准方向拼接，装入球方，将胶片的配准孔推入定位销，合上球方（图 8-80），将球方嵌入模体中，注意球方与前 - 下边缘上止动销的方向（图 8-81），将模体组装好，并绑好固定带，卡好卡子后在拉紧固定带，以确保整个模体的稳定（图 8-81）。

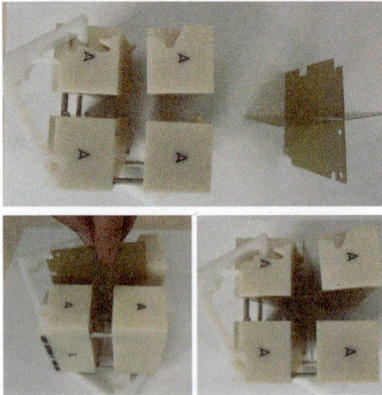

图 8-80　将胶片拼接、装入球方

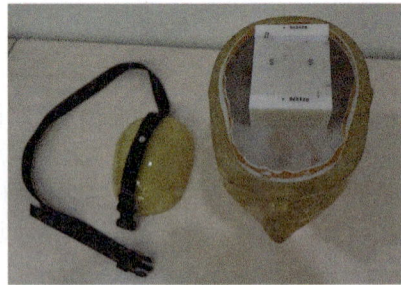

图 8-81　头部模体中球方的正确方向

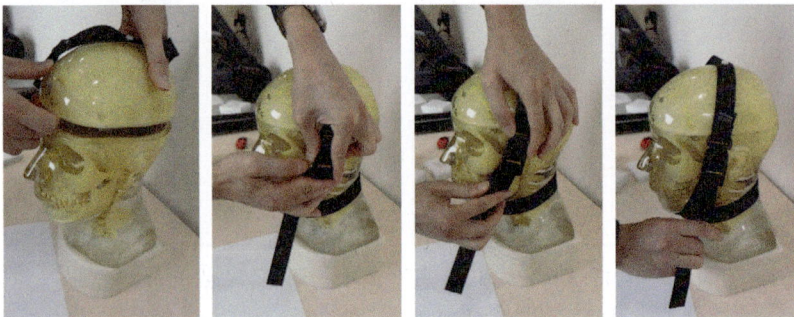

图 8-82　组装好模体

注意事项：避免用有污渍的手触碰胶片，仅捏住胶片边缘，且不宜用力过猛！

到控制台，点击"Phantom"模块登录，按步骤打开 6D Skull 的计划，进入机房摆位：尽量保证模体的与治疗床平行且左右居中（可借助于卡条辅助），升治疗床位置使模体头部位于摄影中心处，如图 8-83 所示。

回到操作台，关闭铅门，将"Patient size"选为"Small"，拍照时间间隔设置到150s，单击"Acquire"按钮采集实时图像信息（图8-84），根据计算出的校正数据，进行摆位修正，使所有校正数据达标，执行计划，执行中状态如图8-85所示。

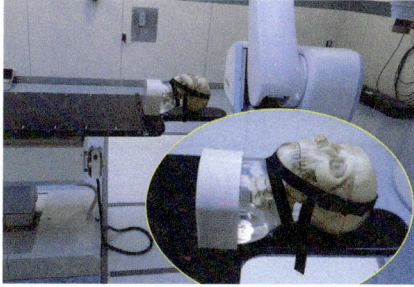

图 8-83　摆位头颈部模体

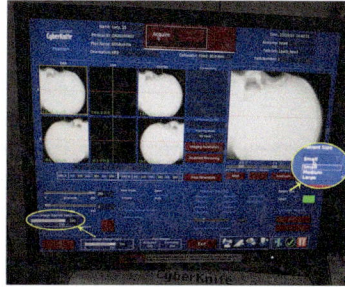

图 8-84　设置条件，并拍摄采集实时图像信息

结束后进机房取出模体，打开球方取出胶片，启动扫描仪，取一张未曝光过的同型号胶片作为参考胶片（图8-86）。

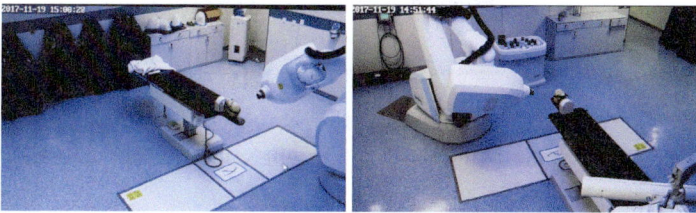

图 8-85　治疗中状态

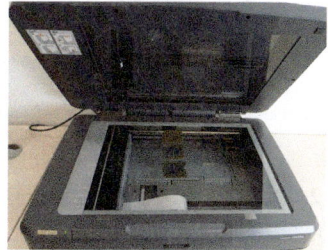

图 8-86　胶片中间留一定空隙依次排列，两张使用过的胶片缺口相对，尽量保证侧边对齐

运行扫描仪软件，设置扫描仪模式及参数（图8-87），扫描胶片（图8-88）。

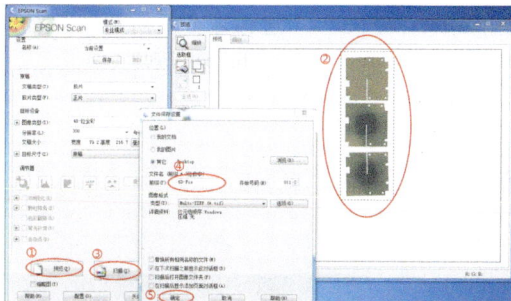

图 8-87　①单击"预览"生成预览图像；②选取框同时包围三张胶片，注意胶片边缘各留有一定空白；③单击"扫描"；④命名并选择".TIF"保存格式；⑤点击"确定键"执行

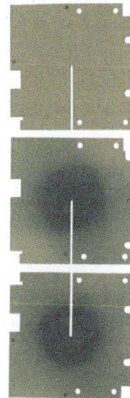

图 8-88　扫描结果

启动 E2E 分析软件，点击左上角"File"，单击"New Reference Information"，弹出对话框，输入相应信息，单击"OK"按钮保存；单击"Open 3 Films"，按路径找到扫描的图像，选中后单击"打开"按钮导入图像（图8-89），根据软件的设定，按要求分别定义、处理图像（图8-90）。

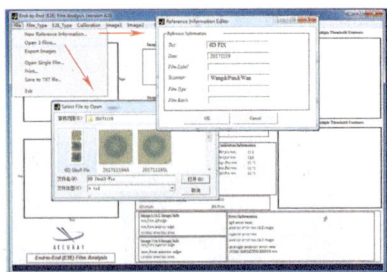

图 8-89　运行 E2E 分析软件，设置并打开所要分析的文件

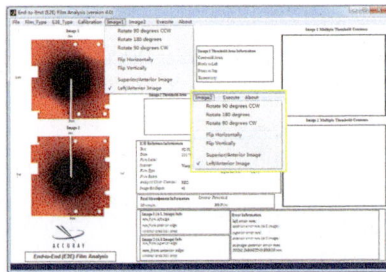

图 8-90　按照设定要求定义、翻转、旋转影像

菜单栏上"Execute"按钮，单击下拉菜单中的"Once"开始影像处理得到结果，（一般 TOTAL TARGETING ERROR 小于 0.95mm）（图 8-91），打印结果，并存档（8-92）。

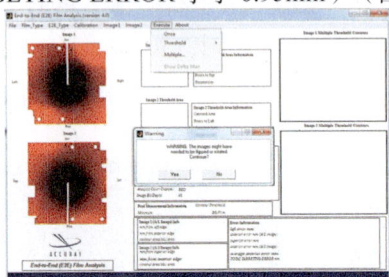

图 8-91　开始分析处理

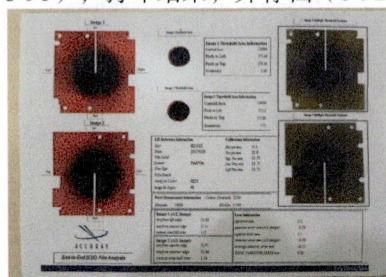

图 8-92　打印结果，存档

2. 端到端（E2E）测试之脊柱追踪（Xsight Spine）　脊柱追踪（Xsight Spine）的端到端（E2E）测试所需设备材料如图 8-93、图 8-94 所示。

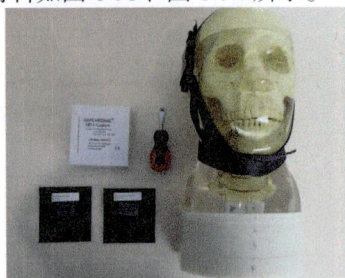

图 8-93　XST 的 E2E 测试用模体"Lucy"（包括迷你球方）及胶片

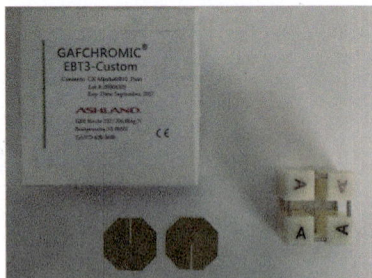

图 8-94　迷你球方及所用胶片 CK Miniball 胶片

强头颈部模体拆开（图 8-95），取出迷你球方（图 8-96），

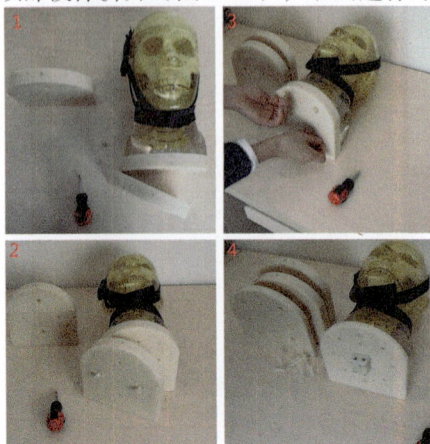

图 8-95　先将头颈部模体拆开

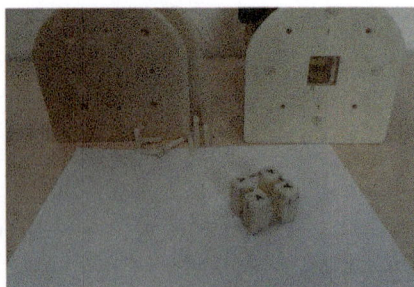

图 8-96　取出迷你球方

将胶片对准方向拼接,装入球方(图8-97),再将迷你球方嵌入模体中(图8-98),并组装好模体。

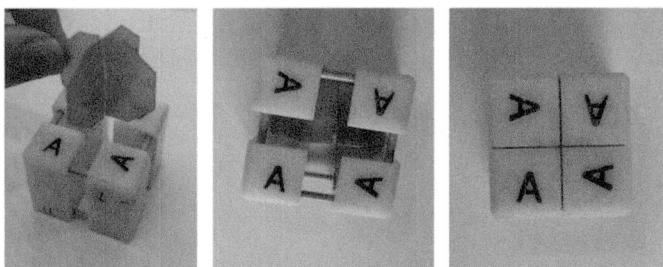

图8-97　将胶片拼接、装入球方

摆位、执行、扫描、分析的步骤与前类似,打印结果,并存档。

3. 端到端(E2E)测试之金标追踪(Fiducial)　金标追踪(Fiducial)的端到端(E2E)测试所需设备材料如图8-99所示。

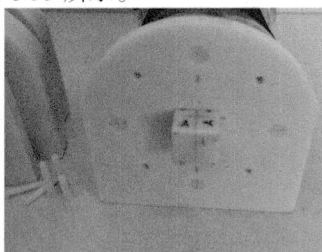

图8-98　头颈部模体中迷你球方的正确方向

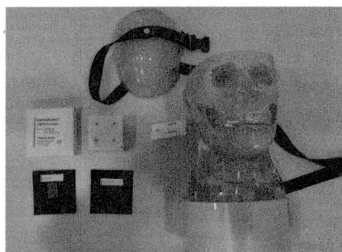

图8-99　Fiducial 的 E2E 测试所用模体"Lucy"(含球方)及胶片

所用工具与颅骨追踪一样,执行计划过程同前。

★ 4. 端到端(E2E)测试之同步呼吸追踪(Synchrony)　同步呼吸追踪(Synchrony)的端到端(E2E)测试所需设备材料如图8-100、图8-101所示。

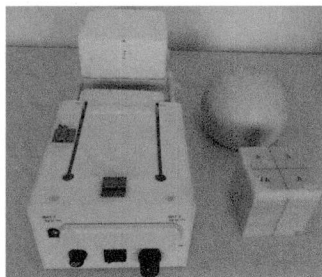

图8-100　Synchrony 的 E2E 测试所用 Synchrony 运动追踪 QA 工具、球方、圆顶

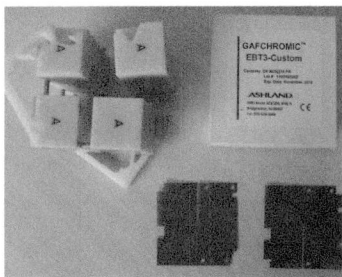

图8-101　第二代球方及所用胶片

将胶片拼接装入球方(图8-102),将球方插入圆顶内,放到模体运动平台的泡沫板上,使模体位于正确的解剖结构方向——前部朝上(图8-103)。

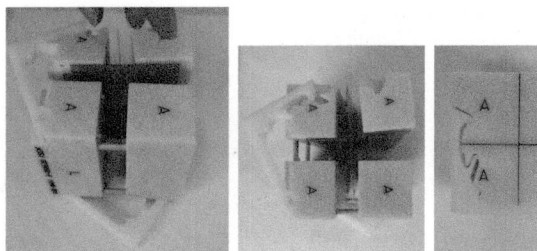

图8-102　将胶片拼接、装入球方

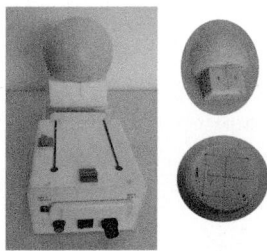

图8-103　球方入圆顶,对准方向置于运动模体上

进入机房摆位：球方在运动模体及泡沫块上摆正，尽量保证模体与治疗床平行，并左右居中，升治疗床至球方到达摄影中心处，取出 Synchrony 跟踪标记（发光二极管（LED））插入治疗床头下面的 Synchrony 接口模块（图 8-104、图 8-105），将跟踪标识按照顺序贴在 LED 平台上（图 8-106）。

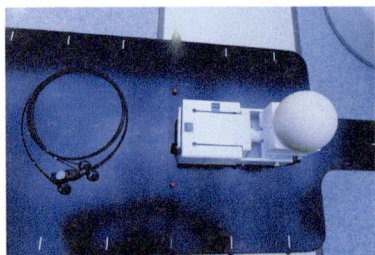

图 8-104　摆位升床至所需位置，取出 Synchrony 跟踪标记(发光二极管(LED))

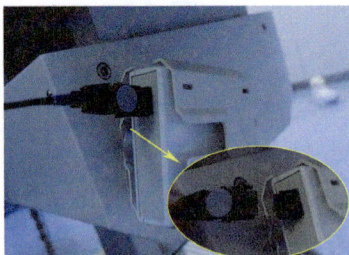

图 8-105　将跟踪标识插入治疗床头下面的接口模块

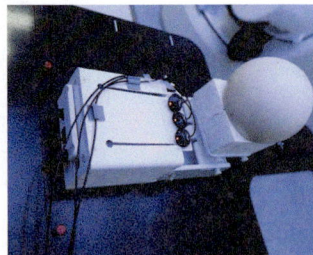

图 8-106　跟踪标识按照 1，2，3（光纤光缆上有标记）顺序贴在 LED 平台上

打开 Synchrony 运动追踪 QA 工具开关（图 8-107），再次调整进出床，使圆顶（球方）中心的运动轨迹中心点尽量处于摄影中心（激光灯横线处）（图 8-108）；到治疗床尾，调整照相机组的位置角度，使它与跟踪标识 LED 成一条直线，3 个探测器至少有 2 个可以探测到 LED（可以通过 LED 的极快速闪烁来确认）（图 8-109）。

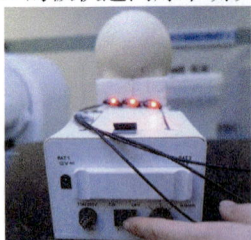

图 8-107　打开 Synchrony 运动追踪 QA 工具开关

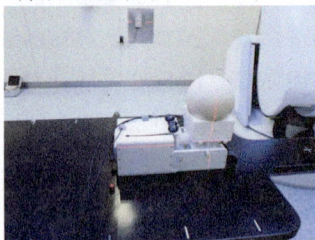

图 8-108　调整床位置，使运动中的球方中心尽量处于的摄影中心处

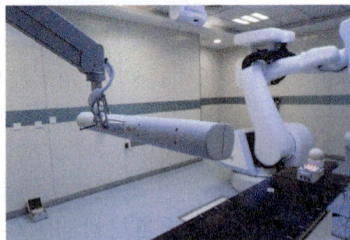

图 8-109　调整照相机组位置、角度使其能探测到 LED

回到操作台，打开计划，设置好参数，摆位修正使所有校正数据达标，然后开始建模：直接点 "Acquire" 按钮，多次拍照采集全各相位信息直接建模；或者利用 "Modeling" 模块主动采集各相位点（图 8-110～图 8-113）。

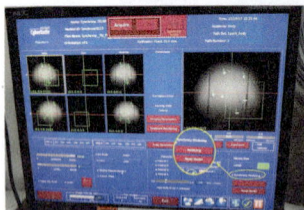

图 8-110　"Synchrony Modeling" 前的方框内点对勾选中，激活 "Modeling" 按钮

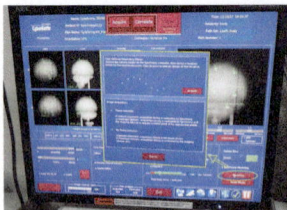

图 8-111　点 "Modeling" 按钮，在正弦波上选中一个点，点中，点击 "Acquire" 按钮

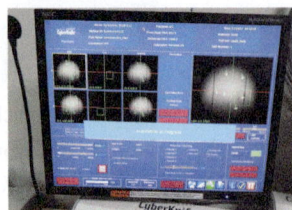

图 8-112　自动采集信息

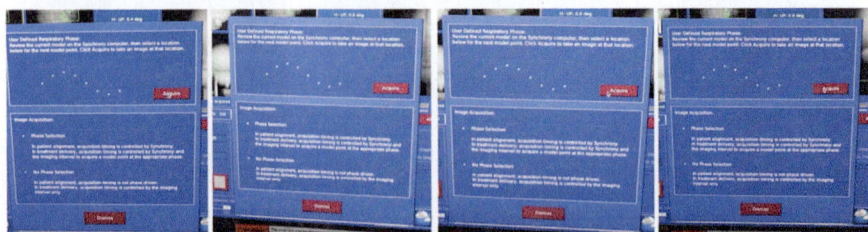

图 8-113　重复前面操作，采集多个相位以建立模型

呼吸模型建好后（图 8-114），开始执行计划，结束后取出胶片扫描，分析结果并打印存档。

★★ **5. 端到端（E2E）测试之肺部追踪（Xsight Lung）**
肺部追踪（Xsight Lung）的端到端（E2E）测试所需设备材料如图 8-115、图 8-116 所示。

将胶片拼接装入低密度胶片插入件，插入移动杆，如图 8-117 所示。

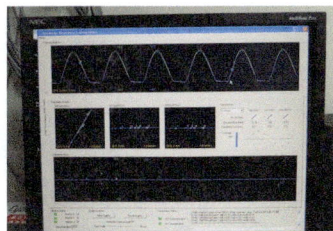

图 8-114 建立好的模型

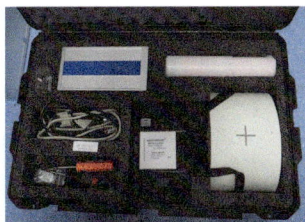

图 8-115 Xsight Lung 的 E2E 测试所用运动模体（胸部模体、移动杆、LED 平台、运动制动器、运动控制器盒）、胶片

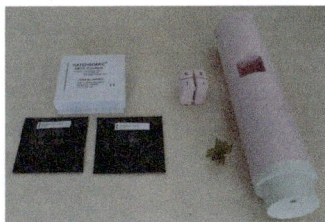

图 8-116 移动杆、胶片插入件和 CK XLT 胶片

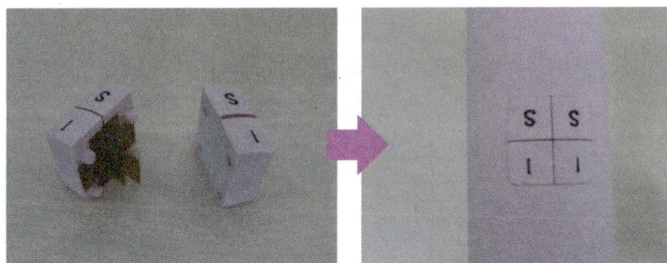

图 8-117 将胶片拼接、装入低密度胶片插入件，插入移动杆

进入机房，将运动模体摆于治疗床上，尽量摆正并左右居中（图 8-118）将移动杆穿过胸部模体后插入 LED 平台的接口，并用专用工具拧紧螺丝以固定（图 8-119）连接好电源线（图 8-120）。

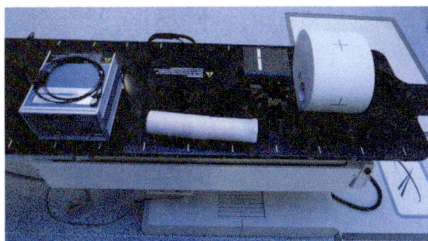

图 8-118 将运动模体（胸部模体、移动杆、LED 平台、运动制动器、运动控制器盒）摆放于治疗床上

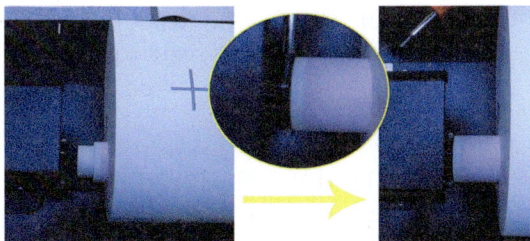

图 8-119 将移动杆穿过胸部模体插入 LED 平台接口，并用专用螺丝刀拧紧

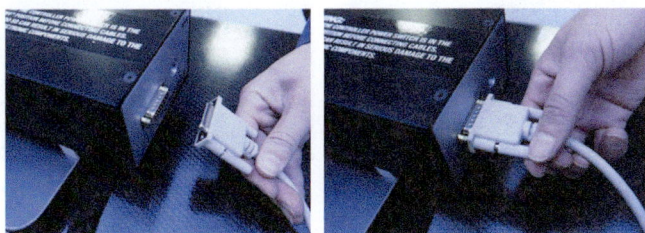

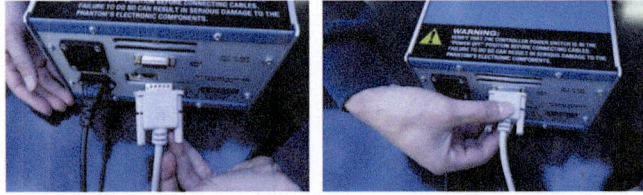

图 8-120　连接运动制动器、运动控制器盒数据线

取出 Synchrony 跟踪标记（发光二极管（LED））插入 Synchrony 接口模块（图 8-121），将跟踪标识按照 1，2，3 的顺序贴在 LED 平台上（图 8-122），通电，打开运动控制器盒开关，设置运动模式位（图 8-123）。

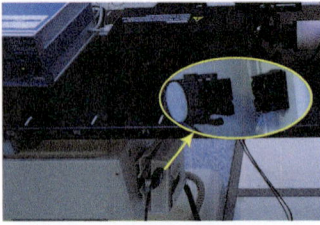

图 8-121　将跟踪标识插入治疗床头下面的接口模块

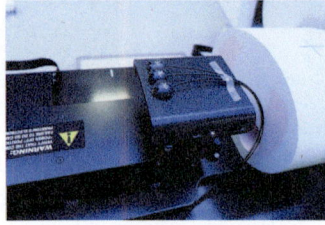

图 8-122　跟踪标识按照 1，2，3（光纤光缆上有标记）的顺序贴在 LED 平台上

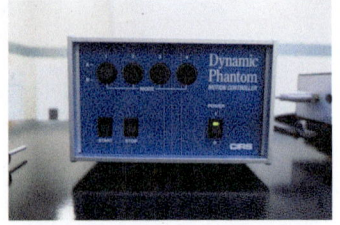

图 8-123　打开运动控制器盒，并设置到"XLT"模式：ABBB

调治疗床使球方到达摄影中心处，球方中心的运动轨迹中心点尽量处于摄影中心处（图 8-124），到治疗床尾，调整照相机组的位置角度，使其能探测到 LED（图 8-125）。

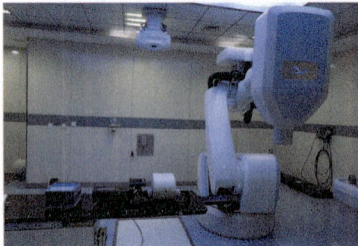

图 8-124　调整床位置，使胶片插入件运动范围中心尽量处于摄影中心处

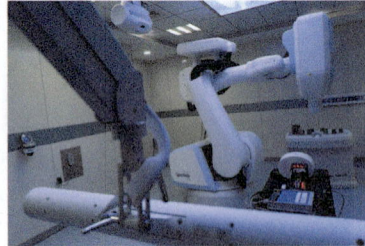

图 8-125　调整照相机组位置、角度，使它与跟踪标识 LED 成一条直线，3 个探测器至少有 2 个可以探测到 LED（可以通过 LED 的极快速闪烁来确认）

回到操作台，打开计划，找好位置，建立呼吸模型后开始治疗。治疗中情况如图 8-126 所示。结束后取出胶片扫描分析，并打印结果保存（图 8-127）。

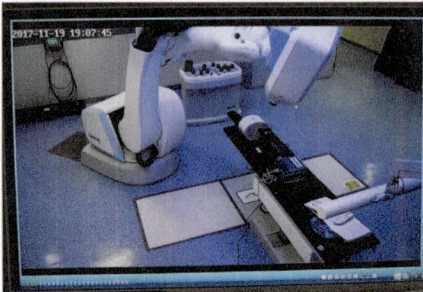

图 8-126　治疗中

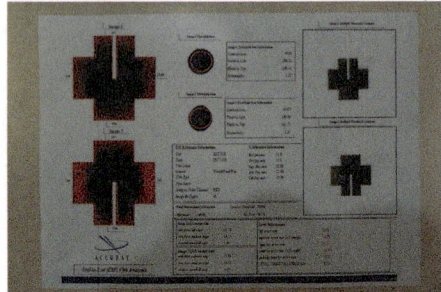

图 8-127　打印，存档

（五）射束参数检查与剂量输出验证

射束参数检查需要用到三维水箱,此处不再赘述水箱的使用,只列几点摆位过程中不一样的地方。如图 8-128、图 8-129 所示,射波刀射束参数检查所用到的三维水箱、探头。

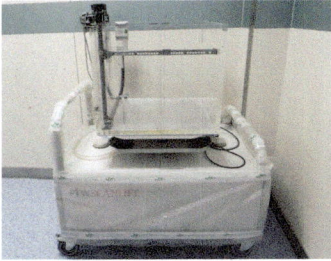

图 8-128　PTW 三维水箱

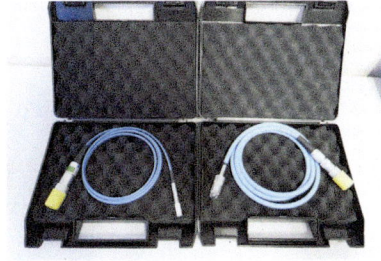

图 8-129　测量野用 TW60018（半导体）、参考野用 TW31016（电离室）

用机器臂手控盒,移动机器臂,降低机头高度,用专用工具拆下机壳（图 8-130）。

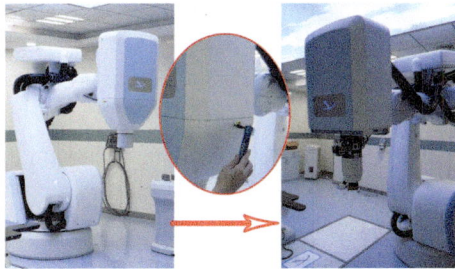

图 8-130　卸下 LINAC 底盖

再用机器人手臂控制器将机器人手臂移动到已经保存的测试位（垂直于水平面）（图 8-131）,准备好三维水箱,调整水箱位置使机头垂直于水箱中心位置（图 8-132）,并调好水平。

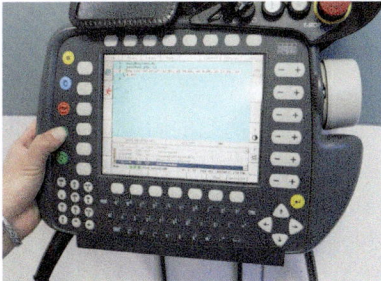

图 8-131　机器人手臂控制器

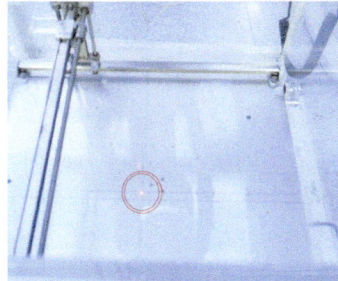

图 8-132　调整水箱位置,尽量激光灯照射于水箱中心点附近处

检查机头是否与水平面垂直:调整机头使激光点出射点与水面反射点重合（获取机头激光灯垂直位也是如此,得到激光灯垂直于水箱水表面的位置后保存）如图 8-133 所示。

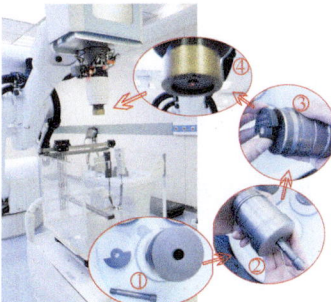

图 8-133　验证机头是否与水平面垂直:①针孔激光准直器——平头安装螺母、中心针孔准直器;②中心针孔准直器插入 30mm 固定射野准直器底部;③真空准直器的螺纹端朝上,平头安装螺母拧入到真空准直器末端;④再将 30mm 固定射野准直器安装在辅助外壳上,验证机头使激光点出射点与水面反射点重合

另外，VSI 有不同于其他机型的特殊性——可变准直器（Iris）的测量：考虑到可变准直器 12 边形效应（图 8-134），需要测量角对角与边对边的离轴比，因此需要转动机头使可变准直器方向与水箱扫描臂一致（图 8-135）。

电离室的安放如图 8-136 所示。

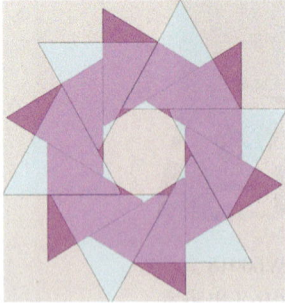

图 8-134　可变准直器结构图　　图 8-135　可变准直器离轴比测量水箱摆位　　图 8-136　安放电离室：射波刀参考电离室有专用位置

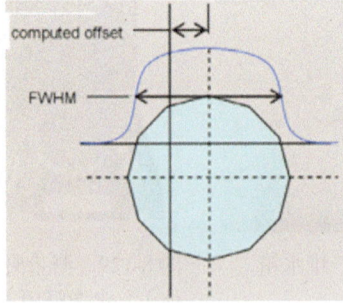

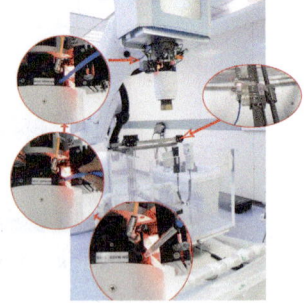

以上介绍的是关于水箱摆位的要求，射波刀射束参数检查项目包括：

1. 射束平坦度 / 射束对称性　测量条件 SAD=800mm，水下 50mm，固定准直器 40mm，选择半导体探头测量，射束平坦度范围为小于 114%（IEC60976），射束对称性范围小于 102%（IEC60976）。

2. 射束能量　测量条件 SAD=800mm，水下 100mm 与 200mm 的点剂量，半导体探头测量，得到 TPR20/TPR10 的比值，要求值在 0.62 ～ 0.67 范围内。

3. 绝对剂量验证　（属于年检项目）

（1）测量条件：SAD=800mm，选择固定准直器 60mm，根据 TRS398 报考（TG51 也可以）参考深度选择在 50mm 或 100mm。

（2）步骤：在治疗投递系统的 Physic-LINAC-Calibration Check 界面出 200Mu，测量参考深度剂量，再根据 TPR 表格反推得到水下 15mm 的剂量。

（3）要求：1Mu=1cGy，不超过 2%。

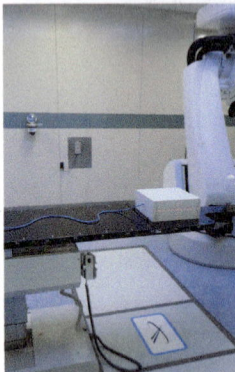

（六）剂量输出验证

图 8-137　剂量输出检查验证模体摆位

1. 准备　按病人 CT 扫描要求带电离室的固定水，导入射波刀数据系统，创建一个射波刀计划，将电离室灵敏体积勾画出来，选择 30mm 左右的准直器、设置优化条件，得到电离室灵敏体积均匀性好的计划，高分辨率计算后，计算电离室灵敏体积的剂量梯度，推荐小于 2%，记录电离室灵敏体积中的中位剂量。

2. 执行计划　将固体水提好位置（图 8-137），运行验证计划，读出电离室测量的点剂量，对比计划中的电离室体积的中位剂量 . 要求不超过 5%。

创建计划过程与治疗计划 QA 计划模板类似，投照过程与计划 QA 计划执行过程类似，参考本章"四、治疗计划验证"，此处不再赘述。

三、射波刀季度 QA

TLS 跟踪和相应的治疗床移动检测。

TLS 跟踪和相应的治疗床移动检查，是为了检查治疗床移动的距离与目标定位系统子系统确定的位移偏移之间的对应程度，误差＜ 2mm。

一般使用头颈部模体，调用一个 E2E 计划来完成。进入机房将模体放到治疗床上，并调整治疗床至合适位置（图 8-138），摆好位置。

回到控制台，打开所用计划，拍照采集图像，重新定位模体，使治疗床的位置偏差接近于零（图 8-139）。

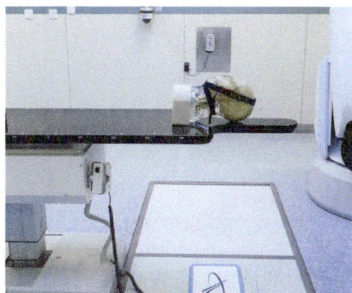

图 8-138 将所用计划对应的模体摆位

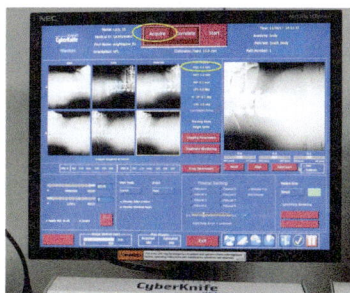

图 8-139 调整位置，使摆位的位置误差接近于零（此时验证左右方向）

现做治疗床 Y 轴方向测试：使用 "AutoCouch" 功能将治疗床向右移 10mm（图 8-140），点击 "Acquire" 采集图像，记录数据，计算出右移了 10mm（图 8-141）。

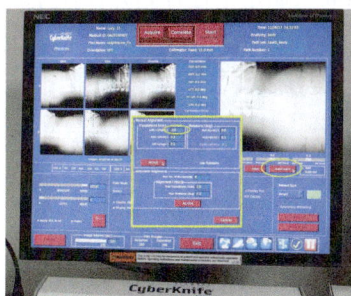

图 8-140 用 "AutoCouch" 功能将治疗床在 "LR" 方向移 -10mm（向右），点 "Move" 按钮执行

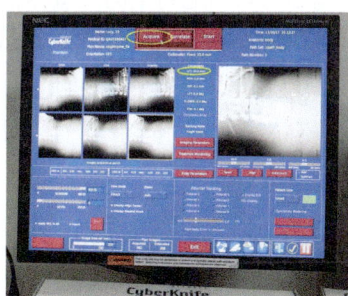

图 8-141 向右移动 10mm 后 "Correction" 值

用 "AutoCouch" 功能将治疗床向左移 10mm（图 8-142），点击 "Acquire" 采集图像，记录数据并计算，左移了 9.9mm（图 8-143）。

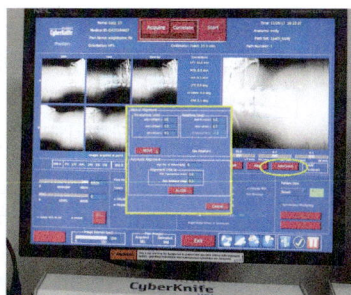

图 8-142 用 "AutoCouch" 功能将治疗床在 "LR" 方向移 10mm（向左），点 "Move" 按钮执行

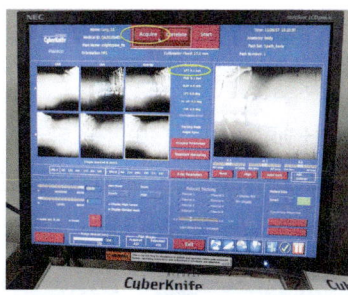

图 8-143 向左移动 10mm 后 "Correction" 值

进出床（X 轴）方向与升降床（Z 轴）方向，操作类似。

记录各 Couch Correction 数值，计算出相对值与 AutoCouch 功能移动的数值相比较，作出结论。

四、治疗计划验证

计划 QA 是将患者治疗计划输出至模体，将患者计划的射束覆盖到模体上，验证剂量是否与计划中所得剂量一致的过程。

所用工具如图 8-144、图 8-145 所示。

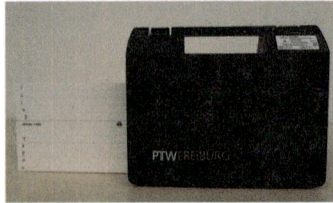

图 8-144　固体水（固定面及顺序），TW31016 电离室

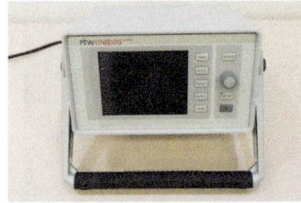

图 8-145　剂量仪（PTW Unidos^{webline}）

1. 创建 QA 模板计划　单击 MultiPlan 系统主页上的 Image Review and Import 图标导入模体影像序列，填入信息，注意选择 Phantom 为影像类型（图 8-146）；单击 New Plan 图标，选择 Stangard 标准，选择模体 CT 影像系列导入来创建一个新计划（图 8-147）；创建一个于电离室相对应的 VOI——基本为勾画电离室的灵敏体积（图 8-148），制定治疗计划并保存（图 8-149、图 8-150）。

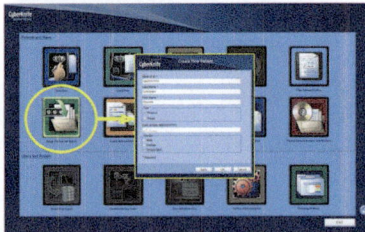

图 8-146　导入模体影像序列

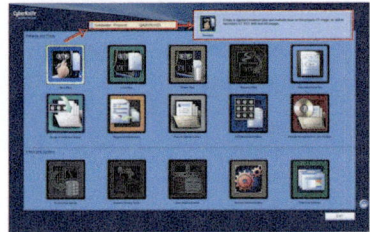

图 8-147　创建一个新计划

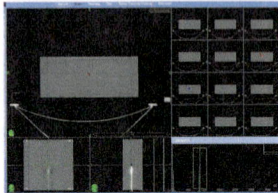

图 8-148　勾画电离室的灵敏体积

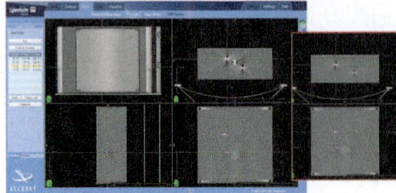

图 8-149　设置计划信息，选择金标追踪，识别金标并 confirm。

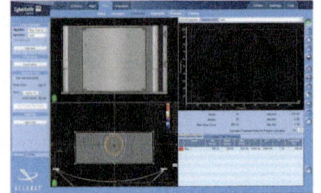

图 8-150　生成治疗计划并保存为可执行的模板计划，注意确保计算框包围整个模体区域

2. 创建 QA 计划　单击 MultiPlan 系统主页上的 New Plan 图标，列表中选择患者姓名，选择 QA 计划图标，单击 Next；选择患者治疗计划，选中模板计划，点击 Finish 完成选择配准方法，将计划信息复制到模体 CT 中（图 8-151）；进行配准（图 8-152），输入剂量换算系数后计算剂量，保存为可执行计划，并生成分次（图 8-153）。

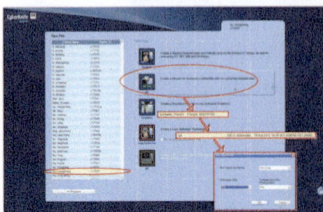

图 8-151　将计划信息复制到模体 CT 中

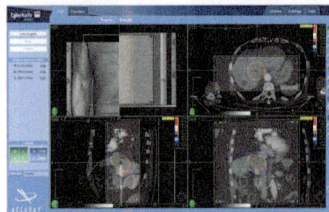

图 8-152　自动配准或结合手动配准来达到目的

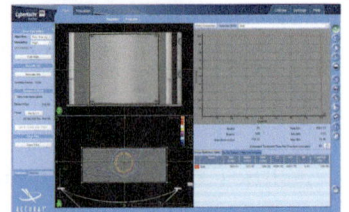

图 8-153　计算并保存为可执行计划

3. 执行 QA 计划　到控制室，登陆 Plan QA 模块，打开 QA 计划，进入机房，连接电离室，将固体水摆位（图 8-154），读取气压温度值。

回到控制室，打开剂量仪：编辑 / 确认选择的电离室信息，选择测量单位、测量模式等，并将岗读取的气压温度值输入（图 8-155、图 8-156），开机 5 分钟后设置本底。

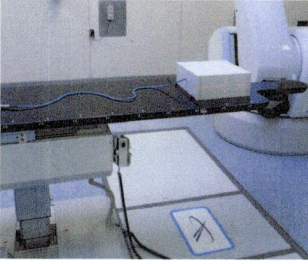

图 8-154　将电离室放入固体水中，升治疗床至合适位置

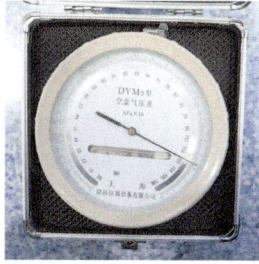

图 8-155　读取气压、温值（23℃，1027hPa）

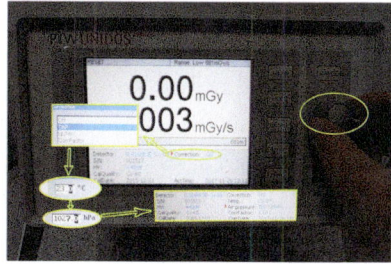

图 8-156　输入气压、温度值

在控制台，按照步骤进行位移修正，达到要求后，先摁剂量仪 "MEAS" 键开始测量，再开始执行计划。结束后，读取剂量仪读束（图 8-157），并与计算值相比较做出评估。

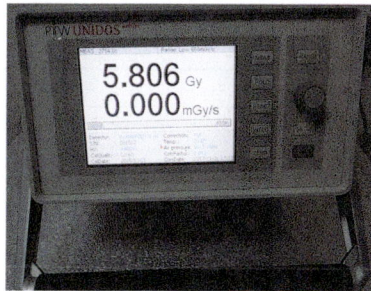

图 8-157　剂量仪测量值

参 考 文 献

[1] Selman W. Clinical neurosurgery.Baltimore：Williams&Wilkins.1991：112-131.
[2] 王恩敏，潘力，刘晓霞，等.射波刀技术及其临床应用.中国临床神经科学，2009，17（2）：185-189.
[3] 李兵，鹿红.新一代全身肿瘤立体定向放射外科技术——射波刀.医学研究所学报，2010，23（4）：435-439.
[4] 李玉，张素静，徐慧军，等.最新全身肿瘤立体定向放射外科系统——第 4 代射波刀.肿瘤学杂志，2012，18（10）：787-790.
[5] 胡斌，程军平.全身肿瘤立体定向放射外科系统——第 5 代射波刀.医疗装备，2016，29（3）：50-51.
[6] Dieterich S，Cavedon C，Chuang C F，et al. Report of AAPM TG 135： quality assurance for robotic radiosurgery. Med Phys.，2011，38（6）：2914-2936.

附　录

附录 A

Monaco®系统数据采集要求列表：

[1] LSSMON0001，"Monaco Photon Beam Data Collection List，" Elekta，Inc.，St. Louis，2016.（https：//na61.salesforce.com/06960000001gkvb，authorization required.）

[2] LRMMON0003，"Monaco Post Modeling Adjustment of MLC Parameters，" Elekta Inc.，St. Louis，2017.（https：//na61.salesforce.com/06960000000qNCi，authorization required.）

[3] LSSMON0007，"Monaco Electron Beam Data Collection List，" Elekta Inc.，St. Louis，2014.（https：//na61.salesforce.com/06960000001gkwx，authorization required.）

Monaco 对光子的建模数据采集要求可参见 LSSMON0001 文档 [1]，所有在水中的扫描数据均在源皮距 SSD=90cm 的条件下测量，具体要求如表 A.1 所示。

表 A.1　Monaco 光子水中数据采集要求

类型	项目	能量 /MV	深度 /cm	射野大小 /cm²
开野	PDD	加速器光子能量范围（例如 6MV，10MV，包括 FFF 模式）	水下深度 35cm 到水上 0.5cm	2×2，3×3，4×4，5×5，7×7，10×10，15×15，20×20，30×30，40×40，40×5，5×40
	Profile-*X* Profile-*Y*		水下深度 Dmax，5cm，10cm，20cm	2×2，3×3，5×5，10×10，20×20，30×30，40×40
	Diagonal Profile（45°，135°）		水下深度 5cm，10cm	Maxfield size
	输出因子		水下深度 10cm	2×2，3×3，4×4，5×5，7×7，10×10，15×15，20×20，30×30，40×40，40×5，5×40
	绝对剂量		SSD=100cm，水下深度 10cm；SSD=90cm，水下深度 10cm	10×10
楔形野	PDD	加速器光子能量范围（例如 6，10MV，不包括 FFF 模式）	水下深度 35cm 到水上 0.5cm	5×5，10×10，15×15，20×20，Max×Max
	Profile-*X* Profile-*Y*		水下深度 Dmax，5cm，10cm，20cm	5×5，10×10，15×15，20×20，Max×Max
	Diagonal Profile（45°，135°）		水下深度 10cm	Maxwedge field size
	绝对剂量		SSD=90cm，水下深度 10cm	10×10
	输出因子		SSD=90cm，水下深度 10cm	5×5，10×10，15×15，20×20，Max×Max
	楔形因子		SSD=90cm，水下深度 10cm	10×10

另外 Monaco 还要求测量开野的机头散射因子（Sc），测量条件在源与探头距离 SDD=10cm，

对各光子能量范围（例如 6MV，10MV，不包含 FFF 模式）的具体要求见表 A.2。

表 A.2　Monaco 光子空气中数据采集要求

类型	射野大小 /cm²
方形野（开野）	5×5，10×10，15×15，20×20，Max×Max
矩形野（开野）	3×Max，5×Max，8×Max，10×Max，15×Max，20×Max，30×Max Max×3，Max×5，Max×8，Max×10，Max×15，Max×20，Max×30

对每一档光子能量，请将所有开野和楔形野的扫描数据分别整理放在两个独立文件，并从 EPP 在线平台上传。目前 Monaco 接受表 A.3 所示的常见的几种数据格式。

表 A.3　Monaco 数据格式

厂商	格式说明
PTW	请保存数据为 MCC 格式
IBA	请保存为 OPAB 或 RFB 或 ASCII 格式*
Sun Nuclear	请保存数据为 SNCXML 或 SNCTXT 格式
Standard Imaging	请保存数据为 CPR 或 PRO 格式

* 如果转存为 ASCII 格式，可以在 EPP 提交数据时与 Elekta 数据库数据进行比较分析。

此外，Elekta 提供了专门的加速器 MLC 剂量测试序列 ExpressQAPlan，通过实际测量特定射野的剂量学特征，进一步对 Monaco 模型中的 MLC 几何参数和动态参数作更精细的调整，使其更贴近真实加速器的 MLC 信息，主要包括：

叶片相对叶片对的偏移；
叶片的透射；
叶片间漏射；
叶片尖端漏射；
凹凸槽宽度；
钨门透射。

具体调整方法可以参见 LRMMON0003 文档 [2]。对 Monaco® 5.10 及以上版本，ExpressQA-Plan 测试序列已预存在 QA 计划模板内，也可以联系 Elekta 技术支持解决。ExpressQAPlan 序列信息见表 A.4。

表 A.4　Monaco 的 MLC 测试序列 ExpressQAPlan

编号	描述	射野形成	目标
1	3ABUT	Three（6×24）cm² abutted segments	To check MLC major offset
6	20×20	MLC + Jaw（20×20）cm² field	To check field flatness, symmetry, QA device detectors response
7	10×10	MLC + Jaw（10×10）cm² field	To check absolute dose calibration
14	DMLC1	DMLC，Jaw（20×20）cm²，MLC（2×20）cm²，–10 ~ +10 cm	To check MLC leaves major and minor offset

编号	描述	射野形成	目标
26	HIMRT	A 33 segments HN IMRT beam	To check IMRT performance
27	HDMLC	A 33 segments HN DMLC beam	To check DMLC performance
30	7SegA	7 abutting segments（2×24）cm² beam	A typical picket fence beam
33	FOURL	"L" segments	To check MLC offset, leaf groove, MLC transmission

Monaco 对电子的建模数据采集要求可参见 LSSMON0007 文档 [3]。所有在水中的扫描数据均在源皮距 SSD=100cm 的条件下测量，具体要求见表 A.5。

表 A.5　Monaco 电子水中数据采集要求

类型	项目	能量 /MeV	深度 /cm	射野大小 /cm²
没有限光筒	PDD	加速器电子能量范围	水下深度实际射程 +5 ~ 10cm 到水上 0.5cm	Max×Max
有限光筒	PDD	加速器电子能量范围	水下深度实际射程 +5 ~ 10cm 到水上 0.5cm	对每个限光筒
	Profile-X Profile-Y			
	Profile-X Profile-Y（轫致辐射深度）			
	绝对剂量	加速器电子能量范围	SSD=100cm, Dmax	

另外，Monaco 还要求在空气中测量数据，要求源与探头距离 SDD 分别为 70cm 和 90cm。如果无法满足这两个距离，也可以选择其他的距离，但要求距离差为 20cm，采集要求见表 A.6。

表 A.6　Monaco 电子空气中数据采集要求

项目	能量 /MeV	射野大小 /cm²
Profile-X Profile-Y	加速器电子能量范围	8×8, 8×20, 8×Max, Max×Max
输出因子*		

* 输出因子需要归一到（8×20）cm², SDD=70 cm 条件下。

附录 B

RayStation 建模数据要求见表 B.1。

表 B.1　RayStation 数据采集要求

类型	项目	能量	源皮距 SSD/cm	深度 /cm	射野大小 /cm²
光子开野和楔形野	PDD	加速器所有光子线能量(包括 FFF)	SSD=100	至少 30	2×2, 3×3, 5×5, 10×10, 15×15, 20×20, 30×30, 40×40,5×20,20×5(以上为基本要求)
	Profile-X Profile-Y			至少 4 个深度 Dmax, 5, 10, 20	
	输出因子（楔形因子）			推荐 10	
	MLC 投射因子			推荐 Dmax	MLC 偏中心处闭合
电子线	空气中 Profile-X Profile-Y	加速器所有电子线能量	SDD=70 &SDD=90		8×8, 20×8, 30×8, 30×30
	水中 PDD			14	40x40 开野所有带限光筒野
	水中 Profile-X Profile-Y		SSD=100	根据能量大小，选择 2 组不同深度	所有限光筒
				水中 Dmax 处	
	空气中输出因子		SDD=70 &SDD=90		8x8, 20x8, 30x8, 30x30

Ray Station 数据提交格式实例见表 B.2。

表 B.2　RayStation 数据提交格式实例

名称	语义信息
PDD_6MV_10×10.asc	6MV 光子线（10×10）cm² 射野大小的百分深度剂量曲线
PDD_10MV_All.asc	10MV 光子线所有射野大小的百分深度剂量曲线
PDD_6MV_5×5_W45.asc	6MV 光子线（5×5）cm² 射野大小，45° 楔形板的百分深度剂量曲线
PDD_10MV_All_W*.asc	10MV 光子线所有射野大小，所有楔形板的百分深度剂量曲线
PX_6MV_5×5_Dmax.asc	6MV 光子线（5×5）cm² 射野大小，最大剂量深度处的 X 方向 Profile 曲线
PY_10MV_20×20_10.asc	10MV 光子线（20×20）cm² 射野大小，10cm 深度处 Y 方向的 Profile 曲线
PX_6MV_5×5_Dmax_W15.asc	6MV 光子线（5×5）cm² 射野大小，最大剂量深度处，15° 楔形板 X 方向 Profile 曲线
PY_10MV_All_All_W*.asc	10MV 光子线所有射野大小，所有深度处，所有楔形板 Y 方向的 Profile 曲线

附录 C

Pinnacle[3] 光子线推荐测量数据见表 C.1。

表 C.1　Pinnacle[3] 光子线推荐测量数据表

射野类型	项目	测量深度 /cm	射野大小 /cm²	SSD
开野	PDD	0 ~ 30	2×2, 3×3, 5×5, 10×10, 20×20, 30×30, 40×40, 5×20, 20×5	100cm
	Profile-X	Dmax, 5, 10, 20, 30		
	Profile-Y			

续表

射野类型	项目	测量深度 /cm	射野大小 /cm²	SSD
开野	输出因子	10	2×2, 3×3, 4×4, 5×5, 6×6, 8×8, 10×10, 12×12, 15×15, 20×20, 25×25, 30×30, 35×35, 40×40	100cm
MLC 射野	Profile-X	Dmax, 5, 10, 20, 30	3×3, 4×4, 6×6, 8×8, 10×10	
	Profile-Y			
楔形野	PDD	0～30	3×3, 5×5, 10×10, 20×20, 30×30, Max×Max（非楔形方向只测最大射野的 Profile）	
	Profile-X	Dmax, 5, 10, 20, 30		
	Profile-Y			
	输出因子	10	3×3, 4×4, 5×5, 6×6, 8×8, 10×10, 12×12, 15×15, 20×20, 25×25, 30×30, Max×Max	

附录 D

参照 AAPM TG 142 号报告给出周期性 QA 频度表（表 D.1～表 D.3）。

表 D.1　日检内容

流程	类型		
	Non-IMRT	IMRT	SRS/SBRT
剂量学			
X 射线输出稳定性（所有能量）	3%		
电子线输出稳定性（特定需求）			
机械精度			
激光灯位置	2 mm	1.5 mm	1 mm
等中心 ODI（光距尺）	2 mm	2 mm	2 mm
Collimator 尺寸显示准确度	2 mm	2 mm	1 mm
安全			
门联锁	有效		
门关闭安全性			
视听监控			
立体定向联锁	NA	NA	有效
辐射场监测仪	有效		
出线指示			

表 D.2　月检内容

流程	类型		
	Non-IMRT	IMRT	SRS/SBRT
剂量学			
X 射线输出稳定性			
电子线输出稳定性		2%	
备用监测电离室稳定性			
剂量率稳定性	NA	2%	2%
X 射线 Profile 稳定性		1%	
电子线 Profile 稳定性		1%	
电子线能量稳定性		2%/2mm	
机械精度			
光野 / 射野一致性		每侧 2 mm 或 1%	
光野 / 射野一致性（非对称）		每侧 1 mm 或 1%	
等中心 ODI（光距尺）	2 mm	2 mm	2 mm
Collimator 尺寸显示准确度	2 mm	2 mm	1 mm
使用前置针矫正激光灯位置		1 mm	
机架角 /Collimator 角度（digital）	1.0°		
铅门位置指示（对称）	2 mm（长宽偏差之和）		
铅门位置指示（非对称）	1 mm（必须包含 0.0 和 10.0 位置）		
十字线等中心	1 mm		
治疗床位置	2 mm/1°	2mm/1°	1mm/0.5°
楔形板位置精度		2 mm	
补偿器位置精度		1 mm	
楔形板、挡块锁扣		有效	
定位激光灯	2 mm	1 mm	1 mm
安全			
Laser-Guard 联锁		有效	
呼吸门控			
出线稳定性		2%	
相位 / 振幅 控制		有效	
呼吸监测系统		有效	
门控联锁		有效	

表 D.3　年检内容

流程	类型		
	Non-IMRT	IMRT	SRS/SBRT
剂量学			

续表

流程	类型		
	Non-IMRT	IMRT	SRS/SBRT
剂量学			
X 射线对称性	1%（Baseline）		
电子线平坦度	1%（Baseline）		
电子线对称性	1%（Baseline）		
SRS arc rotation mode（0.5—10 MU/deg）	NA	NA	监测电离室：1.0 MU 或 2%；机架角：1.0° 或 2%
X 射线 / 电子线 输出验证（TG 51）	1%（绝对）		
X 射线输出因子检测	2%（＜（4×4）cm^2），1%（≥（4×4）cm^2）		
电子线输出因子	2%（Baseline）		
X 射线射线质（PDD$_{10}$ 或 TMR$_{20/10}$）	1%（Baseline）		
电子线射线质（R$_{50}$）	1%		
物理楔形块楔形因子	2%		
X 射线监测线性度	2%（≥ 5MU）	5%（2～4MU），2%（≥ 5MU）	5%（2～4MU），2%（≥ 5MU）
电子线监测线性度	2%（≥ 5MU）		
X 射线输出稳定性 vs 剂量率	2%（Baseline）		
X 射线输出稳定性 vs 机架角	1%（Baseline）		
电子线输出稳定性 vs 机架角	1%（Baseline）		
电子线离轴因子 vs 机架角	1%（Baseline）		
Arc Mode（预测 MU，角度）	1%（Baseline）		
TBI/TSET Mode	有效		
PDD 或 TMR 和 OAF 稳定性	1%（TBI）or 1mm PDD（TSET）Baseline		
TBI/TSET 输出验证	2%（Baseline）		
TBI/TSET 配件	2%（Baseline）		
机械精度			
Collimator 旋转精度	1mm（Baseline）		
机架角旋转等中心	1mm（Baseline）		
治疗床旋转等中心	1mm（Baseline）		
电子线限光桶联锁	有效		
射野 / 机械等中心一致性	2mm（Baseline）	2mm（Baseline）	1mm（Baseline）
床头沉降	2 mm（Baseline）		

续表

流程	类型		
	Non-IMRT	IMRT	SRS/SBRT
床移动最大范围	2mm		
立体定向配件联锁	NA	NA	有效
安全			
依照手册流程	有效		
呼吸门控			
射线能量稳定性	2%		
相位 / 振幅时间精确性	100 ms		
呼吸检测模块相位 / 振幅验证	100 ms		
联锁	有效		